U0196091

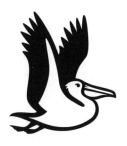

鹈鹕丛书
A PELICAN BOOK

大脑的一天

A Day in the Life of the Brain

［英］苏珊·格林菲尔德 著

韩萌 范穹宇 译　李贯峰 校

上海文艺出版社

缅怀雷格·格林菲尔德（1915—2011）

"你无法用黄油做的刀来切黄油。"

目录 | Contents

前言

我父亲热衷于将他周围的一切事物拆解开来，研究它们是如何运作的，像是他的汽车、电视、喷气式发动机，或人的身体和大脑。从我记事起，父亲就会心怀敬畏地思考电的本质、人类的本性、信仰以及那随时可能到来的死亡。他的思考不带任何固有的假设，而正是因为没有一种简单的解决方案，父亲才会沉醉于这种智力挑战的深刻性和丰富性。正如詹姆斯·瑟伯（James Thurber）曾经说过："知道一些问题要比知道所有的答案更好。"我认为我肯定很早就沾染上了这种探究并与他人分享问题的单纯的快乐，我此后的学术选择无疑是受此影响而做出的。科学被描述成一系列已知的事物，没有给进一步的思考留下空间：变形虫一分为二；说到蒸馏水就会让人想到按照模版绘制的实验仪器，包括靠笔直的试管连接起来的锥形瓶，却从未有人解释这二者的关系，练习本上只要求把图画得干净整洁，仅此而已；时间和空间的物理现象被浓缩在纸带机中——机器不断打出白色的纸条，纸条上每隔一定间距被打上小圆点。

尽管教育在数字时代里发生了变化，但我想，在科学教学中依然有可能向学生展示比那些稀松平常的原理更遥远和不确定的地平线。就我个人而言，一些重大的问题困扰着我们所有人（可能对于青少年来说更是如此），如发动战争的原因、爱情的本质、自由意志、命运，以及最重要的，自身个体性的本质。在我看来，这些问题似乎可以在古代世界的历史和文学中找到更好的答案。因此，一沉醉于拉丁文、希腊语、古代历史和数学等维多利亚式的"旧学"，我就怀着巨大的宽慰放弃了科学。

古希腊世界尤其给人提供了探索人类境况中重大问题的机会，而这样做必然会引发人们对于哲学更普遍的兴趣。然而，我在牛津大学读大一时，被教导对语言要强调所谓的修辞分析。我依然能回忆起，在一个周六的早晨，我坐在博德利图书馆中，一边费力地研读着一整章有关定冠词"the"的内容，一边怀疑自己选错了专业。正因如此，我之后转而学习正处于发展阶段的心理学专业，并且越来越喜爱偏生理的研究方向。我头一次对一门科学感到着迷，它不只有着单一答案，而且可以用基于经验的研究结论，来回答我还是一个中学女生的时候曾提出过的问题。令所有人（包括我自己在内）感到惊讶的是，我摇身一变成为了一名神经科学家，这多亏了我之后的导师简·梅兰比（Jane Mellanby）博士以及药理学主任威廉·佩顿（William Paton）教授的大力支持和鼓励。这便是我异常大脑机制（尤其是与神经退行性疾病相关）研究生涯的开端。

但早年那种对心灵的痴迷从未消失过，与之相伴的还有对于人类意识那一直悬而未决的困惑：意识是什么？意识是如何产生的？这两个问题或许可以归结为同一个问题。然而，如果某人声称他能回答这一问题，那我应该期待他展示给我什么呢？一只会表演的大鼠？一幅大脑扫描图？或者一个公式？即便是最具猜想性和远见性的情形，也都无法抓住意识的本质，或者说意识最精髓的部分——主观性。因此，除了完成日常的实验工作外，我还经常与哲学家交流，具体来说是现在已故的苏珊·赫尔利（Susan Hurley）。我和苏珊一起组织了一系列在哲学家和神经科学家之间的广泛讨论，并且于1987年出版了这一系列讨论的成果，题为《头脑波纹》（Mindwaves）。这些内容广泛的讨论常常持续到晚上，它对我的吸引力在于，我得知了，两个学科共有的某些话题，如记忆，显然可以通过一系列完全不同的议程、关注重点和视角来探讨。更重要的是，作为一名神经科学家，我认为最大的问题是可能会忽视现象学（phenomenology）这个至关重要的主观性，是它让人们给神经科学对意识的探索贴上了"职业局限"（CLM, Career Limiting Move）的标签。

正是对"心灵"和"意识"的主观性的不断反思，促成我之后分别于1995年和2000年创作了《通往心灵中心之旅》（Journey to the Centres of the Mind）和《大脑的隐秘生活》（The Private Life of the Brain）两本书。人们可以在"失去理智"的同时保持神志清醒，这使我着迷于以下两个想法：一、"心灵"

和"意识"两个词绝不是同义词;二、弄清这两个概念是如何在神经科学的意义上相互关联的,可能会使人们取得一些进展。因此,《大脑的隐秘生活》一书主要是一种理论尝试(尽管基于一系列的实证数据),这一理论既包括探索大脑在生理上是如何产生"心灵"和"意识"的,也包括我们如何才能通过将不同的客观事件与其对应的主观性相连接,发展出一套系统来研究这些时而存在关联、时而相互独立的现象。我最后得出结论,我们需要某种类似于罗塞塔石碑(Rosetta Stone,一种双语参考系)的东西,来帮助我们如同用生理学术语一样,清晰地用现象学术语来描述它们。

最佳的研究对象既不是宏观层面的某个脑区,也不是微观层面的突触集合,而是一种直到20世纪90年代才被人们发现的、在中间水平上的"介观尺度"(meso-scale)大脑活动进程:神经元聚合。这种聚合有点像将石头扔进水中所产生的涟漪,一旦触发,大量(百万级)的神经元会同时在亚秒级时间水平上产生一连串的活动。这种毫秒级的快速活动意味着我们无法用经典的脑成像技术探查到神经元聚合,这使得我们必须依赖诸如血流等间接的测量手段,因此通常只能得到秒级分辨率的数据。然而,随着人们开创性地将电压敏感显像剂引入脑成像领域,我们可以直接观察到神经元的活动,这使得人们最终可以实时观测到这些脑细胞极其短暂的关联活动。

当我创作《大脑的隐秘生活》一书时,对神经元聚合的研究尚处于萌芽阶段，我无法准确说出它们如何为发展出意识的神经连接理论提供至关重要的基础。事实上，当我回顾这本书的最新版本时，我感到有些困惑，虽然我在书中提到了这一术语，但"聚合"（assembly）一词甚至都没有在索引中被强调。但我现在渴望能从理论走向现实，并在我自己的实验室中开展对神经元聚合的监测。通常来讲，阻碍研究进行的困难是无法找到正确的人，当然，还要找到资金。幸运的是，在这项研究中，这些困难并没有我预想的那样严峻。我组内一位名叫艾德·曼（Ed Mann）的才华横溢的研究生，在2001年的夏天主动远赴日本学习光学成像技术，并在市川（Ichikawa）博士的实验室中受到了慷慨的招待，因此当他回到牛津大学后，我们便可以建立我们自己的研究系统。同样重要的是对高度专业化的设备和之后的实验提供资金支持。这部分资金最初来自辉瑞公司，后续的经费则分别由邓普顿基金、心智科学基金会以及欧洲麻醉学会提供。曾经一度看似不可能的梦想如今变成了现实，在过去的十五年中，我们对许多曾经仅仅是假设的想法进行了检验。正因如此，本书才得以与世人相见。

尽管本书在一些适当的地方，会不可避免地涉及哲学、心理学、神经科学和物理学的新近研究成果或相关内容，但它绝不仅仅是对意识研究领域所做的一个详尽的综述。遗憾的是，由于我们加入了更多真实的实验，相比《大脑的隐秘生活》，本书不可避免地有些偏技术性。当然，为了尽可能地帮助一般读者顺畅地阅读本书，我将专业读者可能希望读到的这类内容放在了注释中。

本书的主旨在于倡导一种对意识的跨学科研究方法，这一方法的核心假设是，神经元聚合可以提供一种描述框架，这种描述框架应该能够让我们将现象学术语和生理学术语对应起来。因此，关于不同主观心理状态最具有代表性的例子似乎不是某些人认为的实验情境，而是那些我们每个人都非常熟悉的事情：典型的一天中的不同阶段。我们的计划是通过醒来、吃饭、工作、玩耍、心烦意乱以及做梦等起起落落的活动，来看看在每一种活动那里，怎么能够用生物性大脑中（更确切地说是在神经元聚合中）客观可测量的事件，来对应特定的主观状态，尽管两个方面形态相异。

由于《大脑的一天》这本书的大部分内容都来自我们正在编写或已经发表的，使用了光学成像技术的文章，因此我想在此感谢那些在这个项目上工作了数年的小组成员，也是我们所引用出版物的联合作者。此外，我想特别感谢一位新近的研究者斯科特·巴丹（Scott Badin），他极大地提高了我们对神经元聚合研究的精确度，他的工作成果在本书中自始至终发挥着重要的作用。另外，我也想特别感谢弗朗西斯科·法玛尼（Francesco Fermani）博士，他是一位理论物理学家。我们三人以酒会友，共同度过了许多个愉快的夜晚。法玛尼博士试图在经验数据之上建立数学模型，我将在本书的最后一章中对此进行描述。最后，我想特别感谢伊恩·德文希尔（Ian Devonshire）博士，他开发出活体大脑光学成像，让我们不再仅仅是从切片中观察大脑，而且他对本书的成书做出了不可估量的贡献。他参与了本书的事实查证和编辑，也确保了参考文献具有时效性和一定的代表性。

本书得以成书，还多亏了企鹅出版社编辑们的鼎力相助。最初是史蒂芬·麦格拉斯（Stefan McGrath）委托我创作这本书，劳拉·斯蒂克尼（Laura Stickney）则不辞辛劳地阅读了一版又一版的草稿，最终是萨拉·戴（Sarah Day）出色地完成了编辑工作。最后，我要一如既往地感谢我的经纪人卡罗琳·米歇尔（Caroline Michel），感谢她一贯的热情和友善。有些人来不及具体说明，但同样功不可没，我也要感谢他们对本书所做的贡献：约翰·施坦因（John Stein）教授、克莱夫·科恩（Clive Coen）教授以及查理·摩根（Charlie Morgan）先生，他们提供了无尽的智力挑战和严厉的爱。我的母亲朵蕾丝（Dorice）现在自己也是一名作者，她在我身上更是倾注了无条件的爱。最后，让我们回到我父亲这里，是他给了我和我弟弟真正的好奇心和勇气来探索这些重大的问题。无论父亲在哪里，我相信他一定知道我有多么感念他。

苏珊·格林菲尔德

牛津，2016 年 3 月 27 日

第一章

CHAPTER 1

在黑暗中

一、迄今为止的故事

现在是清晨，外面的世界依旧漆黑一片。你的心率降至每秒跳动一下，血压也降到此后 15 个小时中的最低点。你的呼吸减缓为每分钟 12 次，血糖也跌至低谷。你的膀胱和肠道在逐渐充盈，但还不足以鼓胀到干扰睡眠。尽管你所有器官精巧的生理功能在无休止地工作着，但很显然，你还处于睡梦中。在这种状态下，你的大脑甚至全身都在某种程度上是暂时封闭的，处于一个私密的内部世界中，这个内部世界正是当今科学界最大的挑战之一。在那随时可能嗡嗡作响的闹钟响起之前，这片特殊的领地将完完全全地属于你一个人。无论你与他人多么亲近，无论你的表达多么清晰、充满诗意、悦耳动听抑或富有同情心，你都无法将自己最直接的主观体验与他人分享。就在此刻，以及此后一段时间内，你如同死去一般沉睡，对世界毫无知觉。

　　如果没有意识，活着便与死去毫无二致。正是意识状态让生活值得一过。但什么是意识？这种无形无质的内在之物究竟是什么？意识对于我们来说既难以理解又如此熟悉，以至于我们每天都将其视为理所应当。几百年来，我们的先辈一直试图定义意识并理解如何才能最好地掌控意识。在过去的四五十年中，随着神经科学的崛起以及人们对大脑认识的急剧增长，这一议题受到了前所未有的高度关注。在事实与洞见的大量积累下，一个日益引人注目的问题是：在你的大脑中，个人主观体验是如何转变为喷薄而出的化学物质和电信号的？以及相反的过程是如何进行的？当谈到诸如时空穿梭或永动机等其他雄心勃勃的科学探索时，想最终实现这些可能性或许要违反物理定律，但至少在假设上如果有某个天才发明家将解决方案摆在你面前，你马上能认出它来。那么对于我们称之为意识的主观体验，什么东西能切实向你证明，一些科学家、哲学家甚至科幻小说家提出的是完整可靠的洞见呢？

　　刚刚得到这个发现的人，会挥舞着一张大脑扫描图，或是对着一个数学公式拍手叫好吗？这些所谓的解答无论多么精巧，都没有任何说服力，因为它们无法解释我们客观观察到的事件如何转变为对独特个人经历的第一手感觉。然而，一种主观的视角以某种方式在大脑和身体中产生了，我们几乎可以说这是"用魔法召唤来的"，但迄今为止，没有人能对这种显而易见的奇迹是如何发生的给出任何令人信服的答案，有的只是假设。这一问题不仅对于科学家来说是最深刻的奥秘、最持久的难题，对于每一个思考它的人来说也是如此。你家卧室窗外的茫茫黑夜，相比知识领域内使意识概念进入无解死胡同的昏昧不明，简直是小巫见大巫。

早在 20 世纪 80 年代中期，哲学家苏珊·赫尔利和我想到一个不错的主意，邀请神经科学家和哲学家在牛津大学举办系列研讨会，从不同方面探讨心灵和大脑。不出所料，我们在理解哪些大脑过程可能代表意识本身这一问题上没有取得什么进展，[1] 最重要的原因可能是无论神经科学还是哲学，对于应该从哪里着手没有明确的共识；两门学科没有共同的开放性假设。尽管如此，研讨会却着实提出了一个让两门学科都感到十分头疼的问题：如何用一种客观的方式来探索主观现象。除此之外，我们还发现围绕更审慎、更具体的问题可以产生富有成果的跨学科辩论，例如机器是否会有意识，意识进化的动力是什么，以及语言对思维有何影响。

即便如此，通过展示大脑由于物理损伤产生的变化是如何与个体主观体验的变化相匹配或相关联的，神经科学已经开始向古老过时的大脑—心灵二元论、精神—身体二元论发起挑战。用一位与会哲学家保罗·希布莱特（Paul Seabright）的话来讲："记忆是不亚于分子的物理实体，是物理世界中的一部分，但我们可以通过物理学以外的名称识别它们。"

自从伟大的哲学家笛卡尔于 17 世纪首次将具有意识的心

灵和生物性大脑相区别以来，主观性和客观性之间的冲突似乎就变得不可调和了。人们在现实生活中是以第一人称视角获得对现实的瞬时体验，而科学实验研究的特点则是以第三人称视角获取信息。这二者之间的差异所造成的概念上的鸿沟是难以跨越的。当我们将人类或其他动物描述为具有"知觉体验"或"意识状态"时，我们所谈论的是那些将生物和非生物区别开来的最基本的特征。一块石头并不"关于"其他的事物，石头本身也没有主观属性，但某个人的知觉则"关于"他看到的（或体验到的）事物，因此具有主观属性，就好比我们是如何看见红色的。当我们以第一人称视角来观察世界时，这些特点对我们来说是显而易见的。然而当我们站在客观科学的角度以第三人称视角来看待它们时，我们会发现这其中存在一些困难。当我们谈到大脑的状态时，我们可以将其简化为神经元放电和脉冲式地释放强效的神经递质，但我们却很难知道这些剧烈的神经生物活动是如何与那些我们在每天的生活中体验到的、习以为常的意识特征相联系的，例如品尝巧克力在你口中慢慢融化，感受阳光照耀在你的脸上，听海浪的咆哮声。本书将带你踏上一段探索大脑内部生理活动的神奇之旅，在这段旅途中，你将看到当我们品尝食物时，小酌后微醺时，做梦时，出门散步时，又或是在办公室坐了一整天时，我们的大脑中会发生哪些生理活动。

在一天中的不同时间段里，多种多样的因素会不断地使大脑进入一系列不同的状态，这是大量的脑细胞在极短的时间里共同工作发挥的作用。"神经元聚合"是强有力的大脑进程，然而这种进程目前仍是相对未知的，对其研究不足。我们将一起看一看这些短暂而规模庞大的神经连接——神经元聚合——是如何与我们对不同水平和不同状态的意识所产生的体验相对应的，以及它们是如何像罗塞塔石碑一样起作用的（古埃及人在罗塞塔石碑上分别用三种文字刻了一部法典，因此这一著名的历史遗物就给了我们揭开埃及象形文字之谜的钥匙）。神经元聚合通过将这些头脑中的新奇事件与不同种类的意识状态进行匹配，来达到一个一致的目的——让我们能够把一种"语言"（主观个人体验）转译成另一种"语言"（客观神经科学），反之亦然。毕竟，毫无疑问，任何对意识的所谓"科学的"解释都必须同等重视第一人称主观体验。

科学家团体并不那么乐于接受主体性对理解意识也同样重要这一基本假设，因为实证研究方法是极度客观和中立的。有人曾一度将对意识的研究描绘为一种阻碍职业生涯的行为，这一点儿也不奇怪。对于大多数因循守旧的人来说，对"非科学"的恐惧阻碍了他们对这一主题的进一步探索。"科学的"这一形容词，经常为各种各样的词语打上受人追捧的认证标签，尤其是"证据"一词，却很少能有人对其给出定义。我只想说，最重要的是科学家通常只报告研究结果中的客观发现——两名或多名研究者用同样的方法，在同样的条件下分别进行测量，并最终得出一致的结果。然而，这恰恰是我们用常规的科学方法对意识进行研究时往往会感到非常棘手的原因，因为那些自诩为研究者的人必须首先承认意识的主体性这一本质特征。即使是那些敢于在这一领域进行工作的神经科学家——令人高兴的是，这个群体虽然目前人数很少，但在不断增长——也常常忽视个体主观状态的差异；反而将关注点放在我们早已熟悉的脑功能，以及那些我们便于测量的、早已明确的过程和效果之上。当然这也是情有可原的。

二、梳理不同的术语

即使还没从衣架上取下你的实验服，你已经开始为如何定义"意识"的问题而发愁了。我们究竟要解决什么问题？用诸如"觉醒"、"认识"等显而易见的同义词进行替换并不能帮我们解决这一问题。这些备选项在任何情况下都无法令人满意，因为它们强调的是对外部世界的一种更加普遍而被动的反应，而我们更典型的状态是对外界具有不断变化的体验，以及对这种体验所产生的个体化的、独一无二的领会。想要澄清我们的意思，难点在于我们采用了一种最简单的策略来对事物进行定义。例如你可以说"飞翔就是我们在对抗重力"，但严格来说，意识到底是指我们在做什么呢？你不必做任何事，可以仅仅闭着眼睛安静地平躺着，然而此时你依然保持着清醒的意识。此类操作性定义是毫无用处的。我们也可以利用更高的种类或更宽广的范畴进行定义。例如：桌子是一件家具；爱情是一种情感；而意识是一种……一种什么呢？比意识更高、更宽的范畴是什么呢？答案是没有。

由于我们无法正式地给出意识的定义，剩下能做的就是，我们至少可以去厘清那些能够被弄清的混淆，它们是时常混迹于意识的同义词之列的术语，而事实上这些术语的概念也有其独特的内涵。举例来说，在精神分析之父弗洛伊德的思想中占据重要地位的潜意识（subconscious）这一概念，意味着即使当你完全清醒时，你头脑中仍有一部分内容是你没有觉察到的。潜意识可能是最终意识状态中的一项必要而非充分的成分，与失去意识相对，后者指深度睡眠或昏迷状态中意识的彻底消失。还有就是自我意识，这是每个人将自己感受为独一无二的个体的一种感觉，当这种感觉过度强烈时则可能导致个体产生不安甚至焦虑的感觉。自我意识以一种温和的方式仅仅让我们每天都能意识到我们与他人是不同的，这必定在某种程度上不同于一般的意识——否则为什么还需要两个术语呢？让我们想一下非人类的生物吧：一只猫或一只狗，在其主人看来，显然都无可辩驳地是有意识的。然而同样地，如果说宠物能够充分认识到它们分别作为狗和猫的身份，貌似也不那么现实。毕竟，就连人类的婴儿都不知道他们是谁，他们在哪里，尽管我们假定他们是有意识的。

即便如此，依然有很多的科学家和哲学家专注于研究那些所谓"更高的"状态或是元表征（metarepresentation），希望以此来理解意识——他们探究了在诸如其他灵长类动物等非人类生物身上自我意识萌芽的程度。[2] 但存在一种主观的意识状态并无法保证自我意识会自动出现。举例来说，如果你处在一种放纵的状态中，比如沉醉于醇酒美人和靡靡之音，或当下与之相应的毒品、性和摇滚，那么几乎可以肯定的是，在这种状态下人们不可能还保有自我意识（反过来说也成立——每一个不情愿跳舞的人勉强上台时都知道这点）。然而，尽管自我意识的问题可能令人着迷、令人不安且偶尔令人尴尬，它却并没有触及最根本问题的核心，在神经科学术语中，它只意味着感到自己是有知觉的。摇着尾巴的小狗、发出咕噜声的小猫，还有那咯咯笑的婴儿都具有某种主观体验，但事实上他们是没有自我意识的，尽管他们表现得好像对所有的目的和意图都有意识，而我们也是在这个假设的基础上和它们互动的。我们应当首先理清的最重要的问题是，感觉的纯粹主观性。最重要的第一步不是在镜子中认出你自己，不是知道你自己的名字，也不是对你至今为止的生活感到满意，而应该是更基本的内容——体验那些最原始的内在状态。

但在"意识"（consciousness）和"心智"（mind）两个词交替使用的情况下，人们可能最容易对此产生混淆乃至误解。这里所说的"心智"当以一种良好的功能秩序运作时，是某种高度个人化的东西，因此可以有这样的表述："我意已决"（my mind's made up），或"在我看来"（to my mind），或"改变我的心意"（change my mind）。但当你失去意识时，比如睡着了或者被麻醉了，没人会说你是失去了心智。正如人们在睡觉这一"失去"意识的过程中是可能保留有"心智"的；反之亦然：在极度的愉悦中，你可以"失去"心智但保留有意识——你陶醉于美酒、美女以及优美的歌剧时，虽然"失去"了心智，却依然保持意识清醒，这通常被称为"心醉神迷"（ecstatically），这个词在希腊语里表示"立于自身之外"。然而，即使当你经历着极端的情感状态，你所体验的依然是一种极其主观的、有意识的状态。因此无论心智是什么，它都必须是一种你随时可以进入的状态，但你却并不一定每时每刻都处在这种状态中。当你"放飞自我"时，心智可以被视为某种独立于意识之外的东西，但它同时必须可以用来描述你头脑中所包含的专属于你自己的个人特征，这些使你独一无二的特征，反过来也构成了你许多（但非全部）意识状态的瞬间。

虽然理清了这些术语中的一部分令人迷惑的相关性，我们依然面临着原始意识难以捉摸这一现实。可能在下定义方面，我们最好的做法是采用一种至少在脑科学家看来最实际的方式（当然这可能会让哲学家皱眉）说："瞧，我们都知道我们所说的意识是什么意思。"它是人们睡觉时消失的东西，它是人们被麻醉时隐藏的东西，它正是你现在所体验着的、一种其他任何人都无法分享的内在主观状态。因此我们面临一个选择：是现在就放弃（因为我们无法明确给出一个正式定义），还是继续使用这种不正式的，诉诸常识的表达？如果，就像我们正要做的这样，采取了这种更加实际的立场，我们便可以看到神经科学家在尝试理解这一切是如何发生的——这种神秘的主观性在大脑和身体中是如何运作的——这条路上可以走多远。

解决这一问题有两种可能的方法。第一种方法，我们可以从实际的物理的大脑入手，尝试从任何我们观察到的生理过程中推导出一些有关意识的理论或模型。当然我们也可以选择第二种方法，以另一种方式开始。首先，我们构建一种有关意识的理论或模型，然后我们检验这些模型是否能解释真实的大脑。下面让我们依次尝试一下这两种策略：由实验到理论，以及由理论到实验。

三、由实验到理论

当我们从大脑本身出发看待意识时，摆在我们面前的巨大挑战是解释意识如何从分子、细胞和电信号这些纠缠在一起的看似无助于我们理解的生物学信息中产生。换句话说，我们要弄清楚科学家所说的意识的神经关联（NCC，neural correlate of consciousness），亦即大脑中一个非常重要的关键特征，我们可以确信它与个人的直接主观经验相匹配。正如我们将要看到的，可能的 NCC 可以产生于多种不同的维度，大到主流脑区和磁共振显示的神经回路，小到单个细胞以及细胞中的微小元素。但它们都有一个共同的核心基本原则：所有的意识神经连接最初都集中在某个特定的大脑特征上，不管出于什么原因，这些特征被认为是尤为特别的。之后则是在标准的实验和临床研究方案的监督下，尝试将这些特别的大脑特征与意识建立联系。例如，通过确定某些东西是否可见，或被试是有意识还是无意识。

许多杰出的科学家都曾试图通过这种方法解决意识之谜，其中最知名的可能要数已故科学家弗朗西斯·克里克（Francis Crick）了。他最著名的贡献是于 1953 年破解了 DNA 的双螺旋结构，在那之后的几十年中，他将研究兴趣转向了意识的生物学。克里克的目标是弄清当人们看到某件事物时，与没有注意到这一事物相比，大脑中发生了哪些变化。他的理由是我们应该可以根据人们关于他们主观上是否意识到某件事的报告，推断出大脑中的变化。当个体确认某件事物确实可见时，根据直接的逻辑推理，此时我们所观察到的大脑中发生的任何新的过程，都应是意识在生理上的相关物。由此我们可以想见，克里克尤其专注于研究视觉体验，一个原因是它们更容易进行实验操作——毕竟视觉实验只要让被试睁着眼就可以了。

将人类意识的复杂性简化至仅剩核心成分，其背后的理由是显而易见的：通过仅仅关注五种感觉之一的视觉，克里克和他的同事克里斯托弗·科赫（Christof Koch）能将问题尽可能地简化。他们的想法是将意识的核心脑机制解释为"对意识对象某一特定层面所产生的最小神经事件集合"。换句话说，他们的目标是找出一个最低限度的大脑过程，此过程能容纳意识体验且可被测量到。[3]

之后，这些最小神经事件进一步在视觉系统中被确定为"与物体和事件相关的"一组特殊神经元，这些神经元本身的功能是不变的且是预先确定的——这是中枢神经系统中一种固定的特征。这种设定立刻呈现出了一个问题：大脑细胞预先组织好的机制如何反映那些转瞬即逝的意识瞬间？克里克和科赫的答案是："为了进入意识，这一特征的某些神经活动必须超过阈值。"但真正的问题在于，关键的神经活动从未被具体确认。除此之外，如果想让这些严格固定的细胞网络完成任何超出其自身能力的事情，唯一的方法是让它们变得更加活跃且释放更多电信号（动作电位）。但如果是这样的话，对意识来说非常重要的特殊大脑属性的可能性将受到严重的限制，仅仅是一种普通的细胞活动的增加。是什么使得这种转变如此重要，好似神经元的卢比孔河*？我们不清楚这一"阈值"究竟是什么，也不清楚为什么。我们同样也不知道，为什么神经元集

---

* 卢比孔河（Rubicon）是一条位于意大利北部的河流，在罗马共和国时期曾为恺撒和庞培各自统治地区的分界线。"Crossing the Rubicon"是西方的一句经典谚语，意为"破釜沉舟"。卢比孔河可以理解为一旦跨越就会发生巨大变化的分界线。（本书脚注如无特殊说明，均为译者注。）

体活动的量的改变能以如此显著的方式引发心理状态的质的改变。

但我们真的可以通过将意识简化为某种单一的感官感觉，来对某种意识状态作出很好的理解吗？我们能将它与其他意识状态区分开吗？在精确控制情境变量的实验室里，几乎可以想象，被试注视一段很短的、固定时间的单纯视觉刺激，但即便如此，他们依然能听到主试的声音，依然能感觉到他们所坐的椅子面是坚硬还是柔软，依然可能闻到些许皮革或光滑木材的味道。换句话说，被试是用单一的意识进行多感官的整体感知，而不是将意识划分为五种类型，分别对应五种不同的感官。

此外，克里克和科赫煞费苦心地强调，为了试图将意识（或者说其生理相关物）保持在最低水平，他们将"诸如感情和自我意识等一些更加困难的内容搁置"。然而，我们的感受和情感可能恰恰是意识以其最基本的形式表现出来的全部精髓，发出咕噜声的小猫和咯咯笑的婴儿就是有力的证明。如果要将意识完全简化到最低限度，那么也应该是将其分解为反应大脑整体状况的原始情感——尖叫、哭泣或傻笑，而不是单一、孤立的视觉，随意、单独地漂浮于其他所有事物之上。

然而，抛开这一点异议不谈，仅仅通过比较当你看到某些事物时的情境和你没有看到那些事物时的情境，也能让我们有所收获。现在，我们将探索脑损伤患者的特殊意识状态，即他们在不同情况下对呈现出的刺激所做的反应。通过比较某种特定脑损伤患者所做出的反应与正常人反应之间的差异，科学家可以推断哪些脑区对意识的影响最大。例如，连接大脑两半球的纤维束损伤的患者会表现为著名的"裂脑"（split-brain），正如这一名称的字面意思，大脑两半球彼此割裂且无法直接传递信息。例如，给患者右侧大脑半球展示一个苹果（通过将物体放在左侧），患者则无法说出这一物体的名字。这是因为对大多数人来说，参与语言功能的脑区大都在左侧大脑半球，因此患者即使能看到苹果，也无法准确地说出它是什么。而当把苹果放在患者右侧时，苹果的图像被投射到左侧大脑半球，患者这次便能说出其正确的名称。[4]

另一类被神经科学家广泛关注的神经疾病是"盲视"。这种疾病的症状是患者在其视野中有一片盲区，因而对放置于盲区内的物体"视而不见"。[5]有时盲区扩大至整个视野，会导致患者完全失明。但奇怪的是，心理学测验却显示患者的大脑已然对这些位于盲区中物体的视觉信息进行了记录和加工处理。例如，那些患有"盲视"的患者即使主观上并不能觉察自己看到了飞来的球或扔球的人，但经常能接住扔向他们的球，就像装了自动驾驶仪一样。

然而这里有一个大大的"但是"。研究脑损伤患者的问题在于，尽管对这些病症的研究可以帮助我们深入了解某个特定患者所经验的某种奇异的意识状态，包括其性质或内容，但我们仍然无从得知这些意识最初是如何产生的。毕竟，被试在整个实验过程中都保持着意识清醒。

那么我们再一次回来研究健康被试，而这次我们仅仅是要观察意识的转变。一些神经科学家居然把意识视为注意的同义词[6]，但二者并不相同。例如，你可以在没有意识到的情况下就注意到了某些事物。[7]当一张照片快速而出人意料地闪过时，即使人们没有时间记住其中的细节，依然可以大概说出照片的内容。[8]事实上，在不去注意画面所包含的具体细节的情况下，要抓住一幅画面的"主旨"似乎只需要千分之三十秒（三十毫秒）。同样地，你也可能在没有注意的情况下对某些事物有了意识。即使某人正在关注一些其他目标，他们仍然能够分辨出周围场景的特征，如场景中是否包含了一只动物或一辆汽车[9]，又如一张面孔是男人还是女人[10]。

这些发现本身是有趣的，也可能有其内在的合理性，但它们仍不能阐明这一基本的问题：如何理解从无意识状态（麻醉或睡眠）真正转变到具有那令人着迷的主观内在体验的意识状态。可以确定的是，裂脑和盲视患者（或是正常志愿者在实验条件下被有效地诱导出这些症状时）确实是保持着连续的意识。我们希望探索的是潜藏在表象之下的问题核心，而这问题的关键却依然在嘲笑着我们的无知。要记住，不及物动词短语"具有意识"和及物动词短语"意识到某物"，二者不可互相替换。

　　然而，对比被试看到物体的瞬间与没看到时分别所对应的脑内事件，这一策略依然是科学家们用来研究意识的普遍方法，健康个体和脑损伤患者都是他们的实验对象，毕竟扫描脑成像技术已经成为主流。比如说，只有在对特定物体进行"有意识的"视觉体验时，大脑视觉通路后段才会在脑成像中凸显出来。[11] 但归根结底，当知道了某个特定脑区与某种特殊的意识体验相对应并在脑成像中凸显出来时，我们又能真正从中推导出多少内容呢？毕竟，一个相关的东西可能是原因，也可能是结果，也可能二者都不是。大脑活动的脑区和主观体验之间真实的关系仍远没有明确，并且依旧无法解释。

　　任何人不经意间望进肉店的窗户，都能看到不同哺乳动物的大脑在大小、形状以及外观上存在差异，但用肉眼就能很容易看出，它们由不同的区域组成并且有着相同的基本解剖结构。那么这些分明的脑区中，是否有哪个脑区就是意识本身在大脑中的"中枢"呢？毕竟，我们很乐于认为大脑由负责不同功能的、独立的"中枢"组成，因为如果是这样，那理解大脑的工作原理就容易多了。正是由于这个原因，在19世纪初期，颅相学（phrenology，这个词在希腊语里的意思是"心灵的研究"）这门"科学"才会盛极一时。白色瓷制头盖骨上布满黑线画出的矩形区域，内有精确标签，写着诸如"爱祖国"和"爱儿童"——这提供了一种模板，通过对个体大脑的凸起进行评估，以此了解个体某种人格特质的强弱。

现如今，神经科学家很清楚这只不过是一种诱人的简单化概念，事实上任何心理功能都没有这样的"核心"区域，更不用说意识了。有两个充足的理由来驳斥这种观点。首先，如果说大脑是由互相独立的迷你大脑组成，这本身就没有什么意义。当我还是个孩子的时候，我经常读一本名为《麻脑壳》（*The Numskulls*）的连环画，[12] 它讲的是一群名叫"麻脑壳"的小人儿生活在一个人脑袋中的故事。他们每个人都有各自的工作。比如说，有负责清理鼻子的部门，也有某种类似司令部的部门，负责管理的"麻脑壳"在里面打电话给他的下属发布命令。我现在依旧能回忆起，卡通大脑中不同"麻脑壳"的房间都由墙严格地分隔开，房间与房间之间的门也都关闭着。在某种意义上讲，当某些人谈论大脑中的"中枢"时，他们对意识进行的定义可能不经意间和这本简单的漫画如出一辙。试想一下：如果大脑确实以这种方式工作，那我们又必须知道在"麻脑壳"的脑袋里有着什么。"麻脑壳"的脑袋里可能住着"小麻脑壳"吗？而在"小麻脑壳"的脑袋里又住着"微麻脑壳"吗？以此类推。当然，用这样的方式我们仅仅是让问题变得越来越"小"，而不是解决它。

无论怎样，通过半个多世纪的研究，我们现在已经知道大脑不是那样工作的。拿视觉来说，至少有 30 个不同的脑区参与视觉体验。[13] 这有点像管弦乐队中不同的乐器，或是一种包含有非常复杂的配料的高级食谱。每个脑区确实有其自身特殊的功能，但每个脑区都参与整体的功能。整体的功能大于每个部分功能的简单相加，这个整体就是那一瞬间的意识体验。

即便如此，人们仍有一种执念，认为意识肯定以某种方式与位于大脑表层的大脑皮层（以拉丁文中的"树皮"命名）有所关联。之所以有这种执念，是因为在进化中，这部分脑区是最后才演变出来的，并且在智力日益复杂的物种中，该脑区在大脑中也更加明显。此外，似乎单是大脑皮层的失活便足以导致意识丧失。[14] 因此如果这就是问题的全部，那我们可以简单地说，维持意识状态所需要的就是一个联系其他脑区进行运作的完好的大脑皮层。这种观点太模糊了，因此对我们并没有什么帮助，毕竟最重要的不是大脑皮层本身，而是大脑必须同时保持完整。

不把解决意识问题的全部希望都寄托在大脑皮层上，另一原因来自一项约 70 年前进行的研究。加拿大神经外科先驱维尔德·彭菲尔德（Wilder Penfeld）认为大脑皮层对于意识体验可能并没有那么重要。这一另类的提议以对 750 名在清醒状态下接受大脑皮层部分切除术的患者所进行的观察为基础，结果发现 750 名患者意识的连续性并未受损。[15] 此外，最近又有一种观点得到了研究的支持，即对于意识来说大脑皮层并不是必不可少的。支持这一观点的研究是针对先天无脑畸形或积水性无脑患儿所进行的——这些患儿在出生时就有着包括大脑皮层在内的大部分脑区的阙如。对患有此类病症的儿童，在其生长和发育期间使用标准神经测验进行评估，结果发现他们依然可以表现出觉醒和意识的迹象。[16] 最后，即使大脑皮层完好，癫痫患者在"失神"发作时依然会表现出意识丧失。[17] 换句话说，大脑皮层不可能是意识的所在地。

当我们观看监测麻醉效果的脑成像数据时，就会发现任何试图将意识定位在某个特定脑区的研究项目都存在另一个明显的瑕疵，即在任一时刻，个体的第一手体验都涉及许多脑区。假设确实有一个单一且独立的意识中枢，那么便可以预见，如果我们要麻醉某个人，使其丧失意识，那我们仅仅需要使"意识中枢"这一特定脑区显著失活便可。但事实并非如此，针对人类志愿者的脑成像研究显示，当某人经历麻醉过程时，没有哪个特定脑区单独停止活动，而是全脑普遍停止活动。[18] 在手术中，随着麻醉剂开始起效，全部脑区都会被麻醉。

随着医学科学的进步，对真实大脑本身进行更加直接的侵入性检查得以可能，这必然会使颅骨突起和微妙的心理特性之间本就不太可能的颅相学联系变得更不可信。然而，这种过于简单的颅相学推论依然能在其后的临床解释中产生一些影响。随着医学的发展，临床医生越来越擅长使患者存活，即使是那些遭受了严重脑损伤的患者，如枪伤、脑外伤、脑中风。不幸的是，这导致特殊神经综合征在当下依旧很常见。但某些错误的颅相学观点依然会不时地溜进我们脑中，将缺失的"功能"与损伤的脑区联系在一起这种观点对科学家依然很有诱惑力。

五十多年前一位心理学家强调过这一推论方式的缺陷：如果你从一部无线电接收机（当时这样称呼，亦称收音机）上拿掉一个电子管之后，这个设备便开始鸣叫，那么你也不会说这个电子管的功能是抑制鸣叫。[19] 可以肯定的是，如果我们关注的脑区出现了问题——就像这个老旧的电子管出现问题会导致无线电接收机整个系统受损——我们不能单纯从结果中反推出这个电子管或特定脑区在整个系统中的作用。[20]

尽管对该问题的理解取得了上述进展，但在神经科学研究中，人们对研究不同脑区潜在意义的热情却丝毫没有减退。我们现在认识到，三十多年前有关功能损伤的早期研究提供了一条线索，让人们把不同的脑区与特定的功能问题联系在一起。然而，由于 20 世纪 80 年代以来在非侵入性脑成像技术上的巨大飞跃，我们现在已经可以运用健康志愿者进行研究，以此明确人们在做出某些特定行为时，哪些脑区正在进行工作。如今，当我们观看一张脑扫描图时，我们或许可以清楚地看到在一片灰色大脑的背景下某些大脑区域有明亮的斑点，或可能是五颜六色的阵列，其中一个亮点是白色的，阴影则可能是黄色、橙色、红色或表示低激活程度的紫色。面对这些令人印象深刻的美丽图案时，重要的是要记住：这些图片虽然为我们敞开了一扇观看工作中大脑的窗口，但是在时间上有一定的延迟，并且缺失了大量有关大脑活动的重要信息。

真正的问题源自对图像的解释。脑扫描技术的时间分辨率通常是秒级，而动作电位（活跃脑细胞的通用电信号）则有一千倍以上的速度。因此，我们可以把脑扫描技术比作那些维多利亚时代的暗色照片，这些照片可以精确地记录下静态、无生命的建筑物，但不能同时记录下任何人类或动物，因为对于捕捉其画面所需的漫长曝光时间来讲，他们移动得太快了。诚然，这些建筑物是真实存在的，正如脑扫描中一个处于稳定状态的肿瘤，或是中风后遗留下的永久性病灶也是真实存在的，但实际上它们只构成了整个图像的一小部分。

一些锲而不舍的科学家 [21] 在其研究中声称，如果在整个大脑皮层范围内关注刺激应答的空间模式，那么"破译"脑成像所包含的信息是可能的。然而，"破译"这一词语恰恰是一种误导。从本质上说，一种密码是一种格式，它总是需要被翻译回原本的内容，并且为了使密码的存在有意义，密码与其原本内容必然具有非常大的差异。比如说，除非你知道摩尔斯电码的规则，否则那些点和划的组合便毫无意义——只有当你知道其中的规律，才能将其解译成原本的内容。相反，即使主观心理状态确实与摩尔斯电码那些点与划相似，它们也无法转换成空间分布式的脑活动，反之亦然。事实上，主观心理状态只是这些脑活动的关联物。在脑科学中，甚至连一个因果关系的框架都没有，更不用说能破译二者之间转换关系的密码规则手册了。[22] 仅仅知道事情可能在哪里发生，并不意味着你就知道了事情是如何发生的，尤其是当这个事情非常不明确，而捕获到它的时间窗比实际时间慢两到三个数量级。

哪个脑区才是心理特性的"中心"？这一最麻烦的问题就像"中心"这一术语本身一样基础。"中心"意味着所有事情都在其中开始或结束，可是没有哪个脑区以这样的方式工作。相反，所有的脑区（即使神经元相距很远）都通过神经纤维束互相连接在一起，这使得全脑范围内可以不间断地通话，就像电话交换机一样。俄罗斯套娃每个都在另一个里面，与此不同，个体脑内的指令并没有层次分级。不知何故，每个脑区都像是一个中继站——一个连接点，或是一个转折点——但绝不会是终点。

当我们谈到脑扫描时，另一个困难是我们通常不会用定量的方式思考诸如机智或善良这样的心理属性——我们多久表现出一次这样的属性，或是我们有多少这样的属性——而是将其视为某个人碰巧有或没有的性质，这些性质组成了个体人格的一部分。如此精妙、如此复杂的特征以一种神秘的方式产生于全脑许多不同要素的谋划和相互作用，小到单个突触和蛋白的水平，大到神经网络广泛而复杂的活动。因此，对这些特征难以进行简单的操作性定义，如果没有定量化的技巧，这些特征在脑扫描过程中也难以突显——与记忆容量（memory capacity）不同，机智和善良这类抽象的现象是不容易进行测量的。

当然，这并不意味着我们无法通过运用这些扫描技术在脑功能方面取得新的重大发现，只是我们不应妄下结论。让我们来看看一项以伦敦注册出租车司机为被试的著名研究，这些出租车司机必须通过一项考查他们对英国首都的街道和单行线系统了解程度的口头考试。脑成像结果显示，由于工作记忆需要承受巨大负担，这些司机脑中与记忆相关的海马体显著增大。[23]但这并不意味着我们可以得出海马体是该任务的唯一"核心"这一结论，因为在这种情况下，记忆有着复杂且多层面的处理过程。记忆包括对多种不同的新技能、新事实、新事件的记录以及随后的检索。所有这些不同类型的记忆，以及它们随着时间流逝而经历的不同阶段，都涉及许多脑区和脑机制。[24]

因此，近来对于寻找作为意识的生物学基础的大脑关键特性的尝试，已经从探索特定脑区转向尝试从脑区间的连接中获得启发。许多研究将视线集中在位于大脑外层的皮质和位于大脑深层的丘脑（丘脑的作用是作为不同感官感觉的中继站）之间的连接回路，即丘脑皮层回路。脑中的这一回路为何如此吸引研究者的注意？原因有如下几点。

首先，在处于如昏迷等持续性植物状态的患者身上，丘脑皮层回路功能缺失，提示其可能对意识具有关键作用（尽管也有一些案例中，处在相同状态的患者的这一系列脑区也存在微弱的活动）。第二，与清醒状态相比，丘脑和皮层处的神经细胞在睡眠的早期阶段活动更少。第三，研究者发现，直接应用一种具有唤起作用的化学物质（尼古丁）可以恢复意识，这种化学物质模拟了丘脑皮层回路中化学信使的作用。[25]相反，丘脑的损伤会导致意识的缺失。[26] 最后，麻醉消除意识的原理是通过阻断丘脑和皮层间的连接回路，进而使丘脑细胞不再被来自于皮层的反馈所驱动。[27] 尽管知道了这些，我们依然不清楚为什么丘脑—皮层—丘脑回路是意识存在的必要而非充分条件。能将这一脑回路与其他连接区分开的、意识中那一特殊而关键的过程究竟发生在哪里？究竟是什么？

为了满足从意识向无意识转变的要求，一项更有帮助的可能方案是去看一下我们所研究的细胞的真实活动状态。在睡眠期间，大脑皮层会经历短暂爆发式的兴奋周期，它们与较安静的活动交替出现。正是这种丘脑皮层网络的周期性起伏活动，与意识向无意识的转变相联系。当丘脑细胞处于静止状态时，这就意味着皮层的靶细胞恢复到某种无负载的默认模式：无意识状态下特有的慢脑波。[28]

之后的研究计划关注更加复杂的机制，而不是"简单地"监控在特定背景下哪个脑区处于激活状态，这种机制平行于意识，且更具有说服力，也更准确，它说明脑区在何时何处以一种大规模混响震荡的方式相互作用。这些广泛震荡中的一部分与放松和睡眠有关，并且取决于丘脑和皮层间的长程相互作用。与此同时，其他的频率似乎产生于丘脑或皮层的特殊区域之内，且这些频率被与包括知觉在内的高级认知功能关联了起来。[29] 如果神经元聚合临时性地同步工作，该过程在功能上或许会有非常引人注目的各种可能性——结果证明，40 赫兹这个特殊的频率是这一热门关联的特别有希望的候选者。[30]

然而，最近的研究显示，这种神经元间的同步活动事实上可能正是大脑的一种常规模式，而不是特殊现象，[31]并且也没有理由将某种特殊的频率视为意识出现的充分、神秘的特异条件。此外，失去意识可能伴随着复杂的大脑前额叶同步性的增加。[32]最后，许多意识体验并不能与大脑的同步活动相联系，而有些高度同步的活动（像是癫痫发作期间出现的那种活动）事实上与意识丧失有关。[33]

所有这些不同的研究向我们展示了丘脑和皮层之间强大的解剖联系，这种联系带来的最好结果是提供了一种意识的必要而非充分的基础，带来的最坏结果是提出了更多的问题，而不是解答问题。在寻找那难以理解却非常重要的意识的神经关联（NCC）过程中，有一个问题反复出现，即许多科学家都倾向于研究他们最了解的神经（"N"），而在意识（"C"）的研究上只花很少的时间。就目前情况来看，丘脑皮层回路碰巧是所有哺乳动物脑内的标准配置，由丘脑皮层回路组成的意识的神经关联不能解释意识的任何现象学特征，例如情绪调节药物的效果以及物种间的差异，更不用说在人类个体的意识间存在的细微差异，以及我们事实上必须找到一个独特的神经元等价物，它相当于我们在清醒时每一个渐进时刻的体验。许多研究都强调了各个脑区的必要性，却没有说明为什么它们在意识的形成和保持上有特别的作用，而不仅是脑区间复杂互动的一部分。

另一种研究角度不把重点放在大脑的空间和空间结构上，而是将时间方面的研究作为推进的方向。[34] 似乎只有当神经活动持续了较长的一段时间（几百毫秒）后，意识才可能出现。区分"看见"和"没看见"某事件，关键临界点看上去是在270毫秒到500毫秒（千分之一秒）之间。[35] 富有创新精神的神经科学家本杰明·里贝特（Benjamin Libet）提出，尽管对某事件最早的反应早在25毫秒时就已经被记录在大脑中，但对于以某种方式建立该事件的意识，270毫秒到500毫秒的时长是必不可少的。[36]

另一种可能的解释是，关键的因素并非时间本身，而是那个将长时间框架作为其手段的目的。这种目的将会是创建一个恰当的窗口允许"重返"，"重返"是一种在特殊脑区之间进行输入和输出的持续性反应。[37] 该理论的一项重要原则是不要将"重返"与单纯的反馈相混淆，因为反馈作为初始效应的结果，是对某种特定存在的状态进行调节。显然，只有当猴子的脑电波显示一种反应此类神经元激活（重返）的特征性模式时，猴子才会回应它们"看到"某个实验对象。[38] 这种神经元激活同样也会在人类被试中出现。[39] 然而，尽管这种说法看似非常合理，它却不能向我们解释为什么"重返"（在两个脑区之间建立持续交流）如此重要。

那么，让我们再换一个话题。在追寻意识与某种特定大脑性能之间令人信服的联系时，我们也可以从相反的方向进行——通过解剖学上的缩减，以及不再关注脑区间的联系，而是关注它们最小的组成部分，即单个脑细胞。通过这种方式，我们可以监测正在进行脑部手术的人脑中的单个神经元。尽管这听上去有点血腥，但事实上脑内并没有痛觉感受器，所以从20世纪中叶起，让患者在进行脑部手术的过程中保持完全清醒是切实可行的。正如我们所见，加拿大外科医生维尔德·彭菲尔德（Wilder Penfield）做了惊人的工作。[40] 他一生治疗过五百多名患者，他可以刺激到正在进行手术的重度癫痫患者暴露出来的大脑表面（颞叶）。尽管通常情况下，这一过程并不会引发什么特别的事件，但令人惊讶的是，患者有时会自发地报告，在被刺激后，他们体验到了生动但似梦的"记忆"。刺激附近的位点也可以引发相同的"记忆"，而在相同位点，不同时间的刺激可能会引发不同的主观体验。这些发现表明彭菲尔德正在触及多样化且互相重叠的神经网络，在这些神经网络中，同一个神经元位点可能是多个网络的组成部分，而不同的神经元位点可能是同一个神经网络的组成部分。

尽管有明确的迹象表明神经元不能单独工作，但直到最近，人们才发明了一种更精细的、用于记录单个脑细胞活动的技术，该技术应用在清醒的人类患者身上（而非全身麻醉患者）时，结果令人震惊。在一项起初显得有些古怪的研究中，一位进行神经手术的患者的单个脑细胞被多达7张不同的詹妮弗·安妮斯顿 * 的照片所激活，但该细胞对多达 80 张的其他照片却没有反应，这其中包括那些可与安妮斯顿相提并论的当代电影明星，如茱莉亚·罗伯茨的照片，甚至包括安妮斯顿和布拉德·皮特的合影。有这样一些特定的脑细胞，只有当被试观看特定明星的照片时，这些脑细胞才会通过增加活性的方式做出反应。在另一个例子中，研究人员发现他们测试的细胞中有三分之一（137 个细胞中的 44 个）表现出相同的高度选择性。他们在这一案例中使用的是哈莉·贝瑞的照片，因此这种特殊的脑细胞被称为哈莉·贝瑞神经元。[41] 令科学家惊讶的是，即使展示给被试的是同一个体或物体具有明显差异的照片，这些神经细胞依然做出一致的反应，这种现象被称为"不变性"。这些研究表明，认知过程发生在单个神经元的水平上。但是单独一个脑细胞真的可以作为某种独立的实体和决策者（换句话说，作为神经元的最高控制者）发挥作用吗？让我们进一步探索一下这令人费解的现象……

在 20 世纪中叶，思考大脑是如何组织起来的最简单的方法是把它想象成一种等级结构，就像是老板位于类似金字塔形状的结构的顶端，发布一连串的指令。这一概念十分符合 20 世纪 60 年代的科学发现。而二十年后，两位心理学家大卫·休伯尔（David Hubel）和托斯坦·维泽尔（Torsten Wiesel）凭借

---

* 　詹妮弗·安妮斯顿及后文中的茱莉亚·罗伯茨、布拉德·皮特、哈利·贝瑞等均为美国演员。

一个突破性的发现赢得了诺贝尔奖。[42] 休伯尔和维泽尔正在研究视觉系统并检测多个脑区中单个脑细胞的活动，这些脑区负责处理来自视网膜的信息，并将处理的信息传送进入大脑内部。其中不同寻常的发现是，随着对大脑内部更深处的探索，距离视网膜对信息的初始加工越远，这些细胞似乎就变得越具有选择性。

某个老旧斑点只会让神经元序列中较低等级的神经元激活，而如果要激活视觉系统指挥链中更高等级的神经元，视觉刺激可能得是一条线，比这更高级的刺激则必须是某个特定方向上的一条线，比这再高级的则必须是一条特定方向上的线只朝着一个特定的方向移动。因此在处理视觉信息时，似乎存在着复杂的结构层次。来自视网膜的信息经过几个阶段的处理后深入大脑内部，因而我们所研究的细胞位置越深，就会变得普遍性更低，特异性更高。单个脑细胞就有如此个体化的特征，这是一项十分惊人的发现。但这也产生了一些不同寻常的推论，这些推论超越了大脑中更明确的、有关物理特性的层级结构的合理概念，转而成为一种关于认知和意识层级的，有些牵强的观点。

随着其位置在大脑层级结构中不断上升，大脑细胞变得选择性越来越强，最终，最高层级的细胞只对精心挑选的、非常复杂的图片做出反应，例如一张面孔，甚至是一张特殊的面孔。当时，科学家们提出了一个"祖母细胞"假设，顾名思义，这些细胞只会在你看到你的祖母时产生反应,这便是脑内结构层次的最高层级,也是信息处理的最终层次。[43] 然而,单个的"祖母细胞"本身就能有效地成为一个具有辨别力的微型大脑这样的想法,在很大程度上是难以令人信服的——简单一想就能明白,因为我们永远无法拥有足够的脑细胞来代表"所有可能的概念及其变体"。[44] 还有这样一个简单的逻辑来反驳它:如果你根本没有祖母,那将会有一个细胞多余出来浪费掉;或者如果你确有一个祖母,但你脑中的"祖母细胞"死了(人类每天都有许多神经元死亡),那你就再也不认识你的祖母了!

对这些看似独特的单个神经元有一种更具吸引力、也更复杂的解释:在大脑外侧皮层(视觉皮层)所进行的视觉后期处理能够将不同的视觉信息转化为一种统一、通用的格式(视觉内容不变),以此来存储在不同情况下观看到的同一面孔或物体的不同角度所对应的不同记忆。[45] 然而,大脑的这个神奇技能并不能解释一切。事实证明,患者脑内的某些细胞不仅可以被某人的面孔图片所激活,也会对这个人的名字产生反应。[46] 因此,我们所观察到的这种"不变性"是基于与记忆有关的神经连接,而不仅仅是对视觉信息的处理。

如果重温一下在 2005 年给出哈莉·贝瑞神经元这一概念的那项研究,我们就会发现,最好不要将这个神经元(或另一个同样复杂的神经元)想成是独一无二的,或是独立发挥作用的。如果哈莉·贝瑞以某种方式经由大脑中横跨大片皮层的神经细胞网络（正如很久之前彭菲尔德的成果所表明的那样）而呈现，那么关于最高控制者的问题将会被绕过，而为细胞被非图像刺激激活的现象提供解释也将成为可能。然而，尽管这些研究深刻地洞察了大脑是如何变得个性化的，以及它是如何适应个体经验的，但这些研究仍然不能帮助我们理解意识本身。对意识的相关物的探索并没有止步于单个细胞层面，它在更小的规模上仍有可能存在（这种规模要小得多）。

大约 15 年前，数学家罗杰·彭罗斯（Roger Penrose）和麻醉师斯图尔特·哈梅洛夫（Stuart Hameroff）想出了一套完全不同的方法。[47] 他们的理论逻辑是，由于人们尚未以任何逐步计算（算法）的方式对意识进行令人满意的描述，因此我们需要设想某种新颖的、非算法的脑过程。就像在新兴的量子物理学（一门研究非常小的尺度的科学）中，事物并不像牛顿最初提出的宏观物理学所预测的那样进行运作。这些发现既不涉及脑区，也不涉及脑区间的连接，甚至不涉及单个脑细胞——彭罗斯和哈梅洛夫的理论解释从"微管"开始，微管是每个细胞内部都有的一种微小、坚硬的空心管道。这些微管不停地改变着它们的结构——形成，解体，再形成。正如人们头脑中想法的产生，消失，再产生，微管可变的结构很好地对应了系统作为整体的可能状态（根据量子力学中公认的原则）。一旦募集的神经元数量足够大，一种尚未得到认可的新量子物理学规律便会起到主导作用，并引发向某种特定物理状态的突然转变，这被称为"量子相干性"（quantum coherence），这种突然的转变以某种方式并出于某种原因与脑内意识的某个瞬间相对应。[48]

彭罗斯和哈梅洛夫的方案有一个基本的争议点。驱动着"新物理学"的微管事实上在每个细胞中都存在，但只有在这种情况下，它们才被认为是神经元内与意识相关的量子事件发挥作用的场所。如果是这样，那么是大脑中何种额外而特殊的约束功能，使它们以如此特别的方式运作着？而更基础的是，这套理论在解答前面问题的同时，也产生了许多新的问题[49]。其中至少有这样一种简单的推理，即虽然大脑不完全服从算法原理，但这并不意味着一套提供了非算法过程的理论就一定能解释意识的过程。[50]

让我们来盘点一下。尽管人们提出了多种有关意识的神经关联（NCC）的理论来对意识进行解释，但其中没有一套理论被证明可以完整地解释意识——没有特殊的脑区、脑回路或细胞群被隔离到培养皿中，可以独立地作为意识出现的充要条件。我们用基于神经科学的方法对意识的神经关联进行研究，或许不可避免地会过度关注神经元而忽视了意识的方面。幸运的是，我们还有一套备选方案：不再从物理上的大脑开始，试图找出其某种奇特或有趣的特性，这种特性要足够新颖以作为驱动意识产生的力量，我们可以从一种相反的方向解决这一问题。用这种新方法，我们首先需要从理论上构建出解释意识的

"概念"或"模型"，然后我们要用神经科学的方法确定这套"概念"或"模型"是否经得起考验，是否能够令人信服。

四、由理论到实验

在第一批描述意识的理论模型中，有一个模型对意识的描述是基于脑内"黑板"这样的概念，即一种"全局工作空间"。[51] 该理论最初由斯坦尼斯拉斯·迪昂（Staneslas Dehaene）及其同事于 20 世纪 90 年代末期提出。在该理论中，意识的功能被假定为在多种输入的信息之间进行协调和处理，这些每时每刻输入的信息被送入某种短暂而共同的神经元"论坛"或神经元"平台"。上述这种情形是一种整体状态，即在某一时刻下这种状态占据了大脑的主导地位，以至于它的存在阻止了其他任何状态的形成，因此便产生了单一的意识状态。

这种脑内单一主导状态具有明显的特征，该特征能与意识相吻合，这启发了哲学家丹尼尔·丹尼特（Daniel Dennett）提出被他称为"多重草稿模型"的理论，由此可以确定哪些状态将占据主导地位，即成为某一时刻意识的内容。他提出了一种竞争机制（或者称为优胜劣汰），其中占据主导地位的决定性因素是最重要的东西，即脑中最有"名望"的状态。[52] 然而，无论意识体验的内容是否如此强大、如此广泛又如此重要，以至于战胜了其他所有的竞争者，但它的范围一定是有其界限的，才能被我们认识。但这个界限在哪儿？我们又该如何发现它？正如我们之前从哈莉·贝瑞神经元那里认识到，不存在高于一切的神经元控制器。这种"全局工作空间"和"多重草稿模型"对于理解意识并没有起到多大的帮助，除了不像之前的理论认为意识产生于某个固定的场所或某种预先设定的脑特性之外，该理论也只是引进了一种"民主"元素，即一种非特异性的占多数席位的神经元细胞通过控制一个又一个瞬间而占据统治地位。

其实我们也可以不把意识当作一种过程、一个动词，而是将其看作一个名词、一个实体。这一想法看起来似乎愚蠢透顶。然而，自从法国医生兼哲学家朱利安·奥费鲁瓦·德·拉美特利（Julien Offroy de la Mettrie）于1747年提出"大脑产生思想就如同肝脏分泌胆汁"，某些思想家就一直在争论是否意识本身就是一个"物"——这是泛心论者（Panpsychics）所持有的立场。泛心论是哲学的一个流派，认为意识就是一个实体，是一种独特的现象，是宇宙的一种不可化约的属性，而大脑则类似于某种卫星天线接收着精神上的信号。[53] 因此，正如时间和空间虽然独立于大脑但能被大脑所感知一样，意识同样也是一个独立的实体，当大脑碰巧在其附近时，意识有可能被侦测到，也有可能不被侦测到。不过，在这里进行进一步的论证或反对这一观点都是没有意义的，这只是因为从神经科学的角度来看，这一理论对解答问题并没有帮助，从中我们也无法取得明显的进展。

然而最近，神经科学家朱利奥·托诺尼（Giulio Tononi）提出了另一种更加抽象的概念，[54] 他发展出一套名为"综合信息理论"（Integrated Information Theory）的模型。在该模型中，"综合信息"是指减少系统内变量状态之不确定性，而意识则成比例地对应于可以被去除的其他状态的数量。[55] 然而，正如之前提到的"重返"概念一样，很难看出减少可能性这一概念能对我们理解意识及其与物理大脑的联系有多少帮助。虽然综合信息理论确实有其超越之前那些"定量"理论的优势，即人们更容易在电脑上对其进行更准确的模拟，但关于物理大脑这杯"水"是如何转变成主观经验这杯"酒"的，[56] 它依然没有告诉我们任何信息，甚至连二者之间"最小限度的"的关联都没有说明。

正如我们已经看到的，我们可以将关注的焦点放在任何一种或几种大脑特性上：广泛但不明确的大脑"活动"，[57] 或是几个竞争进程中最大的"影响力"[58]，或是可供选择的时间框架，[59] 或是迭代"重返"的神经元沟通[60]，或是此处提到的综合信息。如果是这样的话，所有的这些特性都可以通过单纯的"量"加以区分，那么这里就存在一个陷阱——这些定量的特性必须要在某个水平上转变成主观意识体验中那如此难以捉摸却又如此特殊的"质"。为什么在跨越了"量"的卢比孔河后会产生一种独特的"质"的内在状态？这种转变又是如何产生的？

　　在细胞水平上，那些被挑选出来的、作为意识功能所在地的脑区，与那些没有那么复杂、也没有被单独选出来的脑区并无差异，所以一定是这一从中浮现的复杂性本身导致了二者间显著的差异。的确有些人，如技术专家兼未来主义者雷·科兹维尔（Ray Kurzweil）把他所有的钱都用于研究这种独立于任何生物学的复杂性。2012 年科兹维尔声称，到 2029 年左右，人工智能将达到人类水平，在那之后，到 2045 年，我们的智力（到那时就是我们文明制造的人类生物机械的智力）将增加一百万倍。[61]

　　在科兹维尔的设想中，意识是否仍是这个新的世界秩序中很吸引人的一部分？如果是的话，那随着被建造出来的机械越来越复杂，意识早晚有一天会像魔术师帽子里的兔子一样，自然而然又不可避免地出现在计算机中。[62] 如果"复杂性"是意识出现的唯一且充分的前提条件，那么意识将不再是生物体所独有的特性，而可以出现在任何事物中，只要这件事物足够"复杂"，正如哲学家约翰·塞尔（John Searle）曾经开玩笑道：即使是一个老旧的啤酒罐也能有意识。材料本身并不重要，重要的仅仅是其组成部分之间的相互关联。

　　然而，从神经科学的角度来看，这种不考虑其构成材料、只是用复杂和（或）计算的系统进行处理的方法是不完整的。在神经系统中，有大量变幻莫测且功能强大的化合物的传输，以不同的组合，在不同的地点和不同的时间窗中工作着，产生的效果有高度的环境依赖性和易变性。每个神经元并不像一个啤酒罐，事实上，每个神经元都处在高度活跃的状态，如果你将构成你大脑的 1000 亿神经元想象成固定元件——一旦插入它们所在的位置就独立于周围环境而持续工作，那你就大错特错了。此外，每个神经元在构造和形状方面不断发生着解剖学改变，对它们这种功能的动态性进行着调节，这种调节有助于使进入这些细胞的信号每时每刻发生变化，而这些变化所根据的，是这些特殊的脑细胞周围各种不同的、质量可辨的"调节性"化合物的可得性。[63] 这种在神经化学成分和神经元结构之间发生的强烈而不断变化的互动，与计算机设备那种僵化的回路完全不同。

此外有一个完整的转运体，负责持续不断地给大脑带来反馈信息，并将信息从大脑传递出去。大约 20 年前，神经学家安东尼奥·达马西奥（Antonio Damasio）指出了那些负责在大脑和身体其他部位进行来回反馈的化学信号的重要性，他将这些化学信号称为"躯体标记"。[64] 我们不应该忽视躯体三大控制系统（免疫系统、内分泌系统和神经系统）之间的相互作用。毕竟，如果没有它们之间的互动，生物机能就会出现紊乱，我们也就不会面对那广为人知而又令人迷惑的安慰剂效应*。中枢

---

* 安慰剂效应是一种心理学现象，指受试者或病人虽然接受的是没有治疗效果的干预或药物，但因为受试者或病人"相信"或"认为"干预或药物有效，从而表现出某些症状的缓解，这种缓解不仅是受试者或病人主观感受的减轻，甚至在客观检测指标上也会发生改变。

神经系统多种多样的神经化学成分（当然还有身体的其他部分），都作为一种生物意义上的质在运作着，这种在质的水平上的运作方式不能仅仅被简化为抽象的量或某种算法。或者即使可以，这种"模型"也应该以比现在更令人信服的方式被讨论和评判，而不是被当作一种科学信条整个地抛向大众。一般来说，对意识的解释越是抽象，越是理论化，那这种解释可能越不符合真实的大脑活动。对于一套解释意识的理论，人们越是期望它做出更好的预测，它就越是应该着手探究意识实际上是什么，至少应该比假设走得更远。[65] 我们想要的并不是一个回避问题本质的"模型"，也不是一套假设已然明白了意识是什么的理论。这两者都不会好过发现了一种可能的意识的神经关联理论，提出我们碰巧在实验室里发现了这种关联物——它是大脑的一种出人意料的离奇特征。不要去寻找某种孤立的意识的神经关联，或是某种缺乏主观体验证实的抽象模型，是时候走出一条完全不同的探索之路了。

五、前进之路？

我们真的需要认真考虑一下所有问题中最基本的、被称为"难问题"[66] 的问题，即客观大脑事件这杯"水"是如何转变成主观经验这杯"酒"的。[67] 但我们现在确实难以看出到目前为止所用的这些方法如何才能解决这一问题，无论是从实验到理论的路径，还是从理论到实验的路径。我们应该摒弃那些过于简单的研究——它们可能必要，却总是不能充分地揭示出意识的神经关联（NCC），也要摒弃那些不接地气的理论模型，而应该转向去揭示客观生理学和主观现象学二者之间那更加真实、更加具体的关系。不过我们现在还远远不清楚如何才能更好地了解二者的关系。

问题在于，心理的本质与神经科学研究方法中那些物理过程的本质似乎是截然不同的——几乎是完全不同的两种语言。意识的第一人称视角和大脑物理状态的第三人称视角，二者如何才能描述一种完全相同的过程？这种过程应该如何用一种"双语"的方式进行表达？笛卡尔的观点认为，心灵和大脑事实上是两种完全不同的实体，但这种将二者彻底分裂的观点似乎不再站得住脚了。显然主观和客观至少是有着密切的关联，而我们则需要判断这种密切的关联是什么。挑战在于去理解意识的精神属性和大脑的物理属性之间的关联，因为生理学（客观视角）和现象学（主体性）具有同等的重要性，并且不断地互为对方的参照。

如果我们能确定意识在不同瞬间的精确的神经关联（重要的是，要认识到这种神经关联可能不止一个），那么即便我们仍不能理解现象学与生理学之间的因果关系，但我们可以更好地理解它们之间的关联。当然，就展现特定意识瞬间可以与大脑和身体中各个不同且尤为客观的情境分别建立连接而言，这将是一个真正的进步，这种连接的建立是通过某种神经活动或是化学物质的释放。我们需要建立一种对客观和主观事件给予同等重视的新方法，这是一种共同的"第三语言"，客观和主观可以通过这种语言进行同等简便的表达和互动。本书此处提到的这种不同的方法将会以现实生活的现象学为出发点，以其为线索来研究这种"第三语言"（类似于"通用货币"）可以是什么样子的。我们应该首先弄清楚对日常意识的任何描述需要些什么，而不是立刻钻进大脑中盯着脑细胞和化学物质，希望我们能想出"唯一答案"。

所以，在做任何事情之前，我们需要的是一份根据现实生活的复杂多样而产生的"购物清单"，而不是在人造的实验室环境中编制的清单。因为在后者的环境中，那些非常重要的元素可能被标准化，被减到最低，甚至被完全忽视。我们不应像实验室中发生的那样把这类简化的现象学硬塞进脑中，而应该看一看它在物质层面是如何与那些多种多样的、源自每天生活的经验相匹配的。之后我们便可以寻找线索，来解释物理大脑是如何应对这些以不同主观经验为特征的各种事件的，并看一下有没有一般性的原理浮现出来。

为了理解意识，我们必须解释大脑中的哪些不同的特征和难题？这里有一张列表，虽然不够详尽，却抓住了某些更加重要的问题。

首先，为什么闹钟会叫醒你？这看上去可能是一个非常基础的问题，但它确实是意识不可否认的基本特征之一。第二，人类的意识和非人类的意识之间有什么差别？同样地，自我意识和婴儿的意识之间又有什么差别？第三，为什么携带图像和声音的输入信息，能让每个个体在视觉和听觉上获得非常不同的主观体验？第四，环境是如何影响我们的意识的？第五，诸如精神分裂症、抑郁症、阿尔茨海默病的精神症状，以及一些精神活性物质如毒品和酒精，是如何改变我们的意识的？第六，一场梦的主观体验与清醒状态的主观体验有何不同？最后，为什么我们对于时间流逝的意识如此不同？

我们要首先研究这些问题，第二步才是神经科学研究——确定我们需要测量哪些脑内指标。这样我们就能用源自每天生活经验的"购物清单"来指导我们的研究，而不是像之前那样选择一个单一的特征（无论是丘脑皮层"重返"还是量子相干的微管）。通过依次考虑上述列表中的每个项目，我们便能探索大脑是如何传递解释这些现象学所需的东西的。结果表明，每条项目恰巧符合"典型"一天的不同阶段，因此"你"将成为我们的向导。并且，在我们追踪"你的"一天的过程中，我们将不断在物理学和现象学、客观和主观之间进行切换。

外面的天空渐渐亮了起来，不能再浪费时间了，闹钟已经开始嘀嘀叫了。

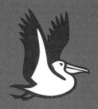

第二章
CHAPTER 2

醒来

闹钟刺耳的铃声像要刺穿你的脑袋。由于外界的干扰越来越强烈，把你和外界隔绝开的雾蒙蒙般舒适的感觉逐渐消逝了。你笨拙地伸出一只胳膊，摸索着寻找把你吵醒的物体——终于可以消停了，你的周围恢复了宁静。但是这个像小恶魔一样的东西已经完成了它的任务——你醒了。然而在这一刻，你还远没有真正达到"头脑清醒"的状态。你依然闭着眼睛，只是渐渐地要有浅浅的意识了……

一、睡眠

意识原来可以随着时间的流逝一点一点地增加，也许当你发现这一点时并不感到特别惊讶——我们都了解从一场格外深的睡眠中清醒过来是什么感觉，生物学家早就知道睡眠的无意识程度随着睡眠的"深度"而不断变化。其实在前一夜，你会经历无意识的五个周期，由浅入深、起起伏伏地不断重复着。在最初的五到十分钟，当你开始有点意识模糊的时候，你仍会保持相对警觉，处于清醒和迷糊的过渡阶段。如果有人试着叫醒你，你甚至可能会说自己刚才无论如何都不可能真的睡着了。这就是第一个阶段，是睡眠周期的开始，也是你逐渐陷入无意识的开始。偶尔，你会在这段时间里体验到奇怪的、极其生动的感觉，好像在坠落或者听到有人叫自己的名字。有时候，你的身体也会做出一种被你妻子笑称为"一脚踏入梦境"的反应。这种反射的学名是"肌抽跃"，你的腿不由自主地抽动，似乎毫无来由。在整个第一阶段，如果把电极放在你的头皮上，脑电图（EEG, electroencephalogeam）会记录下一种微小而快速的特定脑电波模式（θ 波）。[1]

当你更加放松的时候，在接下来的二十分钟，你的大脑开始产生更复杂的电波信号（8 赫兹至 15 赫兹的"睡眠锭"*），每个连续波的振幅忽大忽小，到达顶峰又降下来，这就是第二阶段。你的体温现在正在下降，心率开始减缓。正是从这里开始，你从浅睡眠进入了深睡眠，也就是第三阶段。现在脑电图显示你的脑电波变得更加缓慢，每秒从容不迫地走两到四个周期。一旦这种"Δ波"进一步减缓到 0.5 赫兹至 2 赫兹时，你便进入了最深的睡眠阶段，即第四阶段。

---

* 睡眠锭（sleep spindle）是一种频率较高（12~16 周期 / 秒）、波幅较大的纺锤形脑电波。在非快速眼动睡眠的第二个阶段偶尔会插入波幅较大、频率较高的睡眠锭，在连续的脑电波中像一个纺锤。睡眠锭的出现是睡眠从第一阶段进入第二阶段的标志。

　　大约三十分钟后，你的大脑重新回到第三阶段，之后又回到第二阶段。这是为什么呢？对于无意识来说，当然是保持一种稳定的状态最容易。有一种可能性是，睡眠深度的周期性循环，能够在很长一段时间内防止大脑陷入最不敏感的状态。在长时间间隔内，一种深度的昏迷状态会对机体内部功能的维持产生负面效果，也会使人或动物对可能的外界危险（诸如虎视眈眈的、放长线钓大鱼的捕食者）的反应变弱。无论如何，睡眠深度周期循环有一个有趣的原理：随着时间的推移，周期本身的时长也会发生变化，可能这一整夜的过程中，大脑的需求也在变化……到了深夜的某个时候，第四阶段完全消失了，而一个新阶段的第一轮周期逐渐占据了主导地位，这就是第五阶段，最初仅持续约十分钟，之后最长几乎能持续一小时。[2]

　　第五阶段是最为人知的睡眠特征之一，也被称为"快速眼动睡眠"（Rapid Eye Movement，简称 REM），因为你的眼球在闭着的眼皮下来回转动。同时，你的呼吸频率增加，脑电图呈现一种快速的、不规则的波形，代表心理加工能力的增强，与清醒时的状态相似。梦（我们之后会对其详细探索）在这段时间登场了，而且不仅有梦。尽管做梦时你的大脑在忙碌地工作，但肌肉却终于变得更松弛了，并最终处于瘫痪状态。因此，快速眼动睡眠也被称为异相睡眠，因为这时你可能有某种内在的、有意识的体验，但同时你却动弹不得。试想我们做噩梦时经常出现的情况——我们试着逃离威胁生命安全的危险，但又诡异地感觉自己一动都不能动。经过一段时间的快速眼动睡眠，你的身体通常返回到浅度睡眠即第一阶段，然后整个晚上再经历大约四至五个周期。[3]那么这些周期是如何被控制的呢？

长期以来，脑科学家已经知道五个睡眠阶段的基础是大脑内一系列特定的化学信使即神经递质在涌动，清醒时也是如此。神经递质作为中介，在一个细胞和另一个细胞之间的狭窄间隙（突触）中扩散，从而增加或降低靶细胞的活跃水平，使其"兴奋"或"被抑制"。在神经科学的语言中，抑制是指一个神经元产生动作电位（电信号）的可能性减小；兴奋则与之相反，指可能性增加。这个关键的电信号持续约千分之一秒（1毫秒），也是大脑细胞活跃并向下一个细胞发出信号的一种指示，是普遍的、全或无的。兴奋的神经元会产生高速的动作电位齐射，而抑制的神经元可以是完全沉寂的。

我们睡觉、清醒或做梦时的神经递质（多巴胺、去甲肾上腺素、组胺和5-羟色胺）在分子结构上是"近亲"，同时还有第五个（乙酰胆碱）距离稍远些的"远方表亲"，这些可能是大脑中有记录的神经递质中最为人所知，也是最多被记录的。[4]但真正有趣的是它们特有的分布和定位方式：它们不仅能环绕在大脑中固定回路上的单一突触周围，完成自己的传统工作，也能够像喷涌而出的喷泉一样组织起来。每一个由大量脑细胞形成的网络都包含各自的化学"同胞"，聚集在脊柱上方最原始的大脑枢纽（脑干）附近。从这里，枢纽细胞能够将长程信号发送到"更高级"的脑区，建立一种长距离的、弥散性的联系：强效的神经递质被向上、向外释放到大片精细复杂的脑区，特别是大脑皮层。事实证明，这个化学家族的每位成员在清醒和睡眠状态各自发挥着关键作用。去甲肾上腺素和它的"化学家长"多巴胺，以及它们的"兄弟姐妹"5- 羟色胺和组胺在清醒的时候是最充足的，在正常睡眠过程中数量逐渐下降，到快速眼动睡眠阶段就几乎消失了。[5]与此同时，乙酰胆碱在我们做梦的时候仍然涌动着。[6]那么这些各式各样的神经递质究竟在做什么呢？

原来，这些分子（即我们熟悉的神经递质）具有双重作用，当它们合在一起时，便成为一种调节物质。[7]调节物质并非在突触上传递某个单一信息，就立刻引发兴奋或抑制，与之相反，它将影响脑细胞如何在未来某个时间内对输入的信息做出反应，而非在当时当地就发挥作用。我们也可以这样来理解这个过程，想象办公室里有传言说要涨工资了。我们知道，电话不响时，没有人会去接电话（传言本身不会改变人的外在行为）。但是，当电话铃响起时（标准输入），与之前不知道传言相比，员工可能会更乐意接起电话。调节物质有点像例子中的传言，本身是无效的，但是它可以放大随后发生的事件。[8]

神经调节的概念（其实也是事实）表明，许多神经科学家依旧受到这样的误导：神经递质对兴奋或抑制起决定性的作用，仿佛神经递质本身的结构已经预先设置并锁定了这种功能。然而，一切都取决于时机，以及神经递质工作时大脑内部的微观情况。在某一特定时间段内，根据调节物质存在与否，某个神经元对输入刺激（另一种神经递质）的反应有所不同。或者当另一种神经递质从来没出现时，反应也不同。我们谈到的时机，也就是偶然出现调节物质和二次输入时，是最重要的。因此，某个原本前后一致的刺激现在被转换成了一种可变的刺激，调节的重大意义便在于为大脑运转提供一定的时间范围，而期间不可能只有简单且一次性的神经递质传递。

与此同时，你还在睡梦中（确切地说现在是半睡半醒），这些关键的调节物质遍布大脑各处，总量水平随时间变化在不断上下浮动，时高时低。它们使大量的脑细胞倾向于一种更活跃或更安静的趋势，是支撑不同睡眠阶段的基础。据此，我们极有可能推测，这些"化学喷泉"对意识和无意识状态以及两者间的交替，发挥着重要的作用。不过别忘了：毕竟意识似乎不是一个开关。我们刚才也看到了，入睡和清醒是一个渐进的过程。所以调节物质可能并非像电灯开关一样完全消除或触发意识，而更像一种亮度调节器。

二、麻醉

睡眠是一个渐进的过程，那么麻醉作为另外一种我们熟悉的无意识状态也有不同的深度，便不足为奇了。"麻醉之父"亨利·希克曼（Henry Hickman）于 19 世纪 20 年代首次报告了二氧化碳引起的意识剥夺效应。然而，直到 1937 年，美国医生亚瑟·欧内斯特·古德拉（Arthur Ernest Guedel）才详细描述了麻醉的四个阶段，现在我们还在参考这个框架。[9]20 世纪中叶，吸入式麻醉剂远不及现在有效，因此诱导麻醉的过程较为缓慢，但是正是这个缺点帮助我们了解古德拉描述的逐渐失去意识的过程包含哪几个可被识别的阶段。现在，静脉注射能够快速诱发麻醉状态，阶段化虽然变得不太明显了，但仍然会按照这些步骤展开，只是速度更快。

在第一阶段，你会感受到"止痛"（Analgesia，来自希腊语"痛觉缺失"），这可以通过丧失退缩反应进行确认——比如在你手臂的皮肤上扎一针，而你没有直觉地缩回手臂。在这个阶段，所有你之前能感觉到的疼痛都会缓解，你甚至都不太会注意到自己不觉得疼了，虽然可能你嘴上还在喊疼……接下来当你失去意识，就进入了麻醉的第二阶段，身体会表现出兴奋和谵妄的迹象：瞳孔扩张，呼吸不规律，心律不齐，还可能出现不受控制的不随意运动，甚至在非常罕见的情况下还会呕吐。当你进入第三阶段即"手术麻醉期"，相应的迹象有：肌肉放松，呼吸放慢，最初转动的眼球开始逐渐不动了，失去了角膜反射（碰到眼睛时会眨眼）以及光刺激产生的瞳孔收缩反应，同时呼吸变得更浅。最终，你处于深度无意识状态，可以准备做手术了。[10]

所以麻醉就像睡眠一样，是一个循序渐进的过程。我们现在依旧可以用大约二十年前的方法分析病人的脑电图，来展示手术前缓慢、逐步地失去意识的过程。该程序试图给出一个可读数据，即脑电双频指数（BIS, Bispectral Index），作为衡量手术麻醉过程中意识（或者说无意识）水平的标准。我们观测脑电双频指数的变化是为了避免一些噩梦般的场景出现，比如过多麻醉导致病人死亡，或者麻醉不足（导致病人仍然有意识）。在这种情况下，病人还是处于半睡半醒的状态，但由于肌松药造成的瘫痪阻碍了言语功能，他们完全无法报告事实。[11] 我们在这里提到脑电双频指数的原因是，虽然目前的做法并不完美，但我们确实能在某些情况下量化地研究无意识，而不只是单纯的全或无的状态。

然而，脑电双频指数的问题是它不能对所有麻醉剂给出同样灵敏的数据。因此，为了能够真正了解其中的脑机制，我们需要正视一个明显的悖论：一方面，不同的麻醉剂必须通过不同的神经元过程起作用，也就是大脑不同的部分；另一方面，所有麻醉剂最终带来的结果是一样的，都是意识丧失。在麻醉师看来，有两个相互冲突的理论试图解开这个谜。其一，在意识丧失的背后归根结底有一个共同途径。其二，大脑有许多不同的状态，只是表现出的外部特征大体相同。到底两个理论哪个更贴近真相？其实困扰我们、使我们无法做出判断的主要问题在于，比较麻醉剂的技术各不相同，因此很难以公正的方式对（麻醉）结果进行比较。[12] 尽管我们的当务之急是发现无意识的任何普遍机制，但在这里，最直接的结论是：无意识本身确实在深度上是可变的，这是一个不可否认的事实。

三、作为变量的意识

如果无意识有不同的程度，在睡眠和麻醉中都是这样，那么意识本身是否也有不同的程度，并且在不断变化？如果意识确实是可变的，很多谜团就更好解开了。例如，胎儿有意识吗？

在孕期的第四周快结束时，人类胚胎的大脑已经有了三个不同的部分（分别是前脑、中脑和后脑），在第五周之内开始运作。[13] 那么这个小家伙有意识吗？如果有，是从什么时候以及如何开始的呢？我们暂且假设胚胎没有意识。但是之后，什么时候事情发生了改变呢？也许是当婴儿最终被挤出产道时。假如是这样，那么如果你碰巧是剖腹产，就会面临一个非常艰难的处境：你这一辈子永远都不会有意识了。因此，关键的决定性因素可能是在足月生产的时候，也就是第四十周到来。但是我们很难想象，一个早产儿的父母指着自己的孩子说："看，九个月到了，孩子昨天还没有意识，但今天就会有了。这下终于值得去医院了。"显而易见，这些场景都太疯狂了，不仅不合常理，而且铁一般的事实摆在眼前——大脑其实一点儿都不在乎孩子是从脐带还是自己的鼻子接收氧气。所以亟待解决的问题是，胎儿是什么时候开始真正有意识的？毕竟在发育过程中没有明确的界限，大脑在子宫中的发育并不是一蹴而就的——从脑生理学来看，并没有突然发生某件事或产生某个变化，并且意识肯定不是在出生时才突然产生的。

所以，我们认为更科学也更现实的方式是完全否定"胎儿从来没有过意识"的观点。据此，我们也可以摒弃"意识是某种为大脑定性的灵丹妙药"这一颇为令人不安的观点。与之相反，让我们回到刚才提到的调光器开关的画面，把意识看作大脑发育过程中，脑容量和密度在数量上不断增长的结果。换句话说，无论在子宫中，还是在进化过程中，随着生物大脑的成长，意识也在不断发展。[14]

如果意识确实是不断变化的，那就意味着作为成年人的你，意识水平可能随时变得更高或更低。当我们谈到要"提高"或"深化"自己的意识，其实意识水平提升或下降都没关系，实际上我们已经默默假定了意识有不同的程度，或者不同的量。这样做为什么很有帮助呢？因为我们现在终于能做一些让科学家感到安心的事了，不管结果如何，至少我们能够测量一些东西，能够把一个公认尚未确认的脑现象，由定性转换成定量的东西。如果幸运的话，我们可能最终能够在脑内测量到它。如果我们能够找到某个程度不确定、处于不断变化中而至今未知的过程呢？如果能做到这一点，那么我们可能会用一种更有建设性的方式，去发现某个更有价值、更有意义的关联物。所以现在，我们最终得到了一些东西，虽然还很模糊，但我们可以把这些东西列在"购物清单"上，让大脑来运送。以此为起点，我们该如何识别出这里的"一些东西"是什么？

很明显，脑科学家可以从某些宏观尺度的脑区入手，例如前额叶、丘脑或海马体。毕竟，这些区域最容易用肉眼看到。现在通过彩色的脑扫描图，我们也对它们活动的变化模式很熟悉了。据此，当意识发生时，多个脑区变得活跃起来，[15] 这些脑区被扫描图精细地记录了下来，结果可能并不意外——活跃的区域遍布整个大脑。[16] 这里立刻出现了一个绊脚石，即麻醉剂对特定脑区的抑制行为并不一定会导致无意识。[17] 因此，我们必然得出的推论是，一组关键的脑区总体需要共同停止激活，才能最终导致意识丧失。显然，无意识乃至意识，更多依赖于不同脑区之间的关系。[18] 支持这一观点的是，研究表明：在深度睡眠中有一个关键的变化，即脑区之间连接中断时，不同脑区之间的交流变得不那么有效了。[19] 显而易见，指出脑区之间的连接极其重要是一回事，要找到关键的、最小的脑电回路或过程可能是什么以及位置在哪里却是另一回事，正如我们在第一章中所见。此外，连接与断开连接的"全或无"标准没有给我们"购物清单"上的第一项打勾，即睡眠和麻醉的无意识水平是分级的，而在这些状态下运行的关键过程可能也必然地是相应分级的。

我们如何才能完成这个似乎不可能完成的任务——找到一个不断变化的分级过程？唯一的答案是，无意识的基础不是位于大脑关键区域（如大脑皮层或丘脑）内部或之间的某种大脑开关，而是一种过程，神经解剖学的教材尚未对此过程给出明确定义，不能用全或无的电信号来描述它。

在我最初开始学习神经科学时，试图解释脑过程的常见做法是勾画出不同的脑区（像整齐排放的盒子一样），用来来回回的箭头代表脑区之间的沟通交流，在每个箭头旁标明"+"或"–"，代表一种简单的激发或抑制网络。但是，我们已经了解到，大量的神经元之间的沟通都是"调节"式的，也就是说，细胞处于持续发展的状态。在这一背景下，细胞群内或细胞群之间，任何最终出现的抑制或兴奋都取决于从这一刻到下一刻细胞的情况。这意味着，我们要找到另一种脑机制，这种脑机制可以在超越了单个神经元的水平上运作，正如我们已经看到的那样，单个神经元并不作为自主单元发挥作用。总之，无论这个新颖的脑过程是什么，它都类似于这样一种东西——一种时刻不断地变化着的东西。

四、神经元聚合

加拿大心理学家唐纳德·赫布（Donald Hebb）是这一领域的先驱。早在 1949 年，他就提出了一种彻底革命性的理念，即神经元能够适应之前发生的事件，或者说，神经元会学习。他发现，相邻的神经元往往是同步的，这意味着它们会像一个紧密相连的团体一样，突然一起活跃起来。当它们处于这种状态时，便构成了一个统一的功能网络，能够在被触发后很长一段时间仍持续运作。[20]赫布还认为，如果它们是像这样集体活跃的，那么这些神经元网络有可能诱发突触发生更长期的改变，反过来会延长和加强该网络内脑细胞之间的沟通交流，我们称之为"赫布突触"（Hebbian synapses）。为什么我们说这是一个突破性进展呢？

因为这一远见卓识首次解释了大脑如何适应输入的信息，也就是如何适应环境。我们把这种现象称为可塑性（plasticity，来源于希腊语 plastikos，意为能够被改变）。[21]不同物种受本能禁锢的程度不同，因而大脑的可塑性也有所差异，但现在我们普遍认为，可塑性是大脑的一个基本特征。对于比较简单的动物（例如金鱼），行为与基因的关系更密切，它们的大脑从开始就只有较少的神经元连接，因此相比那些个体经验确实能给大脑留下印记的物种，环境对它们的影响更小。在动物界，我们人类拥有最强的适应能力，这也是为什么我们能比地球上的其他物种占据更多的生态位（ecological niches）——从丛林到北极，我们可以在世界各地生活繁衍。可以说，我们大脑的可塑性也意味着，在所有物种中，我们拥有最大的潜力，通过个体经验能够成为真正独一无二的个体，这都要归功于具有适应性的"赫布突触"。

几十年后，赫布的理论构想终于获得了实证支持。神经科学家表明，确实存在一个持久且相对缓慢的细胞适应机制，而且高度局限在个别突触上。[22] 它们极大地帮助我们解释了神经科学和心理学中的各种现象，特别是学习和记忆。然而，在过去几十年中，尽管有无数发表过的论文、论著成功地研究并运用了这一范式，但我们仍然有一个问题：我们可以像赫布那样，用一种"自下而上"的方法，从细胞、突触和神经递质的微观层面探索大脑；抑或用一种与之相反的"自上而下"的策略，集中探索终端的脑功能和宏观层面的脑区。但如何从一个层面过渡到另一个层面呢？

这些微小的、局部的神经元网络，仍然需要用某种方式反过来影响脑区之间的相互作用，以此产生诸如记忆的认知过程，并解释我们如何成为不同的个体。换言之，在宏观层面（自上而下）和微观层面（自下而上）之间需要架起一座桥梁。如果相邻的神经元同时活跃，那么它们之间的连接将会增强。但是赫布想知道我们能否走得更远。从更大的范围来看，也许这一随之而来的局部活跃，最终将把更多神经元凝聚起来，引发一种整体的活动和功能。[23]

多年来，我们一直无法在现实中发现或形象化这种假设的、更大规模的神经元聚合体。传统电生理学一次只能记录几个神经元的活动，因此不能监测如此广泛的活动。而且它们也从来没有在典型的脑电图中出现过，因此我们推测，它们的活动可能不太持久。要知道，脑成像的时间分辨率，比神经元沟通发生的速率慢了一千多倍，就像第一章中提到的那些维多利亚时代旧照片一样，由于曝光速度太慢，所以只能拍静态的物体和建筑。而我们用常规的 fMRI*，只可能看到当前几秒之内的活动，这种活动可能有助于及时诊断大脑功能障碍。或者，为了放慢被试的行为以符合时间表的要求，你可以让被试完成一项持续重复的任务，而通过这种活动或许能够帮助我们看到这个过程中发生了什么。但是，与局部"固定"的微观层面的突触或宏观层面的脑区不同，如果我们假设的这些介于宏观和微观之间（中等层级）的聚合体确实存在，那么它们出现的时间又太短暂了，无法通过传统的成像技术记录。

那么，科学家如何才能知道赫布推断出的设想是否正确呢？解决这一问题所面临的挑战是要找到一种方法，把自上而下和自下而上的过程连接起来。但是，神经科学目前仅有的技术，便是自上而下的标准解剖和成像技术，以及自下而上的对单个细胞中几个电极的研究。之后，在 20 世纪 90 年代，包括以色列威茨曼研究所的阿米拉姆·格林瓦德（Amiram Grinvald）在内的一些天才科学家们发明了一种新的技术——

---

* 功能性磁共振成像（functional magnetic resonance imaging）是一种新兴的神经影像学技术，其原理是利用核磁共振成像来测量神经元活动所引发的局部血液氧饱和度的改变，进而反映神经元活动程度的改变。

电压敏感染料成像（voltage-sensitive dye imaging, VSDI）。[24] 有了这种技术，我们突然能够识别一些用传统的、无创的脑成像技术无法探测到的现象。[25] 顾名思义，VSDI 能够让研究者读出穿过细胞膜的电压，因此能够用来监测持续的神经元活动。由于染料是实实在在嵌入到细胞膜中的，所以可以在小于 1 秒的瞬间内直接读出数据。运用这种技术，我们首次可以看到，介于细胞和突触的操作水平和解剖学可辨别的脑区之间，确实存在一个繁忙的中尺度水平的大脑处理过程——借此，神经元在非常小的时间尺度上形成大规模联合，犹如一个紧密联结的整体一样工作，与大脑中实时发生的事件相对应。

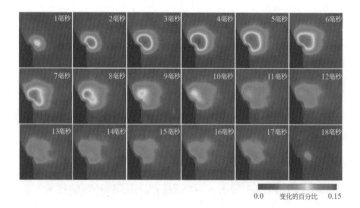

0.0   变化的百分比   0.15

图 1：一个"聚合体"的可视化图。在大鼠脑切片中，在刺激的初始脉冲持续十分之一微秒之后，运用电压敏感染料探测，毫秒序列成像，显示出广泛的激活。最活跃的区域在中心位置，向四周逐渐减弱，有点像往水潭里扔石块激起的层层涟漪。（Badin & Greenfield，未刊）（彩色扫描图请见彩插 1。）

上图来自我自己在牛津的研究团队的工作，当时我们用VSDI 技术研究大鼠的脑切片。在短暂的电刺激后，我们把产生的脑活动用颜色编码，红色代表高度活跃，紫色则代表不那么活跃。与单个细胞相比，几毫米的尺度已经很大了；然而与解剖学层面定义的脑区相比，它又确实很小。因此，这是一种真正的"介观尺度"。要特别注意它具有极高的时间分辨率：在 8 毫秒内，聚合体的活动开始达到峰值，在这个例子中，再过约 20 毫秒，一切都结束了。传统的脑扫描根本无法探测到这一现象。

由于这些极度短暂的大规模神经元聚合还是一种相对陌生的现象，对其严谨的定义尚未达成明确共识，因此它有许多不同的名称。在我们的研究团队里，它被称为"神经元聚合"，我们给出的定义是：可变的、高度瞬态（亚秒级）的宏观尺度的脑细胞组（例如约 1000 万或者更多），解剖学层面的脑区或系统无法定义或限定它。[26]

当我们在工作日早上的"清醒之旅"中行进时，意识状态如潮起潮落般不断变化着。而我认为，唯一能够令大脑适应这种变化的方式，发生在介于宏观脑区和微观单个神经元之间的层面：这是瞬间的、集体的脑细胞活动形成的一个中层组织，为了适应各种意识深度，它每时每刻都在不断扩大或缩小。因此，如果意识是不断变化的，那么它可能与大脑中我们将称之为"聚合"的物理现象相关。

　　尽管脑切片成像能够显示神经元聚合的具体内容，但只有研究完整的活体动物大脑（术语称为"活体内"），我们才能真正了解大脑到底如何工作以及工作内容有哪些。在这类实验中，初始触发刺激可以更自然一点，比如说一束光，[27] 或只是触碰一下大鼠的胡须（见图 2）。

　　然而，在大脑切片和麻醉的大脑中，我们看到的神经元聚合有点像把一块石头扔到水潭里之后产生的层层涟漪。一块石

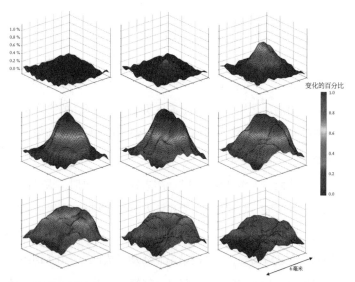

图 2：触发刺激是偏转被麻醉的大鼠的胡须。3D 图像显示了每隔 5 毫秒，在被麻醉大鼠无损的感觉皮层上产生的一个神经元聚合。请注意，聚合的直径比背景噪音高出约 6-7 毫秒。[28] 在这种情况下，我们再次看到，这个时间窗（40 毫秒）对于传统脑成像来说太快了，运用常规的电生理技术完全无法记录详细的空间模式。（彩色扫描图请见彩插 2）

头比它激起的涟漪要小得多，与此类似，即使是对一个短暂的光刺激做出反应，由此产生的神经元聚合的活动也将会暂时蔓延到更大的区域，[29] 其范围远大于皮层细胞千篇一律的固定回路排列。[30]

但是，当你用光学成像观察麻醉动物的大脑时，还会看到一些通常在脑切片中看不到的东西。你会发现，即使没有任何明显的刺激，大脑也会保持活跃。整个大脑中活跃着如脉动一般大规模的振荡。我们知道用神经科学的术语来说，它们的出现是因为不同细胞具有不同的特性，因此神经元像一个个具有不同延迟程度的振荡器一样组合了起来。[31] 如果一组神经元聚集了正确的特性，这种振荡便可以无限持续下去，为一次性刺激或事件产生的任何其他现象提供一种背景。[32]

显然，大脑不是个一成不变的组织结构，并不像电脑一样有着固定连接的明确分区系统，具有特定节点和开 / 关功能状态。虽然不可否认的是，在大脑局部层面上存在这种连接，但这远非大脑的全貌。换句话说，大脑不是一栋固化僵硬的建筑。相反，我们更应该把它看作绵延起伏的大海，时而平静，时而碧波荡漾，时而波涛汹涌，甚至惊涛骇浪。在所有这些神经元的振荡之上，叠加了一次性的刺激——大脑内部驱力或外部感官刺激，它们将造成一次偶发的神经元聚合。[33]

为了对意识及其相关现象给出恰当的描述，一个神经元聚合就可以符合"购物清单"上提出的要求吗？如果可以，它也应该能被消除意识的媒介所修改，例如麻醉剂。此前我们看到，关于麻醉剂存在着一个基本悖论，即我们还没有发现能够解释它们如何起作用的任何单一过程。然而，也许正是在这里，在"介观尺度"的神经元聚合上，我们最终能发现不同麻醉剂之间的某种共性，正是这种共性最终导致意识丧失这个单一的共同结果。毕竟，这些强劲的药物形状大小各异，而在实际结构上，也没有什么共同的内容能够将它们定义为一组，以和其他精神科药物区别开来，甚至是那些可以在临床上发挥补充剂作用的药物，例如止痛药（止痛剂）。在这两种情况下，从传统自下而上的单个细胞层面上来看，麻醉剂和止痛剂都可以产生相似的效果：降低活性，也就是抑制。那么，对比消除疼痛和消除意识的药物，它们最重要的功能差异在哪里呢？

在一项实验中，我们研究了与止痛药相比，不同化学成分的麻醉剂是否对神经元聚合的动力学产生了不同的影响。结果表明，止痛药对脑切片中的神经元聚合没有影响，但与之相对的惊人结果是，两种麻醉剂确实有影响。它们虽然是两种不同的麻醉药物，却有相同的净效应，都能够通过延长聚合的持续时间来修改聚合。[34] 因此，对于麻醉剂来说，无论它们在微观层面对大脑内部有哪些不同的作用，重要的是它们对介观尺度的神经元聚合有着相似的作用。

正如我们已经确定的，单个孤立的脑区与意识没有一对一的关系。然而，这个发现告诉我们，神经元聚合以某种方式与最终的意识或无意识状态相关，这使得它们会受到那些意识阻断剂的特殊影响，而像止痛药一样仅仅能改变意识内容的物质对神经元聚合则没有影响，当使用止痛药时，你只是感觉不到疼了，却依然保持着清醒。只有被定义为具有剥夺意识的能力的麻醉剂，才能在不同情况下延长聚合持续的时间。临床医生已经意识到，持续的癫痫发作会阻断意识。[35] 因此，持续的聚合激活也可能最终导致相似的结果。然而，我们这里所用的脑切片无法从有意识逐渐变得无意识，因为它们从最开始就是没有意识的。这看起来可能是一个棘手的问题，但我们确实需要在理想情况下，让脑切片准备就绪，然后用某种方法模拟从无意识到有意识的转变。

有一种可能性是利用一个违反直觉但众所周知的事实，即当大脑暴露在极高的气压下（在实验过程中）时，持续麻醉产生的意识剥夺现象会出现令人惊讶的逆转：实验中的被试（通常是蝌蚪或小鼠）苏醒过来了。[36] 如果直接环境发生类似的改变，令完好的机体恢复意识，那么这种改变对脑切片中神经元聚合的各个方面有影响吗？

令我们吃惊的是，在极高的气压（32 个大气压）下，当麻醉状态被逆转时，脑切片中的聚合变大了很多（见图 3），表明更大量的神经元集体活跃起来。[37] 这些结果也证明了，高压条件确实会对特殊的脑现象（聚合）有实质影响。相应地，它也是某种意识的神经元关联的合适候选：极大地修改意识状态

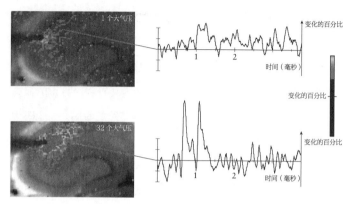

图3: 在正常气压(上图)和高压(下图)下, 运用光学成像, 得到大鼠脑切片海马区产生的聚合的荧光图。信号振幅代表活跃程度。在高压条件下, 聚合范围更大。在不同气压条件下, 一个小范围组织随时间变化的反应如右侧图所示。[40](彩色扫描图请见彩插3)

的实验条件, 也会极大地修改特定脑区的聚合。[38, 39]下一阶段的任务, 是在更自然的设置中测试麻醉剂的效果。

　　于是, 我们研究了麻醉剂对活体大鼠的影响。虽然是间接的, 但我们记录的是对大脑整体的影响——实际上是对整只动物的影响。由于光学成像的侵入性特质, 显然, 在全部实验过程中, 要对动物进行外科麻醉。但是, 多亏了麻醉效果的分级特性, 我们能够比较浅层和深度外科麻醉的效果。结果表明, 在浅层麻醉条件下, 鼠脑产生的聚合比深度麻醉条件下的面积更大。[41]随着麻醉程度的加深, 皮层上聚合的尺寸变小了。

　　此外, 浅层麻醉下产生的聚合很快被抑制了活性的反弹窗口所限制(图4), 也许为了确保聚合在清晰的背景下仍然能

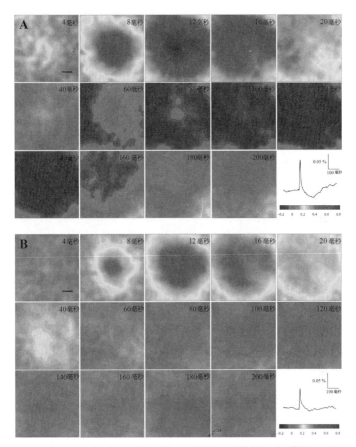

图4: 在浅层（A）和深度（B）麻醉条件下，刺激大鼠胡须引发的聚合。[45] 注意，浅层麻醉时，强烈激活后出现了反弹性的抑制。但深度麻醉时，降低激活后并不会产生这种效应。右上角显示了刺激开始后的时间，注意第二行和第三行中时间间隔的变化。比例尺：500 微米（彩色扫描图请见彩插4）

作为更清晰的信号出现。一旦麻醉程度加深，这种效应就不见了，很可能是因为它需要大脑整体的相互连接才能起作用。

最终，或许可以预见的是，在浅层麻醉条件下，产生聚合的速度更快。在这里我们再次看到一种持续的效应，正如我们在切片实验中看到的一样。在深度麻醉时，偏转大鼠胡须产生的聚合现在能保持更长时间了，再次和切片实验中的结果一致。但是这次是在完好的皮层上，我们看到麻醉似乎延长了聚合的时间，令它的持续时间明显变长，这可能会阻碍进一步形成其他的聚合。

因此我们得出的结论是，神经元聚合以某种方式，与意识及意识丧失相联系。理由如下：首先，麻醉剂比止痛药对它们的影响大；[42] 其次，它们都对高压这一条件敏感，而高压能够逆转麻醉；[43] 最后，它们反映了不同深度的麻醉状态。[44] 试图把这三个不同的实验结果拼凑起来解释麻醉剂的作用，似乎有点太早了。让我们等到这一天结束，收集更多观察结果，再看是否能得出一些全面的理论吧。但是就目前而言，我们至少能看到在不同条件下，聚合的工作情况。这是一种真实存在、自然发生的现象。同时，鉴于它们快速而短暂的时间范围、广阔的空间范围、持续多变的性质，以及对改变意识的处理的敏感性，都可以在我们的"购物清单"上打勾了。话说回来，当然还没有证据表明，这个大脑信息处理的水平确实可以作为衡量意识程度的一个好的指标。

聚合的动力学特性与麻醉剂的影响可能相关，但是要说二者的联系决定了我们是否有意识，还远远不够。尽管如此，麻醉师布莱恩·波拉德（Brain Pollard）及其在曼彻斯特大学的团队[46]已经自主研发了一种技术，能够进一步验证聚合与意识之间的联系，这种技术叫做"诱发反应的功能性电阻抗断层成像"（Functional Electrical Impedance Tomography by Evoke Response, 简称 fEITER）。用电刺激大脑，然后监测穿过头骨的结果（电阻），时间分辨率是 VSDI 的两倍，也就是约 500 微秒！[47] 我们无法将电压敏感染料的光学成像直接用在意识清醒的人身上——甚至用在失去意识的人身上也不行，而波拉德的方法打开了人类神经元聚合可视化的新可能。

还有一点要弄清楚：我认为在大脑中，大规模神经元聚合的瞬时结构，与每时每刻不同程度的意识有关。如果这个理论被证明是正确的，对聚合的监控和操作将会提供一种宝贵的途径，帮助我们对此前难以研究的心理现实进行探索。我们最终能通过研究聚合中神经元之间在时间和空间维度上的相关性，首次做到还原真实的脑内情况。

意识的程度有点像把石头扔进水潭时产生的层层涟漪。试想一下，尽管阵阵微风吹过，水面已经波浪起伏，你还是把石头扔进去了，石头激起了各种清晰的波纹图案。石头本身是恒常或准恒常的物质，在任何情况下，它都是一个确定不变的物体。它不大，但激起的涟漪大小却远远超出它本身。石头是准恒常的物体，但涟漪却是稍纵即逝的。

　　对我们来说非常有帮助的是，涟漪的扩散范围，也就是说某一时刻聚合的范围以及意识的程度，都是由一系列不同的独立因素决定的。例如，产生聚合（涟漪）的大小从这一刻到下一刻会有所不同，一方面因为触发刺激的强度不同（比如说闹钟），另一方面也因为神经元同步的难易程度不同，而这一点又取决于促进"调节性"的化学物质的利用率，这些物质主要与唤醒水平及睡眠—觉醒周期有关。然而，我们也并非仅凭原始感觉所驱动的意识过一辈子，某个瞬间产生的一个聚合的最终范围，也会由其他因素决定。

　　最重要的是，石头本身是存在的，投掷石头的外力和石头的大小都是具有可变性的。投掷石头的外力就是心理物理刺激的强度，而石头的大小可以被视为一种内部的、预先存在的固有网络的范围，这种固有网络会被最先激活。我们已经看到这样一个由功能上相互连接的细胞所组成的局部枢纽是神经科学的标准模式：事实上，这最初是由唐纳德·赫布在上世纪中叶提出的，后来又被"长时程增强"* 现象所证实，即同时活跃的细胞形成局部的、持久的固有连接，我们现在可以把这种连接想象成一种神经元石头。不过，就其本身而言，这种连接脑

---

*　长时程增强，又称长期增益效应（Long-term potentiation，LTP）是发生在两个神经元信号传输中的一种持久的增强现象，能够同步地刺激两个神经元。这是与突触可塑性——突触改变强度的能力相关的几种现象之一。由于记忆被认为是由突触强度的改变来编码的，LTP 被普遍视为构成学习与记忆基础的主要分子机制之一。

细胞的枢纽太过局部化，太过固定，形成时间也太慢了，无法满足我们组成意识的"购物清单"的要求。

然而，"石头"需要有不同的大小，正是这种局部且持久的连接满足了这个要求，正如传入刺激（比如闹钟响的声音）对连接的激活需要符合激活连接的要求。那么接下来，什么才能在现象学上等价于或大或小的石头，即广泛或适中的固有枢纽呢？当我们追踪研究你的一天时，便开始探索这个问题的答案了。窗外，天边已经泛起了鱼肚白，该起床咯。

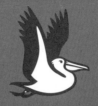

第三章

CHAPTER 3

遛狗

当你睁开眼睛，环视着你的卧室，你脑中立刻出现的想法就是你起床之后应该做什么。至少到现在你已经完全清醒了，知道自己是谁，自己在哪儿，自己昨天做了什么，知道今天是星期几。不止接下来的十二小时，甚至整个一周，你独特的生活结构将从此刻开始令人安心地展开，进入一个轮廓清晰、井然有序的图景当中。从期望在羽绒被下依偎更长时间的简单而被动的意识，发展到如此专注地指向内心，在这个过程中，你的大脑中发生了哪些变化？

你当下所处的卧室正在被一个充满事务和会议的嘈杂的假想世界所替代，而你作为一个个体也在其中扮演着自己的角色。毫无疑问，你的意识在此前的几分钟以某种方式"深化"或"成熟"了。因此现在肯定有一些额外的因素参与进来，为这个更有意义、更加个体化的世界的形成提供了帮助，这些因素将你从单纯地沉浸此时此刻带进这个更加个人化的"认知"图景中。

你艰难地从床上爬起来，胡乱穿上几件衣服，跌跌撞撞地下了楼。你发现在这大清早，你养的边境牧羊犬波波早已迫不及待而又欣喜若狂地等着你了，他嘴里叼着遛狗的绳子，不停地冲你摇着尾巴。现在已经没时间喝咖啡了，更别说吃早饭了，要是现在不立刻带着波波去遛弯儿，可就没法得到安宁了。但也许新鲜的空气和有节奏的步伐（机械地把一只脚放在另一只脚前面）将使你在这段时间里能进行更深刻的反思和思考。正如尼采曾宣称："所有真正伟大的想法都产生于行走中。"

这种观点似乎与我们通常的直觉是相反的：由于大脑的资源肯定是有限的，那么当两项任务同时进行时（比如说散步和思考），其中一项任务的表现就有可能会受到影响。事实上，这一点最近已经被证明：高强度的数字媒体多任务处理与某些大脑区域的连接减少有关。[1]然而，另一种观点认为与彼此相似并竞争着相同神经资源的并行屏幕活动不同，人们有多个心智资源池，每个资源池都对应着不同的任务。当所进行的各项活动彼此完全相异时，活动之间甚至可能存在协同作用。事实证明，真实情况很可能就是如此。在自然环境中散步的一个鲜为人知的好处是可以改善注意力。因此，当人们做着把一只脚放在另一只脚前面这种完全不同于思考的行为时，认知表现确实得到了提高。同时研究表明，当被试按照自己选择的步速行走时，他们的工作记忆也显著改善。[2]

此外，当谈到如何运用你的大脑时，你所生活的是自然环境还是城市环境有着很大的区别。密歇根州安娜堡市的研究者们选用了两种测量方式来评估大脑能力。[3] 首先，在评估注意力的任务中，被试首先听取一段长度为三到九个数字的数字串，然后以倒序的方式复述出来。此时，任务的表现取决于你的直接注意能力，因为你需要将这些数字移入和移出你的关注焦点。这是短时记忆的主要组成部分。其次，一项基于计算机的任务对三种类型的注意进行了测量：警觉注意、定向注意和执行注意，其中执行注意需要最大的控制。

在确定运用这些心理能力的测试后，接下来便是分别测量被试在安娜堡市植物园（顾名思义，这是一个充满了树木、可以随意行走的地方）步行 50 分钟、行走将近 3 英里前后的各项指标。这些环境带来的影响被拿来与被试在安娜堡市中心的生活体验进行对比——显然，后者暴露在一个繁忙、吵闹且交通拥堵的环境中。更有意思的是，仅仅看了十分钟城市或自然环境照片的一组被试，在观看照片之前和之后也接受了相同的注意力测试。之所以将使用照片作为研究的一部分，是为了对看上去受益于自然环境变量的关键因素增加一个控制组，以此避免研究所得的效应产生于自然环境带来的不同寻常的安静与平和，而非自然环境本身。令人惊讶的是，研究结果表明无论是在自然环境中漫步的体验，还是仅仅在很短的时间里观看照片，二者都会对大脑产生显著的影响。[4] 那些在植物园中散步或是仅仅观看自然环境照片的被试，其执行注意的测试分数显著改善；但是那些在市中心步行或观看市中心场景照片的被试却并没有表现出相同的改善。似乎仅仅暴露在二维的乡村环境中，仅仅通过图片触发对美好环境的联想，也可以促进认知能力——大脑在任意时间点能保留下来的信息总量。

研究者通过对比主动注意和被动反应性注意来解释这些发现。无论我们喜欢与否，大多数人日常工作生活的城市环境，充斥着纷杂的刺激，吸引着我们的注意。这类环境因此占据着我们注意过程中更偏反应性的成分，只有这样我们才能避免诸如车祸之类的事情发生。与之相反，自然环境让我们免于这种永无止息的，对外界环境的反应性注意，而以一种润物无声的方式将我们的意识塑造得更为主动、积极。在某一时刻，是你自己做出决定，是要更近距离地观察一盆植物，还是要远眺广袤的地平线，然后或许斜靠在一棵树下。这种由内在动力驱使的一系列事件将会带来一些额外的好处，包括恢复控制感，以及让你获得更多的时间来发展和深化你的思想。

一个有关自然影响力的更加极端的实验，涉及一项在缅因州、科罗拉多州或阿拉斯加进行为期四天的徒步旅行所产生的效应的研究，研究的不只是对认知方面的影响，还包括对至今仍然难以捉摸的创造力现象的影响。[5] 徒步过程中，不允许使用任何电子设备。徒步参与者接受了一项远距离联想测验（Remote Associates Test），这是一种客观地评估被试创造力的方法：通常情况下被试要回答三十到四十个问题，每个问题中都包含三个日常用语，这三个词汇初看起来并无关联，被试的任务是想出第四个词语，使其能分别与前面三个词语相关联。例如，前三个常见词语是"易碎的""清晰的"以及"眼睛"，那第四个词就可以是"玻璃"。令人难以置信的是，在经过四天的徒步旅行后，参与者的创造力和问题解决能力的分数比其徒步旅行前所测的分数高出50%。然而，由于干预条件是极端且没有限制的自然环境，因此很难在这些不受控制的因素中找出究竟哪个影响最大。是参与者进行的锻炼？是参与者所处的自然环境？是参与者没有了电子设备？还是仅仅由于参与者有了更好的睡眠、新鲜的空气以及更多的社交互动？

不管怎样，这种环境与你现在所处的户外环境是相同的，此时你正跟跟跄跄地被狗拽着往前走。外部世界的刺激不断提醒着你它们的存在，但至少现在，你不必急迫地对那些进入你意识的、碎片化的、令你分心的事物做出反应。相反，你有足够的时间来慢慢消化这些输入的感觉信息，将它们整合到一起，甚至可以以一种新颖而富有"创造力"的方式在头脑中把它们联系起来。无论如何，你都已经开始深深地呼吸着外界的空气，不仅关注外在世界，同时也开始关注内在世界——开始进行思考。

归根结底，一种感觉仅仅包括对此时此地的体验。这不取决于何时开始，何时结束，也不取决于任何以往的背景和未来的计划：大笑和尖叫都是自发的、原始的反应。因此，摇着尾巴的狗和咯咯笑着的婴儿分别产生了最原始意识类型的进化（系统发生）和发展（个体发生）的表现，这种最原始的意识类型是一种由原始的感觉和反应所支配的意识。与之相对，你现在所能想到的一系列不同类型的思想——记忆、幻想、逻辑论证或商业计划，这些都有着一项原始感受和情感所不具备的必要基本特征。对于一个想法来说，最关键的问题当然还是时间框架：它有着开始、中间和结尾，这样无论从哪里出发，你都将到达一个不同的地方。而你又该如何到达这个新的地方，获得新的结论、新的关键点或新的解决方法？通过一系列的步骤，以一种明确、线性的方式从一步走到下一步，我们甚至将其称为"直线型思维"。

有趣的是，开发出目前仍用于运动障碍疾病帕金森病的治疗方案的著名神经学家欧勒·霍尼克维兹（Oleh Hornykiewicz）沿着同一条"线"（这里我有意使用了双关语），将思维定义为"局限于大脑中的运动"。因此，如果思维是不同于情感的一系列步骤，那它将会是一种运动：旅程越长，思维越"深入"。此外，走路的实际生理行为可能会放大并因此强化这种内部过程：通过将大脑内部正在发生的内容反映在外部运动中，通过在每一步之间建立明确的因果联系，伴随着心理过程被身体过程所强化，重复性的肌肉收缩能帮助心灵的"漫步"不致偏离轨道。

而遛狗这一活动可能会更进一步强化这一过程……正如时政记者艾德·斯托顿（Ed Stourton）在他有趣的《遛狗日记》（*Diary of a Dog Walker*）中记录的那样："遛狗就像读一本小说或是观看一场戏剧。在一个小时或更长的时间里，'怀疑'这项功能被暂停，我们获得了暂时逃离日常生活的许可证。狗生命中那些丰富的幻想和非常平凡的时刻反而奇迹般地成为了我们欢笑甚至担忧的源泉。"[6]

大概任何遛狗的人都会坚持认为他们的狗是有意识的，否则为何要在你的宠物身上浪费如此之多的时间和金钱呢？正如斯托顿所写的，"尽管我们知道一只狗不过就是一只狗，然而我们依然会将我们的狗视为朋友一样谈论和思考它们，将它们视为对我们有情感需求的个体"。但狗的意识体验究竟是怎样的呢？狗的主观体验与我们人的主观体验又有哪些不同呢？

一、非人类意识

事实上，这和我们在讨论胎儿意识时突然出现的那个基本问题并无二致：意识之光是何时全部进入到这个新近成形的人类大脑中的？这两个由胎儿和动物提出的像孪生兄弟一样的问题，可能给了我们一条线索。那么，就像我们在前一章中思考胎儿意识的问题时所使用的方法一样，现在让我们来多思考一下非人类和人类意识之间的对比。正如意识可能随着个体的成长而成长（个体发生），在进化（系统发生）的层面上难道不是以相同的过程进行的吗？换句话说，意识的发展能否与进化同步进行？

　　人类的大脑与老鼠、松鼠、兔子、骆驼、猫、猴子等动物的大脑是不同的，正如这些动物的大脑彼此之间也互不相同。在动物界，每一个物种都有其独特的大脑结构，并有着自身特殊的变异，其中某些解剖区域的发达是以其他区域的减退为代价的。某些动物的大脑在形状上可能非常夸张，而大脑的总体大小也是千差万别的，但基本结构模型是相同的。没有清晰的解剖分界线，没有一条"卢比孔河"等待着你去跨越，以此让你可以信心十足地说："这一物种是有意识的，而那个物种只不过是毫无理性的机器。"

　　让我们来考虑一下下面这个由海洋生物学家托比·科林斯（Toby Collins）提出的例子。科林斯被神经科学所吸引，并在后来加入了我的实验室工作。他从早年的专业学习中建立了独特的视角，于是提出了一些关于章鱼的非常有趣的问题。在全世界的许多国家，政府立法强制管控那些在有生命的动物（尤其是脊椎动物）身上所进行的实验研究，以此保证实验过程尽可能地人道和无痛。有趣的是，至少在英国，以这种方式接受保护的动物名单还包括一种无脊椎动物——普通的章鱼。科学家被禁止在不麻醉的情况下对其进行诸如手术等侵入性操作，并且应该假定这类动物可以感觉到疼痛。然而，一种非常近似章鱼的物种——麝香章鱼却不受这类立法的保护，因此便不会受到上述这些优待。但二者的区别在哪呢？其实在这两类章鱼之间并没有真正解剖学意义上的差异，然而悖谬的是，其中一类受到立法保护而另一类却没有。显然没有一条明确的界限，让我们有足够的信心宣称某种动物具有内在的主观状态，而另一种动物仅仅是某种具有八只触手的机器。

还记得 2010 年世界杯吗？当时明星章鱼保罗似乎表现出了如此明显的"意识"，它能够预测即将进行的比赛的结果。尽管如此，与其近似物种比起来，像保罗这样的头足类动物却从未真正地接受过关于它们"智力"的正式评估。不过，这些章鱼长久以来一直被用于记忆方面的实验，这多亏了一位青年天才海洋生物学家 J. Z. 扬（J. Z. Young）对它们的关注。他曾于 20 世纪 20 年代在那不勒斯工作，并为这些章鱼的解剖结构深深吸引。扬首先向人们展示了章鱼确实能够进行有效的认知。举例来说，它们能够根据大小、形状和颜色区分不同的物体。[7] 此外，章鱼区分不同形状物体所采用的方法，被证明与诸如金鱼和老鼠等脊椎动物所采用的方法相同。[8]

最近，章鱼已经通过多种方式证明了自己的记忆技巧和问题解决能力，如通过学习在一个有机玻璃迷宫中找到正确的通路以获取奖励，又如从一个用瓶塞封口的透明玻璃瓶中取出一个物体。[9] 更广泛地说，作为一个群体，头足类动物表现出强大的行为适应能力。与此同时，外显学习*的个案报告表明，它们具有高度发达的记忆力和注意能力。而且在让章鱼挑战带有障碍物的迷宫的各类实验中，科学家取得了长足进展，甚至有的科学家认为章鱼在行动前会先"考虑"一下迷宫的布局。[10]这些明显具有智慧的头足类动物甚至可以通过观察学习解决问题，并且他们不只是模仿，而是以一种能显示出其确实有记忆技巧的方式。[11]

　　这些无脊椎动物令人惊讶的智力水平证明了：无论是章鱼这一种特殊的物种，还是头足类动物这一大类物种，应该和动物界的其他物种一样都具备意识。然而，如果真是如此，那我们又将面临一个真正有趣的谜题，即章鱼的大脑和哺乳动物的大脑没有任何相似之处，而诸如大脑皮层和丘脑皮层回路等被认为是意识存在基础的解剖区域，在章鱼大脑中连任何可以与之类比的形式都不存在。

　　成年章鱼的大脑由一亿七千万个细胞组成，其中大部分是神经元。[12]虽然听上去很不可思议，但可以毫不夸张地说，人类大脑至少有八百四十亿个脑细胞。[13]尽管如此，包括章鱼在内的头足类动物具有复杂的感觉接收器和神经系统，其复杂程度足以与某些脊椎动物如鸟类的神经系统相比。然而，尽管头足类动物的大脑可能没有精细复杂的丘脑皮层回路，但它依然

---

* 外显学习是有意搜寻或把规则应用于刺激物的学习。在外显学习的过程中，生物的学习行为受意识的控制，有明确目的，能分配注意资源。

有更为基础的机制，包括神经元和突触，以及如多巴胺、去甲肾上腺素、5-羟色胺等神经递质。[14] 所以，虽然还没有被直接证明，但我们仍可以说具有意识的章鱼有足够的神经复杂程度来产生聚合。我们早已明确，应该从宏观解剖区域的僵化框架中解放思想，无论在何种情况下，"关键"脑区这一概念本质上都无法对意识是如何产生的这一问题提供真正有用的解释。相反，非哺乳动物大脑的差异再次证明神经元聚合将为发现意识的神经关联提供一个更有帮助的出发点。毕竟，这些介观尺度的现象对某些类型的动物大脑，在解剖和生理层面的要求没有那么多。此外，神经元聚合是一种相对的概念，因此其更为灵活，其大小在不同的时刻、不同的发展阶段，甚至不同的物种间可以连续地扩大或缩小（因此其具有产生不同意识的潜在可能）。

像章鱼这样"简单"的动物很可能是具有意识的，但这种意识并不同于大鼠这类动物的意识。而大鼠也是具有意识的，但其意识又与狗或猫的意识不同。而狗和猫同样是具有意识的，但又与灵长类动物的意识不同。正如我们看到的，胎儿是有意识的，但其意识与儿童的意识不同；儿童所具有的意识，又与成人的意识不同。那么我们不禁要问，在意识的层次这一方面，最重要的量变的界限在哪里？如果真的如此，那么对于章鱼来说，形成暂时性的、大规模的神经元联合的基本潜能正如前一章中的胎儿之谜一样，最重要的问题可能是神经元聚合的净尺寸。现在让我们重温一下那些不同的参数，这些参数将会最终决定如何评估意识的深度，正如将石头扔进水中产生涟漪的广度。这个比喻在我们探索的过程中是非常有用的，因为我们可以用它来依次分析导致最终结果的不同因素。因为石头的大小不同，投掷的力量也不同，随之而来的涟漪会有很大的变化。这种类比在探索大脑过程时也适用。现在我们已经有了一个不错的购物清单，终于可以开始访问大脑，并探索神经元之"石"和相当于"扔"这个动作的大脑过程是什么样子了。

二、制造涟漪：石头的尺寸以及投掷的力度

无论你是谁，是年轻还是年长，无论你有着怎样的大脑，甚至无论你是人类还是其他物种，只要你不是一个聋子，那闹钟最终都会把你叫醒。这是为什么呢？为什么一种不同寻常的巨大噪音立刻就能把你推进意识之中？

在神经科学的意义上，你可以把闹钟想象成扔出去的一块石头。如果扔得足够用力，那即使是很小的一块石头也能产生至关重要的涟漪。如果这个噪音（投掷）足够响，便可以通过正常的感觉通路激活一个联结紧密、与听觉相关的脑细胞枢纽（石头），这一过程如此有力，以至于会产生一种更加广泛的细胞联合，也就是短暂产生一个聚合（涟漪）。任何具有功能正常的听觉系统的动物，无论在任何的年龄段或任何文化背景

下，都会被巨大的噪音从睡梦中拽出来，推进某种意识之中。随之产生的意识类型是一个全新的问题，并不是我们目前要考虑的内容，此处关键的因素仅仅是这个触发——石头的大小以及投掷的力度将最终决定涟漪的广度。

如果说投掷石头的力度（闹钟的响度）由外部因素所决定，那石头的大小则取决于我们所研究的个体大脑的内部结构。在任何物种中（特别是在更为复杂的动物身上，如我们自己），个体脑细胞固有枢纽的结构和连接可能是决定下一个重要变量（对应于"石头大小"的神经系统）的关键。随着我们大脑的发展，这种连接将被我们对外界世界的体验所塑造。正如我们之前所了解的，你的体验近乎在字面意义上在你脑中留下印记的现象被称为"可塑性"。

在所有物种的大脑中，都会有神经元被传入的感觉信息不同强度地激活（投掷石头时所用力气的不同）。但固有枢纽中的神经元数量（石头的大小），却根据这种动物大脑中神经元特殊的结构和联系而独立变换着。这就意味着相同的声音或景象以相同的强度作用于感觉器官，将会在不同的大脑中产生不同的效果，这是因为石头的大小各不相同，即在固有枢纽中能被激活的神经元细胞数不同。而反过来，固有枢纽的广度也将取决于另一个关键因素：个体早年与所处环境的互动。我们所讨论的物种越复杂，其自身经历在大脑中留下印刻的能力越强，而石头大小的可变性也越大。那么让我们再来想一下那个被扔进水中的石头吧：不必像野蛮的闹钟一样那么用力地投掷，相反，宽广涟漪的产生可能仅仅是因为扔进水中的石头很大。用神经科学的语言来说就是：通过持久、稳定的联系，脑细胞枢纽逐渐扩大，这一过程反过来也被开拓大脑可塑性的个体经验所驱使着。

这种在体验驱动下脑内细胞联系的增长（也就是石头的变大），同样可以发生在非人类物种中，只是增长的程度要小得多。以成年老鼠为例，一只老鼠的母亲对这只老鼠来说可能不会有什么持久的个体意义，但其对周围环境所产生的特殊体验一般都将会在这只老鼠的大脑中留下印记。如果在实验室中检验这种效果，常用的一种方法是创建一个所谓的"富足的环境"。对老鼠来说，"富足"并不意味着要让它们从镶满珠宝的储料器中吃进口的食物，或是住在金笼子里。这里的"富足"意味着环境要尽可能多地刺激老鼠的大脑。因此，如果你想给予老鼠最大的刺激，所要做的就是确保它有机会对各种不同的新奇对象进行高度探索性的体验（见图5）。

尽管无论是在现实还是在虚构中，老鼠普遍被妖魔化，但事实上老鼠是一种充满好奇心且很有智慧的生物，并且即使只有一半的可能性，它们也会对它们所处的环境进行探索。相应地，它们的大脑也反映了这种生活方式。这种在丰富的环境中依赖于经验的可塑性在20世纪40年代被首次研究证实。当时，前文中提到的唐纳德·赫布将实验室中的大鼠带回了家，让它

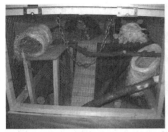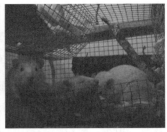

图 5: 一个为大鼠准备的典型的"丰富"环境（来自 Devonshire, Dommett 和 Greenfield，未发表）。

们可以体验一种全新的交互式环境，这与它们在实验室中所待的笼子完全不同。数周后，与那些不幸地依然生活在普通笼子里的控制组大鼠相比，赫布家中这些"放养"的大鼠表现出了卓越的问题解决能力。

然而，神经元回路在接受刺激后会发生真实的生理改变，这一显而易见的事实直到几十年后才被直接证实。[15] 事实上，科学家们已经开始着手找出不同族群的老鼠在行为和问题解决方面的差异背后潜在的神经机制，但很快他们就意识到丰富体验所带来的巨大影响。

正如你能想象到的，环境丰富所带来的影响一直是神经科学家和心理学家关注的焦点。我们现在知道了，丰富的环境对多种生物，对各个年龄段的生物都有影响。在过去的几十年里对"富足的"动物的研究都表明，这些动物所表现出的明确的解剖学变化都是积极的。[16] 年轻和年老的动物都在空间记忆测试中表现出了优势，而且当人们用经过一定程度基因修饰的小鼠种系作为阿尔茨海默病的动物模型时发现，即使是短时间的丰富环境也可以拯救成年老鼠的记忆缺陷。[17]此外，这种刺激可以引起神经发生（产生新的脑细胞）以及记忆改善。[18]

即使在老鼠身上，丰富的环境也能更有效地帮助延缓或减轻脑损伤。例如，单基因遗传病亨廷顿氏病会出现进展性神经退行性病变，目前尚未发现治疗方法。在"转基因"（基因修饰）小鼠身上建立一系列与人类疾病相似的神经退行性病变症状，主要表现为逐步增加的运动困难，利用这样的小鼠进行研究。将这些小鼠从小就暴露在充满刺激的丰富环境中，有助于阻止脑组织的丢失，延缓运动障碍的发病[19]以及弥补脑损伤。[20]

这里一个关键的因素是丰富体验的持续时间。例如，一项实验分别将小鼠暴露在丰富环境中一周、四周和八周，以此来研究持续不同时长的丰富体验如何影响小鼠的行为，具体来说是其运动行为。一周丰富环境的生活并没有对小鼠起到什么效果，但四周丰富环境生活所产生的行为效果持续了两个月，而八周的效果则持续了六个月。显然，要看到结构和功能的变化，丰富环境体验期有一个最短持续时间，而产生的结果所持续的时间可以超过体验期的时长，并且效果所持续的时长与最开始丰富环境持续的时长直接相关。[21]

所有这些研究都说明了一个基本关键因素的重要性：动物

与一个充满刺激的环境所进行的互动，无论是何种动物，也无论其认知能力如何。相似的环境诱发的变化同样也可以在小鼠、沙鼠、松鼠、猫、猴子，甚至鸟、鱼、果蝇和蜘蛛身上发现。简而言之，"从苍蝇到哲学家"[22]，所有动物都可能出现这样的改变。重要的不是被动地暴露在一个新奇的场景中，而是我们所谈论的主体，更具体地说是那个特定的大脑，如何对这个新奇的场景进行反应。

与环境的互动非常重要，因为这使得脑细胞更加努力地工作，只有这样脑细胞才会不断生长，就像锻炼肌肉一样。然而，如果观察在丰富环境中的动物的脑细胞，并与那些关在实验室常规旧笼子里的动物脑细胞对比的话，你就会发现脑细胞回应刺激的方式与肌肉细胞并不相同。脑细胞并不会像肌肉细胞一样变大，反而会长出更多被称为树突的分支。[23]尽管啮齿类动物是最常被用来进行测试的动物，但灵长类动物也一样，环境会导致包括神经元树突增加在内的结构上和化学上的强化改变。[24]那么为什么说这一点特别有趣或特别重要呢？因为通过增加分支，脑细胞可以增加其表面积，这意味着可以建立更多的细胞间联系。

显然，这些高度可控的、环境丰富的实验范式只能在非人类生物中进行系统性研究，很难想象让人们生存于某种类似的、经过控制的环境中。但这种依赖于体验而增加的脑细胞连接对我们这个物种依然有重要的启示作用。在动物世界中，随着大脑变得越来越复杂，对脑内神经元结构的独特塑形来说，个性化神经元连接的意义将变得非常重要，因为它给了了个体在世间的独特性。[25] 我们都知道，人类大脑在生命早期的成长不只是脑细胞数量的增加，更多是脑细胞间联系的增长。

在人类大脑皮层中，突触（神经元间的连接）的数量在胎儿期迅速增加，并在产后一个较短的时间里继续增长。此后，突触的数量在很长的一段时间里缓慢下降，这段时间大约是从六个月开始持续到青春期，并在成年期达到一个稳定的水平。[26] 在一项对年龄在四岁到二十岁之间的人类被试进行的脑成像研究中，[27] 研究人员发现，在大脑发育期间，皮层的体积不断增加，这一过程在男孩约十岁到十一岁时停止，女孩八岁到九岁时停止。之后皮层体积的减少是突触进行"修剪"的结果。据此，大脑变得不再对任何可能性无条件地开放，而是更具针对性地满足个体的需要。[28]

成人中有很多人类大脑可塑性的例子，其中神经元连接依然不断地被环境所塑造，这在多种不同的情境下反复说明了：大脑内的结构变化显然不只是伴随着新技能的学习，也反映着日常生活本身。有两种应用广泛的、以人类为被试的研究方法可以显示出我们大脑这种惊人的天赋。

第一类是"快照研究"，这类似于我们之前看过的伦敦出租车司机研究。[29] 这种方法要求被试实施某种高强度、持续时间较长的特殊行为。通过一次性的观察便会发现，在与外行或不够专注的人进行对比时，专业人士或专家会表现出明显的不同。以数学家为例，因为他们花较长时间解决数学问题，他们大脑皮层中与算术或视觉处理相关区域（顶叶）的细胞密度便增加了。还有一些音乐家，他们的大脑结构与非音乐家相比明显不同。对专业键盘手、业余爱好者以及从不演奏音乐者的脑扫描显示，专业键盘手在运动、听觉、视觉空间等一系列脑区都表现出灰质增加。此外，音乐家的能力和他们练习的强度之间有着紧密的联系，这表明这些解剖学上的差异与学习过程本身有关，而不是与某些音乐天赋有关。[30]

尤其是大量的钢琴练习，对特定脑区的神经连接（白质）在各个年龄段的发展都有明确的效果——无论是儿童、青少年，还是成人。或许正如你所料，儿童发育中的大脑表现出更高水平的可塑性。而其他年龄组也持续表现出练习带来的效果，当然对他们来说，这种效果只局限在大脑皮层。很明显，特殊时间窗（关键期）对中枢神经系统特定区域的局部可塑性起着至关重要的作用。[31]

鉴于生活中的技能种类如此广泛多样，如驾驶出租车、演奏乐器以及解决数学问题等，其他各种各样的活动也可以在大脑中留下自己的印记，这可能也就不足为奇了。以高尔夫为例，一项研究对熟练的高尔夫选手、技巧较差的高尔夫选手和不玩高尔夫的人进行了大脑扫描，结果发现只有熟练的高尔夫选手出现特定大脑结构的灰质体积增大的现象。[32] 而且作为一项运动，高尔夫球在大脑适应性方面没有什么独特之处。在篮球运动员的大脑中也可以检测到依赖于体验的可塑性，在篮球运动员身上增大的是被称为"自动驾驶仪"的脑区（小脑），这片脑区与感觉—运动互动紧密相关，并且恰好是在专业运动员身上可以见到的那种复杂运动表现。[33]

此外，还有另一类实验。除了对那些杰出专家的大脑进行一次性的"快照"，并与正常人进行对比研究之外，另一种研究人类大脑可塑性的方法是进行纵向研究。在该研究中，被试要在固定的时间内完成多次测试，这样就可以在同一个"普通"被试身上看到特定体验的前后效果：被试都是普通人，并且在研究开始时没有什么特殊的技能，但在实验过程中他们会学习到某种特殊的活动或某些专业知识。

举例来说，研究证明学习一种语言可以促进大脑的可塑性，增加灰质的密度，而且观察到的变化与语言技能水平相一致。在另一项研究中，大脑语言系统的可塑性与第二语言熟练度的增加有关。母语是英语的交换生在瑞士学习了五个月的德语作为第二语言，结果表明大脑结构的改变（左侧额下回）和语言熟练度的增加同步。这再一次证明了学习过程的确是起到了作用，并反映在大脑结构的改变上。[34]

在一项非常不同的项目中，被试要学习三球杂耍任务。在这项任务中，要对接下来的行为做出正确的决定，知觉和预期是至关重要的。志愿者被试接受了为期三个月的每日训练，在被试尚未接受训练前进行一次脑扫描，在被试接受了三个月的训练后进行一次脑扫描，然后被试在第三个月到第六个月的时间里不再进行这项活动，并在第六个月结束时再次进行脑扫描。经过三个月的杂要训练，大脑皮质中某一特定部位的体积增大了。然而这种改变维持的时间很短。在第六个月结束时被试的杂要表现变差了很多，而且脑区结构的改变也恢复到了基线水平。一项后续研究表明，大脑的适应在开始训练的第七天就已经出现了。由于这样的转变在学习过程的早期阶段是最迅速的，而此时被试的行为表现水平还很低，似乎对于改变大脑结构最重要的不是对某种已经学会的事物进行反复的练习，而是获取某种新任务这一实际行动。[35]

　　但不只是常规学习和身体活动会对大脑的神经连接产生影响。对大脑可塑性最令人着迷的一项研究是基于弹奏钢琴产生的效应。在仅仅为期五天的课程中，被试每天花两小时的时间学习单手五指演奏，脑成像研究显示大脑皮层中定位为管理手部肌肉的脑区扩大了，且其激发阈值也有所降低。而控制组被试则每天只将琴谱中的音与琴键对应，但完全不去进行练习，他们的脑成像结果则没有显示出变化。[36] 这些发现与先前提到的钢琴研究的结果类似，但这项调查更深入了一步。最令人惊讶的是，另一组被试被要求在头脑中想象着进行练习，而并不真的去弹琴，研究者在这些只进行"心理"练习的被试的大脑中也发现了同样的改变。这样的结果无疑表明，我们不能再把"心理"当作"身体"的对立面来看待了。过时的二分法已经没什么意义了，并且它对于提出并回答关于心智和意识的那些重大问题也已经没有什么帮助了。

这项研究另一个令人兴奋的意义在于，就大脑功能而言，对于可塑性最重要的不是肌肉实际的收缩，而是让肌肉收缩的想法。霍尼克维兹的观察结果——"思维是局限于大脑内的运动"，正是这些脑扫描展示出来的结果。

从这些对大脑可塑性的探索中，我们可以得出许多结论，但可能最重要的两项是：第一，心理活动和身体活动一样会在大脑中留下自己的印记；第二，大脑的可塑性不止局限在某些特殊的神经元，这种可塑性更像是发生在整个大脑的一种普遍现象。所有物种的大脑，都或多或少可以根据经验进行适应，即使是海参这样的生物，[37] 但我们人类在这方面的表现要胜过其他所有物种。我们现在熟知的先天和后天之间的紧密联系，是生物学的一大特征，当我们说到人类心理功能和个体心智的发展时，它的天平便会朝向环境一端发生强烈的倾斜。[38]

这是一个了不起的想法，在人类这一物种存在的这大约十万年的时间里，没有任何一个人有过与你的大脑完全相同的大脑，或者更准确地说是心智，当然将来的人也不可能再拥有。

随着人类的发展，他们越来越少地生活在这种状态中：

每个意识瞬间都被纯感觉刺激所激发，而这些纯感觉刺激需要即刻的，通常更为刻板的反应。随着我们每个人的发展，人们越来越倾向于一种认知体验，这种认知体验超越了我们日常生活中与各种事物、人和事件互动的表面价值。结果，我们从纯粹的原始感官知觉中解放出来，能用一种更有意义、更加个人化的视角来看待这个世界。而这是如何实现的呢？

三、发展心智

被认为是美国心理学之父的威廉·詹姆斯（William James）曾说过，你作为一个婴儿来到这个世界就是进入了"繁荣、嘈杂的混乱之中"。但慢慢地，随着你的年龄从几周到几个月再到几岁，过去那些抽象的颜色、形状、纹理和味道汇聚成某种东西，比如说母亲的脸。随着母亲的特征一次又一次地出现在你的生命中，她对你来说变得"具有意义"，而这种意义产生的基础是越来越多联系的建立。正如之前那些可塑性的例子中提到的，你的大脑将通过建立某种脑细胞连接的独特结构来进行适应：母亲对你来说将会有一种完全独特的"意义"，甚至与你的兄弟姐妹都不同。正是通过这些高度个性化的连接，你才得以从这种原始感觉的压力中逃脱出来，进入到一种更具认知性的状态，在真正意义上"看到了表面之下的东西"。

慢慢地，你从单向接受来自外界的感觉轰炸，发展为你的大脑和外界的双向对话。现在，你不再总是处于抽象的颜色和声音带来的混乱中，传入的刺激无论是一个人、一个物体还是一个事件，对你来说都具有一定的"意义"。你将根据现有的神经连接对其进行评估。与此同时，你这样做所获得的经验也将进一步更新神经元连接的状态。现在，你可以凭借脑中特定神经元之间的连接认出妈妈了，这对你和你的大脑来说都是独一无二的。

再举一个例子，婴儿最初会对一枚结婚戒指感兴趣，可能仅仅是因为这枚戒指具有某些感觉特性——金光闪闪、中央有个孔洞、表面光滑圆润以及可以沿着表面滚动。但随着与这枚戒指有关的脑神经连接逐渐建立，这个物体慢慢获得了其作为某种特殊类型的对象所需要的意义，进而最终被定义为你只在某种特定情况下才会戴在特定手指上的物体。然后，如果你最终获得了一枚属于自己的结婚戒指，这个特殊的物体将会具备超出其经济价值的特殊意义，拥有其他任何相似的戒指都不会有的某种联系，而这多亏了个性化的经验以及由此产生的独一无二的神经元连接，而它们只在你大脑中运作。正是这些神经元之间的连接为这枚特殊的戒指赋予了深刻且"特别"的意义，而不是物理对象本身所具备的固有特性，因为单从感官的角度来说，这枚戒指并没有什么特别的。

那枚特殊的结婚戒指可能是或曾经是你生命中最重要的事物，它与其他任何旧结婚戒指之间的差异则完全存在于你的头脑中。通过这样的方式，以前的单行线现在变得可以双向通行了。你当下每时每刻所经历的全部事情都是通过已经建立的神经连接进行解读的。但与此同时，你当前正在经历的体验也在更新着神经连接，并永远地改变着它们。随着你的成长，大脑与外界世界之间的对话变得日益激烈且独特，而"心智"便会以此为特征不断发展。

人类"心智"并非平淡乏味的物理大脑的某种虚幻且带有异国情调的替代品。与之相对，神经元连接独一无二的结构产生于个体独特的经验，而通过这种结构我们可以将"心智"视为大脑的个性化特征。[39] 我们之前提到过的哈莉·贝瑞神经元可以被某些与女演员非视觉、纯认知的联系所激活，这一神经元可能是固有枢纽的一部分。你的大脑之所以独一无二，是因为你有独一无二的神经元连接，而这些神经元网络则反映了你的个人经历。因此，你所经历的事情将决定你如何看待这个世界：你如何根据先前建立的神经网络评价你周围的一切事物，同时，正在发生的经验将持续升级这一网络的连接方式，二者就一直这样互动着。

这种联系紧密的神经元连接背后有着被称为"长时程增强（long-term potentiation, LTP）"和"长时程抑制（long-term depression, LTD）"的实际的神经元机制，这一机制在过去的几十年中被神经科学家们一步一步地揭开了神秘的面纱。[40] 然而，人们对这种确立已久的生物化学事件所进行的谨慎探索过于缓慢，持续的时间过长且过于局限，以至于还不能适应于意识的一个瞬间，或者更确切地说，一个神经元聚合。

然而，"心智"并不是意识的同义词，正如我们在第一章中所推断的那样，意识和"心智"是可以相互分离的，因为二者在没有对方的情况下也可以独立运作。例如，没有人会说一个睡着的人失去了心智，而且事实上个体化的神经连接是一直存在的。而在"失去心智"的情况下，你依然是具有意识的，只是对当下环境或行为的处理已经不是由全部的神经连接进行的了。在多数情况下，对于成人每天的主观体验来说，这种心智虽然和意识不同，但依然在其中起到一定的作用。而"石头"实际的大小，将是决定最后一圈涟漪扩散距离（瞬间的意识程度）的重要因素。

总结：投掷的力量（即激发的程度，用现象学术语来讲，是原始感官刺激）和石头的大小（即局部神经元固有连接，用现象学术语来讲，是个性化的"意义"），将二者结合便可以决定向水中投掷石头所能产生的总体效果，即涟漪的程度（或者称为神经元聚合的大小，用现象学术语来讲，是意识在任意瞬间的程度）。这套理论如图6所示，尽管大脑、心智和意识是不同的实体，但它们都与作为核心过程的神经元聚合相互联系在一起。

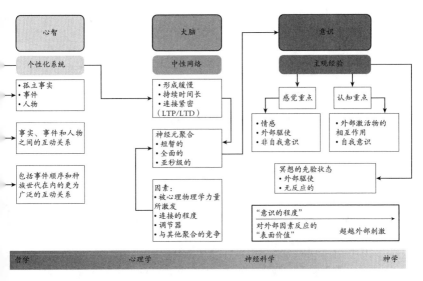

图6："心智"、"大脑"和"意识"："心智"是通过适应性、可塑性的脑细胞（见"大脑"）间局部而持久的连接使大脑个性化。然而，这种连接也可以用与事实、事件和人物相关的现象学术语来表达。然而在大脑内部，相应的"固有"枢纽（如果被激发，同时伴有强有力的调节器）接下来会触发一个更普遍而暂时存在的神经元聚合，触发程度将与不同程度的意识有关（见"意识"）。反过来，意识的程度将与外部感官输入以及内部认知有关。婴儿和动物都具有的这种最基本的意识是由感官驱动的，而最复杂的意识是一种完全由内部驱动的认知状态，只在诸如冥想之类的纯人类行为中体现出来。

四、从心智到意识

让我们来设想一下，某个人看到了他的母亲，母亲对于他来说是一个熟悉且有重要意义的人，母亲的样子会像一块巨大的石头一样引发大量的联系（一个广阔的连接网络）。而当这些联系进行时（也就是将石头扔进水中的那个动作），视觉系统便会开始运作。不一会儿，这个"与生俱来的"局部而持续的细胞连接中枢便开始忙碌起来。但现在，我们面临着那个大问题：这个枢纽，也就是这个刚刚被扔出去的神经元之石，是如何将其他远处的、通常不是固有的细胞招募到一起，产生一个更加广泛而短暂的神经元聚合的？这个问题之所以如此棘手，是因为我们需要从熟悉的神经科学可塑性机制（扔进水潭中石头的大小）过渡到找出涟漪所隐喻的事物是如何产生的，从而与不同程度的意识本身联系起来。

答案就在于强有力的化学调节物出现的那个特殊瞬间，个体所处的状态：分子家族中的不同成员根据不同的唤醒水平播散在广阔的大脑中，无论当下何种化学物质发挥作用，都会使周围细胞对被激发的、"固有"枢纽（石头）的反应变得敏感，或对其进行某种调节，从而参与到神经元聚合中（创造涟漪）。反过来，所有这些更多的细胞被短时间地招募到一起参与工作的难易程度取决于喷薄而出的化学物质家族（用现象学术语来说，即任何时刻下占优势的唤醒水平和心境），这是另一种产生神经元聚合的因素。这些调节因子的可变有效性将类比于水潭中水的可变黏度（即浓度），也就是说，如果水潭中有密集的藻类，那这种水相比于新鲜的雨水，作为涟漪扩散的介质效果要更差。

任意时刻下意识的程度，也就是涟漪的范围，将取决于以下内容：其一，由外部驱动的原始感觉的激发（投掷石头的力度）；其二，由内部产生的个性化的意义（石头的大小），进一步反映在"固有"长程神经元连接的程度；其三，一般唤醒水平，即喷涌出的特定调节物质的有效性（水坑中水的黏度）。如果真实情况确实如此，那么我们便可以分别操纵这三个因子中任意一个因子所控制的内容。

让我们来看一下石头相对较小的情况。和闹铃声一样的原始感官刺激便足以招募一个神经元聚合，尽管这个神经元聚合可能也相对较小。举个例子，想象在伊维萨岛的一个俱乐部中，你在闪烁的灯光下和着音乐的节拍翩翩起舞。在如此"美妙"的体验下，你精心构建的个人化连接将变得既不相关、也不必要。另一种瓦解个人神经连接的方式是服用精神活性药物，它在任何情况下都会让你体验到狂喜。药物会损害"与生俱来的"中枢的突触效率，以至于使其在功能上变得不那么有效。

对许多人来说，饮酒可以让他们快速得到愉悦感，因此这同时也会减小神经元聚合。由于酒精是一种高度脂溶性的物质，因此它可以轻松地穿透细胞间紧密的连接（血脑屏障），血脑屏障可以将大脑从循环系统中隔离出来，但酒精却可以快速地进入大脑。在大脑中，酒精所起的作用与一类我们尚未提到的特殊神经递质相同：γ－氨基丁酸（GABA）。[41]GABA 将会引发带负电荷的氯离子流入神经元内，相应地使得细胞内的负电位更强（超极化），这意味着细胞更难产生动作电位——它们受到了抑制。因此，GABA能大幅度地减小神经元聚合可能也就没什么好奇怪的了。[42]

第三种情况是，如果涌入你大脑的刺激信息是极度惊险刺激的，你便会产生一种类似"惊心动魄"体验的感受。这些惊险刺激的活动，如木筏漂流、跳伞以及滑雪，它们有着相似的影响，但也稍有不同。尽管这些刺激并不是极度耀眼或过于吵闹，但一系列互相竞争的神经元聚合快速出现，让任何输入都无法维持太久而能被大脑充分处理和理解。

在所有这三种情况下，我们关注的重点是石头虽小，但投掷有力。特别有趣的是，尽管这些活动可能有很大的不同，但它们有着一个关键的共同因素："脱离"心智的感觉。你现在回到了作为一个小孩儿的体验中，只能作为一个被动的、无条件的、无自我意识的感觉接受者活在当下。如果这与婴儿和非人类生物所拥有的当下的意识是同种类型的意识，那么我们便可以将这种快速形成的小型神经元聚合与完全以"纯"情绪为特征的主观体验进行关联，而婴儿和非人类生物很容易就会表现出这种主观体验。由惊险刺激的运动、音乐和其他事物产生的大部分体验，都是人们主动选择的娱乐活动，因此我们可以推测这些活动都是可以使人愉悦的。也许我们可以通过观察大脑的化学特征并关注某个熟悉的神经递质——多巴胺，来扩展这种想法，进而以一种更精确的方式将愉悦和非常小的神经元聚合联系起来。到目前为止，多巴胺仅仅被认为是大脑中一个聚合的一部分，是一个"源泉"，因为它与其他的神经递质有着密切的关系（去甲肾上腺素和 5- 羟色胺）。但现在，多巴胺本身就值得我们仔细地去研究一下了。

尤其是多巴胺的释放，一直以来都与愉悦有着紧密的联系。一项可追溯至 20 世纪 50 年代的开创性研究表明，如果将一根电极植入老鼠大脑中释放多巴胺的区域，那么老鼠很乐意按动压杆来电击自己大脑，即使这么做并不会得到食物。[43] 此外，所有的娱乐消遣性药物最终都会对大脑产生一种相同的作用：释放多巴胺。它的作用就像大脑中的一个"源泉"，通过它可以进入范围更加广阔的"高级"中枢。多巴胺水平的升高与唤醒和兴奋水平的升高有关，只要看看安非他命的刺激作用就可以明白了，这种药物会引发多巴胺这种强力化学分子的激增。

因此，如果多巴胺与愉悦感有关，并且如果小型神经元聚合的出现也是愉悦体验的一个共同特征，那么我们便可以认为多巴胺会减小神经元聚合。这正是我们在实验室中进行的先导试验所发现的。阿扑吗啡，一种作为脑内多巴胺替代物的药物，有着降低小鼠大脑皮层切片中神经元聚合大小和持续时间的明确作用（见图 7 ）。[44]

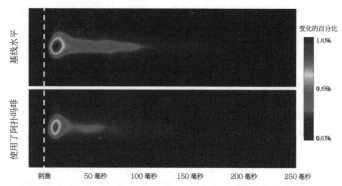

图7：随着时间的推移，老鼠大脑切片（皮层）中产生了一个神经元聚合。注意当使用了多巴胺替代物阿扑吗啡（下图）后，神经元聚合的强度减低且持续时间显著缩短（Badin & Greenfield，未出版）。[45]（彩色扫描版，见彩插5）

　　但是高水平的多巴胺并非一定预示着愉悦感，它同样也在恐惧的体验中扮演着重要的角色。以精神分裂症为例，这是一种复杂的障碍，有许多症状表现，而该病的患者体内多巴胺功能水平过高。没人会说患精神分裂症是一件很有趣的事情。但如果我们仔细想想就会发现，一般而言，狂野和放纵的快乐往往会变成恐惧。躲猫猫游戏可能会吓到儿童，而在坐过山车的时候，尖叫更是不可避免。这一正一负的两种极端对立的体验为何能如此简单地相互转变？

　　在愉悦的案例中，我们可以看到很多娱乐活动都是"惊心动魄的"。然而，通常情况下，相互独立的同种类型的瞬间冲击会接踵而至：乐曲的鼓点和节奏，情人间不断的爱抚以及一口接一口品尝食物是同种类型的美妙体验。与之完全相反的是当我们谈到恐惧时。长久以来，心理学家们已经承认，当我们谈论恐惧的定义时，它可能与任何一种极为新奇的事物相关，并且我们完全无法预测恐惧何时会发生。[46]也许当我们不知道接下来会发生什么事情的时候，愉悦就转而变成了恐惧，每一个时刻都变得支离破碎且完全无法预测。事实上这种从愉悦向恐惧的转变可以归结为多巴胺水平的不同，并且不同水平的多巴胺会对神经元是否参与神经元聚合产生相反的作用。[47]

然而，愉悦及与其相关的小型神经元聚合不单单依赖于将这种神经化学物质维持在中等水平上。我们之前提到过，能产生意识剥夺作用的麻醉剂同样也会减小神经元聚合，而麻醉产生意识剥夺是分阶段进行的，其中一个阶段通常被归类为躁狂。这种"谵妄"会发生在麻醉剂刚刚起效，并因此导致神经元聚合减小时。显然，麻醉剂的剂量太低，因而个体不能进入通常会引起愉悦感的无意识状态。过去人们所熟悉的醚类麻醉剂，会对那些不想失去意识而是想改变意识状态的人产生巨大的影响。被称为"醚游戏"的公众集会便会让参与者吸入乙醚，从而显露出该类物质所具有的那种致幻作用。与之类似的是，麻醉剂氧化亚氮曾一度在19世纪的"笑气"聚会上作为一种娱乐性毒品使用，一部分参与这类聚会的人会变得精神恍惚、安静，而另一部分人则会体验到欣快感并不断发出阵阵傻笑。碰巧的是，氧化亚氮现在作为一种合法的娱乐消遣性药物在英国卷土重来，人们通常会从装满氧化亚氮的黑色气球中吸食，当局对此非常关注也就可以理解了。[48]无论是由哪种化学物质激发产生，对于纯粹愉悦的美妙体验似乎最终都会一致地与高度情感化、低认知水平的小型神经元聚合对应起来。

如果美妙体验中的决定因素是下一口酒，是乐曲的下一小节，那可能这一问题也同样可以被应用于其他类型的链条中，如在剧烈运动时重复的动作。在这种情况下，锻炼是非常剧烈的，并且伴有强烈的感官刺激，我们知道这会引发人体内生理性吗啡样物质（内啡肽）的释放，并导致广为人知的"慢跑者快感"现象。这些生理性鸦片类物质会对神经元活动产生一系列的抑制作用，并因此在神经元水平上减小神经元聚合。[49]但是，在更加全面的水平上，剧烈的运动同样也会对大脑产生另一种作用。

事实证明，即使是快步行走也可以带动新神经元的产生（神经元生发），[50]即干细胞（通过分化产生机体其他多种细胞的原始细胞）将会最大限度地将其自身转变为神经元细胞，同时刺激化学物质的释放，进而帮助新生的神经元细胞生长，并且它不会就此停止。在剧烈的体育锻炼增加了大脑干细胞从而产生新神经元的同时，源自丰富环境的附加刺激将会增加神经细胞之间的连接，并加强这些连接的稳定性。[51]

我们现在可以再前进一步。正如我们所看到的，如果环境可以改变一个大脑正常且健康的个体的思维，那么反过来，思维这种心理活动是否可以改变物理大脑本身呢？还记得吗？"仅仅"是在脑中想象练习演奏钢琴这样的心理活动都可以对物理大脑产生可测量的影响。科学家们甚至在老鼠身上观察到思维产生的相似的结果。在一项实验中，加利福尼亚索尔克研究所遗传学实验室教授弗雷德·"拉斯蒂"·盖奇（Fred 'Rusty' Gage）已经证明，如果想要通过锻炼促进产生新的大脑细胞（神经元生发），那这种锻炼必须是自愿进行的。[52] 老鼠必须主动参与跑轮练习，而不是在违反其意愿的情况下被迫在跑步机上不断跑步。[53] 这种令人难以置信的心理带动生理的过程究竟是什么？

　　非常有趣的是，只有当老鼠自愿地参与体力活动时，重要的生理因子才开始发挥作用。最重要的是，自愿参与的老鼠表现出更低的焦虑水平，[54] 这表明主动参与活动是没有压力的，而较低的压力意味着所有潜在相关的破坏性激素的减少，如皮质醇。[55] 研究确实发现，定期自愿锻炼可以预防大鼠和小鼠产生健康和认知方面的应激损伤。[56] 尽管我们现在仍无法通过追踪任何有意义的细节，来明确一类化学物质的减少如何让大脑进入一种对神经发生来说至关重要的状态之中。然而，一项更吸引人的线索是，这种情况发生时还伴随着一种特定的脑电波模式（θ 节律的脑电信号特征），[57] 人类大脑的这种脑电模式意味着大脑正在注意某件事情。[58]

因此，如果可塑性和注意之间有某种联系，并且当你完全失去意识的时候是无法注意到事物的，那么可塑性和意识之间是否存在着某种联系？如果是这样的话，这种联系是否由某种恰当的神经元聚合构成？正如我们看到的，大脑的可塑性在丰富环境的刺激下产生了大量的神经元分支，并以此促进神经元之间的连接。在我们的实验室里，我们开始研究神经元聚合构成的动态变化是否能反映出这种长期的可塑性变化，这种可塑性变化是动物暴露在"丰富的"环境中几周的时间里产生的。答案是：可以。

当老鼠被暴露在丰富的、可互动的环境中三个星期后，[59]与被放在不那么有趣的环境（只有几个塑料盒子的、丰富度最低的环境）中的控制组相比，它们在行为上表现出了显著的差异。那些通过与梯子、转轮互动，攀爬小秋千和树枝并从中获益的老鼠，与没有这些机会的老鼠相比，测得的压力水平更低。那些生活在最丰富环境中的老鼠表现得更加平静，而通过将其与那些刺激最少的老鼠进行比较，结果发现它们在进食新奇食物前表现出更短的等待时间，并且这种变化伴随着增强的电生理反应，这种电生理反应代表着大规模的神经元激活，[60]即一种强化的神经元聚合。[61]

现在，这一观察为我们带来了一个有趣的问题。如果环境的丰富性可以增加大脑的可塑性并且可能增加神经元聚合的大小，那么将这一过程反过来，同样的事情会发生吗？通过建立短暂的大规模神经元聚合，可以使你的大脑具有更高的可塑性吗？换句话说，这能使建立更加长期的、局部的、"固有的"神经连接变得更容易吗？如果是这样的话，那么将有助于我们从进化学的角度理解意识的生存价值。毕竟，为什么我们不能仅仅像自动的机器一样在这个世界上繁衍和行动？为什么要有意识？这一问题的答案并没有那么显而易见。

让我们转变一下这个问题。这一次，我们不考虑意识和它的生存价值，而是只考虑神经元聚合。神经元聚合由脑内大量的细胞网络组成，并且以大规模集团的方式共同工作，神经元聚合会导致广泛的神经激活，这是它们的一个最典型特征。这进而会使更多、更广泛的适应性在脑内产生，而不仅仅是某些局部的反应——这种局部的反应通常发生在没有神经元聚合（因此也没有意识）运作的脑区。而如果是那样的话，就意味着如果神经元聚合确实与意识相关，那么，具有意识的你就有着一个更加广泛适应环境的大脑。因此，神经元聚合的功能（以及因此附带紧随其后的主观意识的关联物的功能）就是促进并协调个体对环境进行更加广泛的适应。这也就意味着动物的意识水平越"深"，它们的适应性越强。这给了我们一种直观感觉：看看我们人类自身，我们是这个星球上适应性最强的物种，当然，我们也是所有物种中意识水平最"深"的。

五、锻炼、愉悦、神经发生，以及神经元聚合

接下来我们要探讨的问题甚至比意识的进化价值还要有更加深远的意义。大脑中神经元聚合的存在是否可以帮助我们更好地理解可塑性、神经发生、锻炼以及有意识的思维之间的联系，并在此基础之上启动这些在脑内的改变？其中有意识的思维是最重要同时也是最神秘的因素，它似乎是心理活动所必需的。为了探索这一问题，让我们想象一下这样两个场景，这两个场景都与剧烈运动有关，却涉及大小非常不同的神经元聚合。

场景一是由外界事物驱动的。例如音乐中响亮的节拍，滑雪时急剧下降的滑雪跑道，冲浪时起伏的海浪，这些都会引起人们的高度唤醒，我们现在已经知道，它们与生理学的关联在于多巴胺的释放。由多巴胺引发的高度唤醒，在快速变化的感觉环境中剧烈运动所产生的兴奋，以及随之而来的内啡肽（人体产生的天然吗啡）的释放，都会减小神经元聚合，进而与当下的愉悦体验产生现象学上的关联。[62] 来自外界的"惊心动魄"刺激越大、速度越快，并且神经元聚合越小，那么就会有越多的意识状态变得被动、无自我意识，仅仅对连续快速出现的刺激做出反应，且在某些情况下这种反应会近似于恐惧。神经元聚合会变得很小。

与之相对，现在让我们来考虑一下另一种方案：场景二。

这一次运动的动力是认知，它是主动从内部产生的。例如你有一个特定的想法——决定去慢跑。正如我们刚刚所看到的，这种自愿的决定，这种积极的思考，将会为神经发生（产生更多的神经元）提供必不可少的关键条件。你拥有的神经元越多，它们之间产生连接的可能性就越大，而神经元之间的连接越多，大脑的可塑性就越多样化。我们同样已经看到了，相同的刺激，如驱动可塑性的"丰富的"环境也将驱使产生更大的神经元聚合，进而加深意识。但反过来也同样成立：更大的神经元聚合促使局部突触更容易形成可塑性，而局部突触的可塑性所能保持的时间远比广泛的神经元聚合本身要长得多。

如果说神经元聚合确实是意识的神经关联（前提是你不能单独具有一个而没有另一个），那么我们便能明白为什么有意识的思维对于由运动引导的神经发生来说是必不可少的了，同时也能明白为什么诸如想象演奏钢琴这样的"思想"，能够像我们在实验中观察到的那样，增强大脑的可塑性。随着时间的推移，强化了的可塑性将让你具有获得更大的"石头"以及更深的意识的潜力。其中调节唤醒的化学物质并没有那么重要，与外部世界的交流，更多地取决于大脑内部的过程，而不是环境中的外部触发因素，就像是在演奏钢琴实验中那样。神经元聚合会变得更大。

这种由运动（例如慢跑）引发的沉思或反思作为另一种可能的选择，与"无意识参与"的活动（如随意的跳舞）相比，前者或许可以为当下流行的"正念"（mindfulness）现象提供神经科学的基础。正念被定义为"一种精神状态，这种精神状态需要通过关注当下的知觉，同时平静地承认和接纳自己的感受、思想和躯体感觉来获得"。记住：从今天早晨散步开始，我们便看到城市环境给你带来了认知方面的影响，迫使你分散注意力，对外界事物做出反应。而乡村环境则为你提供了一种机会，使你可以积极主动地做出"自愿的"行为和思考。

你外出"探险"时的情况是这样的：你与波波散步时所进行的轻度锻炼让你的内部心理过程可以自由地活动，不需要应对心跳加速和快速变换的景色所带来的干扰。斯托顿说的遛狗可以使你"逃离日常生活"真是太对了。但可悲的是，现在，日常生活正在不断地接近你。你上班就要迟到了，剩下的时间只够你吃一顿简单的早餐了。

第四章

CHAPTER 4

早餐

　　你只能快速地吃一碗麦片粥，喝一杯热咖啡，以充分利用这有限的时间独自吃完早餐。在接下来二十分钟左右的进食时间里，伴随着莫扎特悠扬的乐曲，你的耳朵、眼睛、舌头、手指和鼻子会被激活，这强有力的激活占据着你的意识。当然，有些情况下，在你意识清晰的时候，你的感官并没有被外界的刺激明显激活，如当你冥想时，或是专注于某些深刻的思考时，但这是那些能在任何情况下完全脱离周围环境影响的人才能偶尔享有的特权。在大多数情况下，对我们之中大部分人来说，意识从一个瞬间到下一个瞬间，都被我们周围即刻发生的事情所驱使着，因为我们的五种感官不断地将它们接收到的刺激传入大脑，而大脑也时刻等待着接收这些刺激。这些感官或多或少地为我们清醒的时刻增添色彩，它们使我们与外界保持着联系，使我们能适应外部世界的生活。我们再次回到将石头扔进水潭的比喻，这里我们要关注的重要问题是扔石头的力度，单纯而简单的感官感觉是如何塑造我们的意识的？但我们立刻就遇到了两个令人困惑的问题：一个是空间方面的，而另一个是时间方面的……

一、五感：脑的空间特征

大脑的空间问题是一个神经解剖学问题：大脑相应的部位会对不同的感觉进行不同的处理。可能这听上去很简单，你要么是看到某些东西，要么是听到、感觉到、尝到或是闻到某些东西。我们有五种自身清晰可辨而又互不相同的感觉。就大脑而言，即使在最基本的水平上，处理不同感觉的神经区域的划分也并没有那么明确和具体。即使在成年人脑中，不同感觉系统也可以互相跨过公认的解剖边界。例如，当盲人用手指阅读盲文时，他们的视觉皮层可以被触觉激活。[1] 此外，众所周知，如果一个人失去了一种感官功能，那么这个人其他的感官会得到强化。神经科学家海伦·奈维尔（Helen Neville）已经证明了耳聋是如何提高视力的，[2] 即耳聋人的听觉脑区会被用来处理视觉和触觉信息。[3] 同样，与非盲人控制组相比，盲人可以更好地辨别音高，[4] 而且他们也更擅长判断声音的位置。[5] 视觉受损的人在进行非视觉任务时也表现得更加出色，如语音感知[6] 和声音识别[7]。此外，动物感觉剥夺实验表明，这种功能的增强可以很快出现，例如老鼠被关在黑暗中短短几天的时间里就会表现出听力的提高。[8]

　　然而，即使个体并没有缺失感觉，大脑依然可以对不同形式的处理过程进行欺骗。尽管非常罕见，但通感（字面上来说，是"将感觉汇聚到一起"）现象在几个世纪前就被承认是存在的。在这种令人着迷的状态中，个体可以以两种不同形式的感官经验同一个输入信号，大多数人则只能从某个单一感觉通道接收到它。例如，通过听声音，可以"看到"颜色和运动。

　　在大脑中，通感的存在明确地证明了大脑具有惊人的灵活性，某一部分神经区域可以被移植用于处理不同的感觉过程。在这种情况下，就不能说是某一片脑区被另一片脑区入侵，而应该是脑区间的连接特别丰富，[9] 结果导致一片区域的激活同样会直接引发另一片区域的激活，例如识别字母的脑区激活同时会引发识别颜色的脑区激活。另一种情况是，可能在大脑皮层不同部分之间预先存在某种闭锁机制，在通常情况下确保反馈有明确的分隔，防止产生混淆，然而这坚不可摧的屏障在通感过程中被打破了。如果正常反馈并没有像往常一样被阻止，那么任何来自多感觉处理晚期阶段的信号反馈都可能对早期单通道阶段产生不适当的影响，这就是为什么说话声音可以引发视觉。在一些临床疾病中也能见到这种去抑制现象，如颞叶癫痫、头部外伤、中风和脑肿瘤。[10]

　　在任何情况下，通感这无可辩驳的事实，以及广为人们接受的失明和失聪患者的过度补偿，导致了不可避免却也十分迷人的悖论：尽管主观上每种感官的体验是非常不同并且完全可以互相区分的，但是从客观上说，调节这些不同体验的神经机制却是标准化的，并且是可以互换的。一旦外界某种信号通过诸如耳蜗或视网膜转变为一系列动作电位，这些电信号便会进入不同的脑区，并终止于各自在大脑皮层的投射区，然而这些投射区在组织结构上是同质化、模块化的。这表明它们的结构和连接具有共性，有点像制作饼干用的模具。[11]

那么，主观体验令人吃惊的质的差异是在何时何地起作用的呢？听和看的主观差异又是在哪里如何出现的呢？尽管不同感觉的生理加工机制都大体相同，但不知怎么，大脑还是让体验间出现明确的分隔成为可能。如果我们能够解决这一悖论，它将有助于我们理解水是如何变成酒的，以及客观和主观是如何联系在一起的。

二、五感：脑的时间特征

第二个问题是关于大脑的时间问题：不同感觉在大脑中被加工处理的速度是不同的，但人们会将其体验为相同的。当某人拍手时，你会同时看到拍手的动作并听到拍手的声音，主观上你会觉得它们是同时发生的，然而事实上声音的加工过程要比视觉加工过程更快。再举一个例子，如果你同时触摸自己的脚趾和鼻子，假定因为触碰鼻子产生的信号所需传递的距离要近得多，所以它会先进入大脑，尽管如此，你感受到的却是多模式的单一意识瞬间。这意味着一定存在许多横跨每一个看似单一的意识瞬间的时间窗（即时期）：每个时期都是时间的一个窗口，通过这些窗口，加工速度不同的感觉能达到同步化，进一步被整合进我们熟悉的多感觉整体，我们将其称为意识的"瞬间"。你的大脑需要通过某种方式让这些感官同步化，需要由一段恰当的时间延迟来包含以不同速度到达的全部感觉形式，而不可避免的是，传递速度最慢的那种感觉信号将决定整体的步伐。

事实证明，这些时期会持续几百毫秒。"我们所意识到的并不是真正的、当下的那个瞬间，而总是会晚那么一点点"，大约半个世纪前，富有独创精神的心理学家里贝特表达过这样的观点。当时他正在当地医院里研究那些进行过神经外科手术的患者，他们的颅骨上留着手术中为了暴露大脑皮层而钻的孔。[12] 在一项实验中，里贝特通过这个孔洞用电极棒刺激这一部分的大脑，这会引起身体很多部位的轻微刺痛感。令人惊讶的是，被试在被刺激 500 毫秒后才报告说感受到了刺痛，这可是足足半秒钟呢，要知道一个动作电位的跨度可能只有千分之一秒，在大脑的时间维度中这半秒钟就像永恒一样。里贝特的研究还发现，当刺激作用在距离大脑更远的身体部位，如作用在脚上，并在大脑中进行信号记录时，那么在大脑接收到传入的刺激信号和被试意识到这一刺激之间有一个明显的延迟。这不仅仅是让大脑在时间窗里登记一个输入的信号，以此确保即使是加工过程最慢的感觉也能到达，问题没有那么简单：对意识的觉察似乎要花费更多的时间。研究表明，当要求被试判断随机出现的图片是动物还是交通工具时，尽管大脑很早就记录到差异，但有意识的决定却出现得较晚（峰值出现在 250 毫秒左右）。[13] 这些至少持续数百毫秒的意识时期所提供的时间，刚好够神经元聚合形成和解散。因此，对神经元聚合的探索可以帮助我们理解大脑中发生了什么。

这里有来自我们自己实验室的一系列图像，这些图片展示了在十一个不同的实验中，大脑皮层不同部位的神经元聚合被激活后 300 毫秒时的样子。在视觉区，最高的活动最后大多会终结于深部皮层，而在听觉区则完全相反。研究表明，听觉和视觉的处理过程是有差异的，我们不能轻易地将其还原为传统的突触活动，而要将其看作一种大规模神经元聚合的动力的涌现。如果没有神经元聚合的光学成像技术，我们便无法探测到这个过程。

显然，在意识出现之前必然要经过 250 毫秒到 300 毫秒的时间，而在与主观体验建立联系时，是什么让这"量变"的时间产生如此"质变"的差异呢？如果这段时间对于意识来说是必须的话，那么神经元聚合本身的特性可能包含解决问题的线索。神经元聚合中单个神经元的工作方式并非孤立的、远距离通话式的，它们不仅仅依靠向大脑中某个遥远的神经元传递单一的信息来进行沟通。与此相反，神经元聚合在其形成的几百

视觉系统　　　　　　　　　　　　　　听觉系统

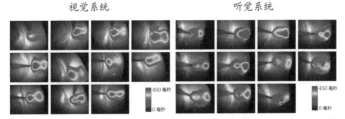

图 8: 在十一项不同的实验中，光学图像显示了视觉和听觉系统神经元聚合之间的差异。[15]
按照时间框架，特殊位置的荧光信号最终下降到最大值（300 毫秒）的 20% 以下。要注
意的是，这一活动在视觉皮层中集中在深部，而在听觉皮层中则集中于浅表（彩色扫描图
请见彩插 6）。

毫秒中，本身是具有组织的，并且也是自给自足的。神经元聚
合的组装活动只在局部进行，这也就是为什么它像涟漪一样传
播得很缓慢。重要的是，随后产生的涟漪（意识的程度）也将
在一个时间窗，或时期中汇集到一起，因此意识的出现需要花
费半秒钟的时间也就不奇怪了。[14]

　　但这样仍然存在空间上的问题——大脑皮层那饼干模具
样的客观排布是如何与听觉和视觉的主观差异相对应的？如
果每种感官所具有的独特感觉体验都以某种方式与大脑不同
感觉区中神经元聚合的特性有关，且神经元聚合只有在几百毫
秒后才能变得明显，那我们现在便可以用相同的客观生理学量
尺来区分视觉和听觉现象。即便如此，这把对应着听觉和视觉
两种主观感觉的简单的量尺是什么呢？又在哪里呢？如果你
必须要用某种通用单位或参照系向一个火星人描述听觉和视

觉主观体验上的差异的话，你会说些什么呢？

在我们能找到答案之前，想在我们客观监测的大脑中对现象学的内容进行定位是非常困难的。不过，我有一个建议：从生理学上讲，视觉主要（但不仅限于）探测空间边缘的差异，而听觉则主要（但不仅限于）探测时间差异。如果是这样的话，那么鉴于神经元聚合的空间特性在特定的时间窗里具有如此大的变化，这种空间特性可以帮助我们设计某种新的神经科学工具。最终理想的结果是建立某种单一的时空标尺，某种能够被应用于主观意识的某个时期的描述性数学方程式。

三、多感觉意识

那么意识究竟是什么呢？是某种单一的感觉，还是五种感觉的结合？每个人都同意感觉有五种不同的类型，因此人们想当然地推断意识也是以同样的方式工作，大脑肯定具有某种平行处理系统，永远都分成五种不同的感觉，这些感觉最后转变成各自独特的主观意识流。正如我们所知道的，这个看似简单的推理，是由已故的克里克和他的同事科赫提出的，他们致力于找出意识中针对"视觉意识"的神经连接，因为视觉意识明显不同于其他感觉，并可以独立于其他感觉单独运作。[16]

尽管我们几乎无法想象，如果在现实生活中只有一种感觉，那会是什么样子，但在课堂上，我们将感觉是独立运作的这一假设展现了出来。追溯到 1978 年，一种基于这个前提的学习方法问世了。当时的观点是大脑可以被区分为三种"学习风格"：视觉（V），听觉（A）以及运动觉（K），即"VAK"。VAK 最早是由美国教育学家丽塔·邓恩（Rita Dunn）和肯尼斯·邓恩（Kenneth Dunn）于三十多年前提出的一种新方法，这种方法既能解释儿童学习能力的个体差异，又能提供一种促进儿童学习的方法。[17] 老师们报告说，他们的学生们都根据所学的科目改变了自己对感觉的关注点。例如在艺术课上，学生们被要求将重点放在视觉注意上，而在音乐课上学生们被允许闭上眼睛。邓恩的理论得到了进一步的发展，他们提出，某些个体本质上就是"视觉"学习者，某些则是"听觉"学习者，还有一些是"运动觉"学习者——他们更喜欢运用触觉。[18]

独立研究没有发现任何源自于 VAK 的学习改善，而这种方法唯一的优势貌似是调动了老师的积极性。那为什么还有人认为 VAK 范式在教育学方面产生的差异是吸引人的，或至少是令人信服的呢？再一次，这种理论源自大脑自主结构这一具有欺骗性的概念，或者源自存在那些被简单地称为"模块"的、具有独立功能的脑区的观念。可以确定的是，几百万年来，大脑进化出了许多看上去具有特殊作用的结构，现代人运用这些结构和特性中的多个部分来完成只有人类才能完成的事情。然而，否定整个 VAK 理论的依据是，这些功能模块只有在互相连接的情况下才能发挥作用，它们不能单独运作。

认知神经科学家迪昂提出了一个很好的例证，这项例证所阐释出的东西比 VAK 更加复杂，且更具有互动性。[19] 他要求被试在大脑扫描的同时进行一项重复性的数学计算，麻醉师经常会在患者逐渐失去意识的过程中让患者进行这种计算，具体来讲就是让被试从一百开始进行连续减七的运算。想象一下你躺在那里，实验人员要求你自己告诉自己"一百减七，九十三减七，八十六减七"等等。那些接受手术的患者通常不会做到这个计算的最后，但这项测验是通过记录被试最快需要多少时间完成这个任务，来测试其完全清醒状态下的思维敏捷性。这一连串的减七看上去似乎是一种很简单的过程，但当德阿纳用脑成像技术寻找在进行第一步计算时哪些脑区被激活时，结果发现仅仅第一步计算就会引起十到十二个不同脑区的激活。换句话说，这是另一项证明大脑是以整体方式进行运作的例子。

相互连接性包含一种强有力的连接间的互动，这些进入大脑的连接来自我们的感觉器官。根据 VAK 的理论，如果观察一下作为灵长类的我们的大脑就会发现，视觉过程是大脑中最主要的过程，它占大脑的百分之三十，与之相对的触觉和听觉分别占大脑的百分之八和百分之三。[20] 我们会利用输入大脑的视觉信息来构建这个世界的空间"地图"，以此来理解事物之间的联系。即使对于先天失明的人来说也是如此，他们也构建着这样的地图。显然，盲人并非通过视觉获取最初的信息，而是通过触觉和听觉来获取信息的，但他们也像视力正常的人一样来处理这些信息。盲人会通过构建这个世界的地图来理解事物实际的位置和在概念上的位置。[21] 因此存在一种多感觉、"跨通道"的信息处理过程，在这一过程中无论信息是来自触觉、听觉还是视觉，都会互相关联，最后成为一个信息包。这种跨通道的信息加工过程是已经确定的脑功能的基本特征之一。

我们每个人对于辨别事物是否同时发生都非常熟悉，如看到电视上新闻播报员嘴唇的运动就能判断它和听到的声音是否同步。在一项研究中，刺激分为看到的嘴唇运动与听到的声音同步和不同步两种情况，研究者对比了被试在两种情况下的大脑活动。[22] 结果发现，当二者同步时，视觉皮层和听觉皮层的部分脑区表现出累加效应，而当二者不同步时，这些脑区则表现出减法效应。由于视觉信息和听觉信息之间联系密切，因此这种辨别差异的能力在进化上有着重要的意义。在黑暗中，你需要能对突如其来的声音进行定位，毕竟，预料之外的噪声可能是你的下一顿美餐，或是把不幸的你变成美餐的捕食者。

此外，能读懂唇语可以帮助我们在强噪音的环境下进行倾听。[23] 对于潜藏在这一效应背后的大脑真实过程的揭示，是通过对清醒的猴子观看或倾听自然视听刺激进行记录所获得的。研究人员发现，当接收多感官刺激时，来自单个脑细胞的反应模式变得更加可靠。与之相反，当视觉刺激与声音不匹配时，这种多感觉的强化则会被大大减弱。因此，即使在那些传统意义上只对单通道感觉进行简单的初级加工的脑区（初级皮层），多感觉的影响也会强化这些皮层脑区的信息加工。[24]

已故的教育心理学家约翰·吉克（John Geake）曾进行过一项简单的实验来证明感官间的网络连接。[25]研究中，他让一群儿童观看两组物体，但两组物体所包含的物体数量远大于限定时间内可以精确地数出的数量。即便如此，当要求被试说出哪一组包含更多的物体时，即使年仅五岁的被试也能给出相当准确的答案。然而，当其中一组物体被换成一连串快速的声音时（当然，这一连串声音也因为太快而无法计数），就有了关键性的发现。有趣的是，在对视觉和听觉输入刺激间进行比较的情况下，儿童表现出的准确性没有发生改变：他们依然可以判断出声音和物体的数量哪个更多。一个明确的结论是，传递信息的特殊感觉通道间是互不相关的。大脑会通过"更高"水平的脑运作来加工输入的信息，并将其"抽象化"。因此重要的是信息的内容而非媒介。

尽管我们可以意识到五种不同的感觉，但我们的大脑在进行意识体验时通常不需要对其进行剖析和分隔。学习（涉及所有类型的思考，因此也涉及意识本身）包括一个抽象的过程：无论我们从哪个感觉通道接收到信息，我们在对其做出某种反应前，都先要提取出其最基本的意义，并据此决定我们将采取的行动。我们在学校学习的历史课是个很好的例子。我们中的大多数都或多或少地知道一些关于国家宪法和里程碑事件的事情，我们可能通过不同的方法获得这些知识，可以是阅读书籍，或是在课堂上听老师讲课，又或是观看一部纪录片。但无论是通过何种方式获得了这些知识，这些知识大部分会被我们逐渐遗忘，因为事实上这些事情是无关紧要的。再举一个关于"抽象"过程的例子：春天里的某个清晨，你漫步在树林中，呼吸着新鲜的空气，看到明亮的绿叶，等等，这些最终会让你产生幸福的感觉。你并没有感到需要对其中不同的感觉加以区分。意识的瞬间是包含多种感觉的，多感觉这一整体比五种不同输入信息的简单叠加包含了更丰富的内容。

当我们谈论主观意识的那个瞬间时，如果要说有什么的话，那便是不同的感官会相互加强。当你此时此刻正在边吃早饭边喝咖啡时，这种感官的协同作用尤为明显。患过重感冒的人都知道，堵塞的鼻子会让食物变得无味。舌头上的感受器可能接收到了很多味觉信息，但如果你的鼻子不能工作了，那你就完全无法体验到任何味道。有另一种简单的方法证明鼻子和舌头通常是一起工作的：如果你把一颗夹心糖豆含在嘴里，同时捏住鼻子，那你会感受到甜味但却没有味道。然而，一旦你释放你的鼻腔，味道就会涌入你的意识。[26] 味道的重要性可能或多或少取决于不同物质的特性，例如当鼻子堵塞时，人们不能辨认出咖啡、巧克力和大蒜，但却可以辨别出威士忌、葡萄酒和醋。[27] 此外，不同的气味可以改变最终的味觉体验。[28]

鼻子之所以至关重要，是因为咀嚼所释放的能量分子通过口腔后部到达位于鼻腔通道上的感受器。我们可以闻到的气味的种类要比可以尝到的口味更加多样化。人类的舌头只有五种不同的感受器：甜、酸、咸、苦、鲜。鲜（umami）为日语词汇，其意思是"美味"，这个词由化学家池田菊苗（Kikunae Ikeda）于 1908 年首创。他研究发现鲜味中最重要的成分是谷氨酸盐，并对著名的增味剂谷氨酸钠（俗称味精）申请了专利。鼻腔中有数百种气味接收器，与那看似无限的气味种类相比，这五种有限的味觉不值一提。这意味着，味道和气味进行匹配和混合的可能几乎是无限多的，这便产生了我们主观上描述为各种各样味道的感觉。

然而，我们都知道，尽管气味和口味可以被共同体验为味道，但它们也同样可以被单独感受为口味和气味。我们通过鼻子闻气味和通过喉咙后部品尝味道在神经学上是完全不同的现象。如果嗅觉和味觉信号同时到达大脑，那气味和口味会被整合成某种味道的体验。当你只是闻食物的气味或看到食物而不去品尝时，两种感觉的融合则不会出现。然而，即使你无法闻到将要吃的东西的气味，视觉本身也会对味觉产生巨大的影响。

最近的研究向我们展示了视觉和味觉之间一种有趣的协同作用。研究者发现，单单是杯子的颜色，就可以影响人们对杯子里的热巧克力产生的口感：与白色或红色的杯子相比，用橘色或奶油色杯子盛的热巧克力喝起来更有巧克力味。令人惊讶的是，我们的感觉会受食物容器特征的影响，改变我们对食物的感知。[29] 即使是食物发生了简单的、物理形状上的改变，也能起到作用。如果一块奶酪有一个尖头而不是圆角，那它尝起来味道更浓郁。[30] 颜色间的反差越不强烈，食物尝起来越甜，其中的原因尚不明确。因此，用白勺子喝白酸奶要比用白勺子喝粉酸奶尝起来更甜。[31]

如果视觉能在其他的感觉中发挥如此重要的作用，那听觉对味觉体验也有很大的影响也就不足为奇了。例如，一个安静的环境会增加咸味儿，而环境中嘈杂的噪声会降低咸味儿；喧闹的环境会减弱甜味儿，但却会增加食物的脆感。许多人可能都已经发现，磨咖啡的声音会增加咖啡的口感，嚼碎薯片的嘎吱声（适当的声响）也会使薯片变得更加好吃，而不恰当的声响则会产生相反的作用。这种现象甚至扩展到更加一般的文化背景中。一项研究发现，在贩卖法国红酒时，以手风琴音乐为背景要比以德国啤酒屋常用的音乐为背景卖出更多的法国红酒，前者卖出的量是后者的三倍以上。[32]

触觉也可以提升味觉的整体主观体验。毕竟，我们是通过与食物进行身体接触来体验并区分它们的。比如说，脂肪尤其给人一种"满口"都是黄油和冰激凌的滑腻感，以及沙拉酱调料的那种油性和粘度。因此，大脑中有一片脑区包含着针对口中脂肪的质地做出反应的神经元。这些脑细胞不仅会被口中的脂肪油（如植物油）以及富含脂肪的食物（如冰激凌和巧克力）所激活，同时也会被具有类似油性质地的非食用物质所激活。汽水的味道也很大程度上受触觉的影响，尽管影响的方式不同。一瓶跑了气的啤酒和一瓶还在冒着二氧化碳气泡的啤酒相比，二者的口感是非常不同的。更普遍地说，不同食物或饮料的泡沫、黏度和顺滑度都会影响食用时的体验。[33] 甚至就连吃东西时用的不同餐具的触感都是非常重要的。例如，用一把很轻的塑料勺子吃酸奶比用银勺子吃口感更丰富，而且感觉酸奶更浓稠。[34]

与触觉有着密切联系的另一种感觉是温度觉，并且它也深度参与了食用或饮用的整体意识状态的形成。例如，非常冷的冰激凌是没有什么味道的，温度的提高会增加食用者感知到的甜味。位于舌头上的味蕾在感知甜味、苦味和鲜味方面扮演着重要的角色，分子加工过程也在味蕾上进行，此外味蕾还负责调节对温度的敏感性。将食物的温度提高至十五摄氏度到三十五摄氏度之间可以增加对甜味的神经反应。在人群中大约有一半个体，仅仅通过加热或冷却舌头本身便足以引发味觉：使舌头升温会引发甜味儿，而降低舌头的温度则会导致酸味或咸味。[35] 此外，触觉和温度觉二者密切相关，共同发挥作用。嘴唇和手的触觉所对应的脑区在"躯体感觉"皮层中所占的比例是最大的，而这两部分正是人们啜饮热水时所涉及的躯体部位。所以，想象一下，当你啜饮双手捧着的那杯热巧克力时，大量的刺激涌入你的大脑——投掷石头的过程中加入了一种额外的力量。

一个有趣的设想是五种不同的感觉涉及不同数量的"意识"，[36] 其中视觉得分最高，其次分别是味觉、触觉、听觉，而排最后的是嗅觉。但这里"意识"这一术语的使用方法是非常具有误导性的。意识不仅涉及直接感觉体验的程度，还包括个人意义的贡献。正如人类学家克里福德·吉尔兹（Clifford Geertz）如此精妙地总结道："人是一种悬挂在自己编织的意义之网上的动物。"[37] 尽管我们多次谈论过以不同力度投掷石头的特殊因素，但当我们说到原始感觉时，石头的大小（刺激的认知和环境关联）将变得非常重要。因此，我们可以根据每种感觉依赖的特殊环境和意义的多少来重新审视感觉的排序，而不是根据"意识"的数量。

以视觉为例，视觉无疑是最特殊以及最不抽象的感觉。我们周围的世界是由边缘、图案以及光影组成，而这些有颜色的形状通常具有某种"意义"，如成为某种可识别的物体或人。正如我们在之前的章节所讨论的，你所看到的事物必定对你而言"意味"着什么，而这种意义是只属于你一个人的。除非你看到的是一个纯色的、均匀的颜料板（这本身就非常罕见），否则总会存在一个环境，某个非常特别的、独一无二的、明确的场景。当你看一张桌子的时候，你是在特定的时间和特定的地点，观看一张特定的桌子。当你环视四周时，你可以看到普通的颜色和形状，在其他的地方、其他的时间也可以看到相同的颜色和形状，但你所看到的不仅如此，你现在所接触到的，是专属你自己的，与你生命中某个特定时刻的连接：当石头被抛出去时，它将变得相当巨大。

其次是味觉。由于味觉是一种非常基础的感觉，因此其在最具个性化的感觉中排名第二不免让人惊讶。但另一方面，它的前后关联是被高度定义的：你正在品尝一种特定的食物或饮品。决定味觉的因素之一是一种体验与另一种体验之间的时间关系。在一项研究中，被试被要求品尝一种柠檬汁样品，然后判断它是酸的还是甜的。然后研究者又让被试喝了一种添加了柠檬酸的柠檬汁样品。当被试喝第三杯饮料时，他们认为这是三种样品中最甜的，但事实上第三杯饮料就是最初的那种柠檬汁样品。[38]

正如我们所看到的，品尝食物时的前后关联可以对味觉产生很大的影响。在现实生活中，味觉不仅受到嗅觉的巨大影响，同样也会受到其他感觉的影响，如杯子的颜色，环境中的手风琴音乐声，口中的泡沫和奶油。并且，由于味觉是其他感觉的产物，同时也受其他感觉的制约，那么这些感觉的组合必将定义一种特殊的环境，因此这种特殊的环境取决于感觉的联系。再一次地，由此产生一块更大的石头。

视觉和味觉分别被界定为大约有 90% 或 80% 是"可意识到的"，但更准确的表述应该是"取决于前后关联的"。真实的百分比没有什么意义，重要的是与其他感觉相比时它们的相对位置。例如，触觉的排名要低得多，占比也不超过50%。[39] 此时如果我们再一次用"环境"这个词来替代"意识"也没有什么值得惊讶的。在许多不同的情境下，人们都可以体验到天鹅绒、丝绸、树皮或裸露皮肤的触感。当你可以"意识"到你所触摸的物体时，物体所在环境中的其余事物就变得毫不相关了。现在更强调的是，你的身体（最有可能是你敏感的指尖）与物体表面的互动所产生的直接感觉：石头可以变得更小，而现在重要的是要增加多少力度来投掷它。

接下来是听觉，占比30%。时刻记住，不要过分强调这个百分比本身，它的价值在于与其他感觉百分比的对比。在这种对比中，听力排名第四，因此它缺乏占优势的环境成分。毕竟，与视觉、味觉和触觉相比，听觉是一种被动感觉。你可以随意睁开或闭上眼睛，可以主动地转动你的头，将食物放进嘴里并咀嚼，或是伸出手去触摸某个物体，但你不能打开或关上你的听力。在任何情况下声音都能找到你，反过来却并不成立。听力所需要的网络连接更少，石头也更小。所以如果听力是最"被动的"感觉，那么在麻醉降低了神经元聚合的构成和规模的状态下，人们将更容易体验到听觉。听觉是在麻醉中最后消失的感觉，同时也是当患者苏醒后最先恢复的感觉。[40] 这可能是因为听觉（处理速度最快的感觉[41]）可以根据自身采取行动，就像把石头扔进水潭：投掷力度的范围是无限大的。

最后是嗅觉，只有大约15%的嗅觉是"可意识到的"，它是所有感觉中最不依赖环境的。值得注意的是，嗅觉的丧失是阿尔茨海默病的最早的指征之一，[42] 因为连接鼻子和大脑的神经通路直接进入"边缘系统"。边缘系统是一簇广泛且互相连接的大脑结构，它与记忆加工的早期阶段有关，最重要的是它也与情绪有关。因此，嗅觉作为最原始的感觉，能引起如此强烈且即刻的感受也就不足为奇了。

与其他动物相比，嗅觉在我们这一物种的感觉中似乎只扮演了一个次要的角色。例如，与狗和老鼠相比，我们人类的嗅觉接收细胞和嗅觉相关基因要少得多。毫无疑问，嗅觉是一种强有力的原始感觉，它让动物能立刻判断食物是否腐烂，是否有其他生物受伤，雌性是否进入了发情期，让动物可以远距离追踪猎物。但对人类来说，这些即刻且原始的反应受到了知识和思想的调节，也难怪其他的感觉占据了优势地位。然而，有人曾提出，与其他动物相比，人类大脑中与嗅觉感知相关的脑区可能更大。[43] 因此，人类并不像狗一样对原始嗅觉刺激进行有力而精确的处理，而是将大量的嗅觉加工（我们正在进行相关研究）更频繁地应用于记忆过程，因为相比于其他物种，人类的这一后继大脑机制更加发达。这里我们要再次强调，即使是在我们人类身上，嗅觉产生的"潜意识"的情感作用也不应被低估。

以信息素为例。所有生物（至少是非人类的动物）都会在不同的情况下释放这类隐蔽的化学物质，从标记领土、谋求生存，到发出报警信号，再到吸引配偶进行繁殖。而对于人类来说，信息素通常出现在社交行为和性行为之前。尽管信息素发挥作用的机制目前仍存在争议，但有证据表明，这些化学物质的确以某种极为精确的方式影响着我们。[44] 例如，仅仅通过嗅觉，人类被试就可以分辨出具有血缘关系的个体。在一项研究中，被试并没有见过提供受测气味的个体，但他们可以正确地将母亲和她的孩子进行配对，却不能根据气味对夫妻进行正确的配对。[45] 母亲可以根据体味辨认出她的亲生孩子，却不能辨认出她的养子。青春期前的孩子可以通过嗅觉辨认出他们的亲生兄弟姐妹，却不能辨认出只有一半血缘关系的兄弟姐妹（同父异母或同母异父），也不能辨认出没有血缘关系的兄弟姐妹（父母的养子或再婚家庭的孩子）。这一现象或许可以解释如何避免乱伦的发生。[46] 婴儿可以根据嗅觉认出他们的母亲，反过来，母亲和其他亲属也可以根据气味辨认出自家婴儿。[47] 这种血缘关系间原始的认知并非取决于认知因素，毕竟婴儿不可能有发达的记忆，但这一现象的确反映出某种更加原始的联结。在这种情况下，石头是很小的，那么它所产生的效果并非取决于与先前经验的个性化连接，而是单纯取决于投掷力量——嗅觉的原始激活本身。

那么关于意识，所有的这一切告诉了我们什么呢？不同感官的激活等同于投掷石头时不同的"力度"，再加上石头不同的"尺寸"。由于高度依赖环境，视觉是一块大石头，却不一定会被强有力地扔出，而嗅觉则在相反的极端——它是一种强有力的原始感觉，不伴有即刻且明显的环境因素，是一块较小的石头。但一块小石头如果用很大的力气投掷，也能产生广阔的涟漪。也许最好的例子之一就是音乐……

四、音乐和大脑

音乐被一部字典定义为："歌声或乐器产生的声音（或两者都有）以某种方式进行组合，以产生形式的优美、和谐以及情感的抒发。"然而这一定义并不能真的帮助我们理解音乐对于我们这一物种的巨大意义，这种意义如此之大，以至于音乐产业在经济规模上实际比制药业还大。[48] 在"是什么让我们成为人类"这个由来已久的争论中，有人提出，受过特殊训练的灵长类动物是可以在一定程度上掌握符号语言这项技能的，但却从未有人认为大猩猩或其他与人类在 DNA 上只有百分之一差异的近亲，有能力创作和欣赏音乐。与之相对的是，我们祖先创作并欣赏音乐的历史可以追溯到几万甚至几十万年前。

在斯洛文尼亚发现的一只骨笛，据估计已经有四万三千年到八万两千年的历史。[49] 笛子是一种相当复杂的乐器，而在今天的狩猎采集社会中，更基本、更常见的乐器有拨浪鼓、筛鼓和手鼓。[50] 因此，如果我们假设这些简单乐器的出现要早于笛子，那也就是说音乐活动早在笛子出现之前的很长一段时间里便已存在。古生物学家认为，歌唱的出现时间要比任何形式的构造乐器早一半。如果是这样，那么音乐的创作可以追溯到十五万年前甚至更早，而科学家估计智人出现于十万年前，音乐的出现远早于此。有趣的是，斯洛文尼亚的骨笛是在尼安德特人的遗址中发现的，因此音乐活动很可能首先出现于二十五万年前，而且并非始于我们这一人种，而是出现于整个人属。

对我们的生活来说，音乐显然是一种固有的存在。但这是否意味着音乐作为人类的一个基本组成部分而具有真正的进化价值？又或是音乐仅仅是进化的副产品？[51] 是听觉上的芝士蛋糕，可有可无？[52] 就像心理学家斯蒂文·平克（Steven Pinker）曾不屑地说道："音乐令人愉快，但绝非进化的基本要素。"我们不可否认，音乐是一项令人愉悦的活动，但这可能仅仅意味着，音乐活动像娱乐性毒品一样抢占了大脑奖赏系统，从而进入预先存在的"愉悦通道"，而这一通道最初是为其他与生存有关的方面进化出来的，比如进食和性。

一种观点认为音乐的基础既不是生物学，也不是进化意义，有两种不同的论点支持这一观点。第一个论点是，即使音乐从我们这一物种身上消失了，人类其他的生活方式也不会因此而发生改变。[53] 第二个论点强调，音乐在特定的时期、特定的地点有着非常特殊的意义，它对于每一种文化来讲都必然是一种人工产品，因此音乐并非"自然"产生的。我们似乎无法保证，所有形式的音乐都包含着某种从音乐诞生起就一成不变的可辨别的共性。[54]

另一方面，用美国俄亥俄州立大学音乐教授戴维·休伦（David Huron）的话来说，我们也很难解释为什么"在已知的人类文化中，没有哪种文化不曾从事过音乐活动"。[55]因此，无论音乐是不是人类心理过程的某种一般特性，如果想要理解音乐是如何影响人类意识的，我们需要首先解决为什么音乐是一种如此"具有普遍性的行为"这一谜题。[56]毕竟一方面音乐没有明显的生存价值，另一方面音乐在不同文化中的表现方式又是那么的不同。

让我们首先从在进化上毫无意义的"芝士蛋糕"这个可能性开始。与这一观点相反，对于音乐为什么可能帮助我们作为一个物种生存下来这一问题，答案有很多。达尔文本人就曾提出，音乐的产生可能与求偶过程中的性选择有关。并且，在择偶过程之外，音乐的产生还可能与社会凝聚力、团体努力、知觉发展以及运动技能发展有关。[57]牛津大学的人类学家罗宾·邓巴（Robin Dunbar）将音乐和舞蹈与宗教和故事放在同一个范畴中，它们都是促进"社会凝聚力"的活动。这些行为共同改善着我们的能力，让我们拥有更高的自我意识和理解力，以及形成社会团体保护我们抵御潜在掠食者的能力。[58]然而，有人提出，其他物种在不需要音乐的情况下也可以习得社会技能。

对这一明显反例的回应是，动物据此产生的社会凝聚力在范围和复杂性方面远不如人类，我们人类可以应对更加复杂的社会互动，而更重要的是，这种天赋受到音乐的辅助和支持。那么，也许音乐的意义源自于那些人类所特有的活动，如在篝火晚会上载歌载舞。这些共同的经历强化了合作生存策略[59] 以及代际间的交流，而在其他物种身上却不曾出现类似的情况。如果这些活动对智人的生存来讲至关重要，如果他们确实可以捕捉到某些生物学上"普遍的"共同属性，那我们便可以开始理解潜藏在这些"共性"背后的大脑机制，进一步洞察音乐最终是如何影响意识的。

反对音乐是人类本质组成部分的第二个原因是：作为一种基本特征，音乐在各文化间的差异未免有些太大了。然而，剑桥大学的音乐学者伊恩·克罗斯（Ian Cross）则认为，所有类型的音乐中都确有一个共同的要素，即"在某种水平上存在着规律性、周期性的时间组织"。[60] 如果事情确实如此，那用来打节拍的乐器如拨浪鼓、筛鼓和手鼓成为最先出现的乐器也就没有什么好奇怪的了。但为什么体验重复性的节奏如此重要呢？这么做又有什么益处呢？如果我们能回答这一问题，这将帮助我们理解音乐对于人类大脑来说，是否必不可少，以及我们是否应该将音乐视为一种诱发特殊意识的方式。

一种观点认为，大脑在发育早期需要周期性的时间机制来建立一种"运动节律层次"。[61] 在照料者—婴儿互动中，节律的价值在于：婴儿对照料者周期性的声音和动作进行对应的跟随和回应，这在普通的对话中是无法实现的。一位母亲哼着没有什么含义的儿歌（或是半唱着，或是吟诵着），抓着婴儿的小手随着儿歌的节奏上下晃动，同时让婴儿在自己的膝盖上蹦蹦跳跳，这是世界上再自然不过的景象了。此外，这些无法用语言描述的重复性动作，参与并加强了新生儿大脑中那些重要的特殊神经元连接的可塑性。随着这种基本的感觉运动协调训练，新生儿也将得到人际互动和交流技巧的经验。总体来说，音乐是"人类从婴儿期开始进行社会文化学习的一种自然动力"。[62]

　　似乎每个人都同意对音乐的体验必然要牵涉运动。正如我们在第三章中所看到的，如果说"思维是大脑的运动"，那么音乐驱使着这种运动从大脑中解放出来进入身体。尼采说过，"我们用肌肉聆听音乐"，可以想象在令人陶醉的音乐声中，人们即便没有站起身来翩翩起舞，至少也会用脚趾打着节拍或随着音乐轻轻地摇晃身体。最根本的一点是，对音乐的接触和体验使年轻人的大脑获得的发育，是在没有音乐的情况下完全无法复制的。

　　那么如果音乐如此重要，它在大脑和心灵中留下了什么印记呢？回答这个问题的一种方法是看一下不同情况的脑损伤对音乐欣赏能力的影响。例如，一位患者在特定的脑区（这一案例中是左侧杏仁核）受损后，对自己最喜爱的音乐失去了情感反应。[63]同样的，杏仁核受损的患者在听到一段通常会引起强烈负性反应的音乐时表现出更少的"恐惧"。[64] 在另一项使用成像技术的研究中，被试被要求听一首音乐，他们知道这首音乐会让他们"爽到发抖"，尽管这一词汇有些奇怪，但被试确实被特定的乐章激发出了明显带有愉悦的颤栗。[65] 虽然听上去不那么科学，但这种主观感受却伴随着可测量的客观变化，如心率、呼吸和其他唤醒指标。[66] 另一方面，这项研究允许被试自己选择让他们产生强烈情感的音乐，那在这样一项研究中，为了满足主观性就不可避免地会因为个体化的联系和记忆而无法达到标准化。一言以蔽之，随着这些主观上"爽到发抖"程度的增加，许多大脑区域被激活了（杏仁核、前额叶等），这些脑区分别与奖励、动机、情绪和唤醒以及其他产生愉悦感的功能相关联。[67]

总体来说，这些发现表明音乐可能模拟了生物性奖励刺激，因为音乐可以在腹侧纹状体等区域激活相似的神经回路。众所周知，腹侧纹状体与诸如吃巧克力[68] 或吸食可卡因等毒品时[69] 所产生的愉悦性体验有关。[70] 然而，杏仁核活动的减少表明正性感受的产生同样也可能是基本恐惧反应被阻断所致。有趣的是，音乐被认为是为数不多的能减少该脑区活动的正性唤醒刺激之一。[71] 因此，音乐产生的"愉悦"可能来自于一对相反的作用：一方面来自于奖励相关脑区和神经回路的正性唤醒，另一方面则同时来自于对与恐惧和其他负性情感相关的神经网络的抑制。

在这样一种激动人心的活动中，有如此之多的脑区被激活，这不足为奇。没有人真的期望发现一片仅仅被音乐选择性激活的特定脑区。因此，大脑中音乐处理的秘密可能在于它所招募的相关大脑结构的特定组合，以及对恐惧脑区的抑制。凭借着"一致的"节拍、音调或和声，音乐开启一种重复、稳定的期待和愉悦的循环。现在，我们也可以在音乐相关脑区的那个长长的名单中加入小脑（位于大脑后面的菜花样结构）。小脑似乎是半独立的迷你大脑，它是所有脊椎动物大脑的明显特征，并且由于它与最自动化的那类感觉运动协调相联系，因此被赋予了"自动驾驶仪"的头衔。如果你无意识地随着音乐的节奏敲击脚趾，那么非常有可能是你的小脑让你做出了这样的动作。

一项引人注意的发现与该效应相关，即音乐能帮助减轻帕金森病的主要表现——运动功能障碍。这种作用虽然是暂时的，但其效果非常显著。[72] 为什么会这样？帕金森病患者大脑中与内部"自发"运动相关的核心脑区发生了退行性改变，但小脑得以从这种神经元损坏中幸免于难。因此，众所周知，如果我们让帕金森病患者进行在外部刺激驱动下的运动，比如说把脚放在地板上的标记处或纸上，近乎奇迹般地，他们似乎可以正常行走了。[73] 音乐可以与这些纸片起到相同的作用，[74] 尽管是通过听觉而不是视觉。在连续的外部听觉刺激流的帮助下，患者的动作会被锁定并做出对应的反应。另一种可能性是，音乐引发的愉悦感可能会增加帕金森病患所缺乏的关键化学物质——多巴胺的供应，这种可能与之前的解释并不矛盾。

不用说，如果音乐可以引发情感，尤其是可以引发愉悦感，而多巴胺这个特别勤奋且十分受欢迎的神经递质却没有参与其中的话，那将是非常令人惊讶的。多伦多罗特曼研究所的瓦莱丽·萨林普（Valorie Salimpoor）博士和她的团队认为，如果音乐可以唤醒欣快感和与渴望物质奖励相似的渴求（涉及多巴胺能系统），那么聆听音乐将会引发大脑释放多巴胺。她的团队随后发现，当被试聆听音乐并达到情感唤醒的顶峰时，内源性多巴胺便会在纹状体处释放。他们还发现，对音乐产生的强烈愉悦感会涉及对奖励物的期待，这会导致多巴胺在另一条解剖通路中释放，这一通路与和快感巅峰相关的解剖通路有着明显的区别。[75]

早在 1956 年，身兼作家、作曲家和哲学家三个头衔的里奥纳德·迈耶（Leonard Meyer）认为，这种"张力"——逐步累积期待，最后得到正面的结果——是情感体验的根源。此外，作为对这一想法的延伸，从不和谐的和弦到流畅动听的音乐的转变，可以解释古典音乐的乐趣所在。[76]随着每一个节拍，音乐提供了一种无威胁的期待感，随后则是一种可预料的、重复的反应。在之前的章节中我曾经提到，愉悦和恐惧有着非常紧密的联系，而决定某种体验最终导致愉悦还是恐惧的差异在于，连续刺激在类型上的连续程度和可预测程度。音乐比其他任何令人感到愉悦的刺激都更能满足这些要求。

不过，我们不难看出为什么规律进食以及连续品尝食物可能是令人愉悦的，但仅仅对一系列声音进行重复所带来的积极影响就没有那么显而易见了。音乐究竟有什么特别之处使其成为人类独有的活动？我们人类又是为什么会花费如此之多的时间聆听、演奏音乐，或在音乐中翩翩起舞？我大胆地认为，音乐可以直接地与语言相比，音乐给人带来的独特的愉悦——事实上还有生存价值——我们最好将其理解为与口头语言平等但相对的对应物。

一直以来，人们都将大脑右半球的活动与情绪联系在一起，而右侧大脑对音乐敏感这一事实让许多音乐理论家、哲学家和神经科学家将音调与情感联系在一起。这种想法是很合理的，因为音乐中的声调可以被视为人类语言中声调的一种表现形式，而人类语言中声调的作用是用来表达情感内容和韵律的。音乐中的声调可能仅仅是人类普通口语音调的夸大。[77] 音乐和语言其他的相似之处更为明显：两项活动都是人类所独有的，此外，二者在不同的文化、不同的历史时期等因素中都表现出令人惊讶的多样性，这比二者间任何明显的共同特征都更为显而易见。二者在表达上都有明确的、依赖于文化的规则和框架，因此它们需要在儿童出生后大脑尚处于年轻状态时习得，因为二者都是在特定的社会和年龄阶段中产生的。但如果音乐与口语如此接近，我们为什么还要保留音乐呢？

在这两种人类必不可少的交流方式间存在着决定性的差

异，这表明二者之间互相补充，而非单纯的复制。口语最初是为了让少数个体之间进行有效的交流而发展出来的，但音乐的产生则是为了在更大范围的群体中传递信息。此外，口语会话是不可预测且完全独一无二的，但音乐却是可以重复的。并且正如我们看到的，音乐有可以预期的循环，这使人感到安心。然而最重要的是，音乐不像语言那样被限制于只能描述高度具体的事实和观点。而且，音乐更可能在不唤醒特定记忆的情况下产生情感。我们之前说过，听觉在背景依赖中的排序相对较低。正如已故的神经科医师奥利弗·萨克斯（Oliver Sacks）曾十分雄辩地说道："音乐没有概念，也不产生命题。它没有图像、符号以及和语言相关的东西。它没有再现的力量。它与这个世界没有什么关联。"[78] 休伦甚至更简练地总结道："音乐永远无法像语言一样具有明确的指涉性，而语言也没有音乐那绝对的模糊性。"

以这种方式表达和交流是我们人类与生俱来的能力，而语言和音乐分别是表达和交流这枚独特硬币的两面，它们扮演着同样重要而又互不相同的角色，且二者间完全互补。音乐将我们正在经历的体验过程放大、例示或强化。和语言不同，音乐提供了一种停留在此时此地的方式，这种方式是非常宝贵的，尤其是当涉及那些我们不能通过感官直接感受到的事物时。但另一方面，不像激流泛舟那样直接，音乐是不需加以反应的，音乐中没有预料之外的刺激，让你必须立刻做出行动。即便有什么需要你做出反应，那这种反应也不是报复性的，而是放大你所听到的内容，或是对听到的内容做出反应。你可能会用脚打着节拍，随着音乐一边晃动着身体，一边轻声哼唱。

如果音乐是当下的，并且其互动性还与高山滑雪这类运动不同，那么这种正在经历的体验在多大程度上是"感觉的"，又有多大程度是"认知的"？换句话说，接下来的意识程度有多深——水潭中的涟漪有多广阔？诚然，这个问题的答案取决于我们所讨论的音乐类型，而不同的社会和不同年代的人也会对此做出不同的反应。例如，没有歌词的古典音乐相对缺少明确的背景，而是纯粹只强调聆听，正如我们之前谈过的一种情景，这种情景本身就是注入情感和潜意识的，从特定的、文字的情境中独立出来。它是一块强有力的石头，但不一定是一块很大的石头。石头虽然很小但投掷的力量很大，并且之后更多的小石头接连不断地被投掷出去，正如音乐的节拍和节奏不断重复，这可能引发特殊且脆弱的联系。

但你没有注意到这些神经元全部的诡计。现在你正开着车，莫扎特的旋律冲入你的耳朵并在你的大脑中盘旋，变幻出一连串半思维、半感觉的愉快而不合逻辑的感受，而与此同时你的眼睛、手和脚自动地驾驶着，有效地带你穿梭在车流中。突然间，面前的某些事情侵入了你的意识，当你看到办公大楼的那一刻，你用音乐营造出的珍贵的内部世界消融了。

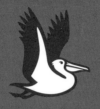

第五章
CHAPTER 5

在办公室

　　在私人世界里享受音乐和各种感官愉悦的美妙时光告一段落了。现在你要转身出门，拥抱外面的世界，走进这座在上世纪中叶流行庞大玻璃建筑风格时修建的写字楼。当你踏入这座大厦时，你的灵魂如自由落体般下坠。为何身处这个由玻璃混凝土构成的空间让你感到如此痛苦？你走向自己在办公室的座位，环顾开放式的办公环境，办公桌并在一起，组成长长的一排，而自己的那张与两旁的桌子别无二致。你坐下来，盯着眼前的电脑屏幕，感觉接下来这一天的时间漫长得像永远都过不完一样。

　　我们每天平均工作超过八小时，[1] 所以想要检验环境对人类专属精神状态的影响，办公室是个不错的选择。在自然光教室学习的学生比在人工照明教室的学生表现得更好，医院房间的设计会影响病人康复的速度。或许大家对这样的研究结果并不感到惊讶。但是，虽然有这些来自直觉的深刻洞察，我们却并不真正了解其中的缘由，以及大脑中究竟发生了什么会带来这些影响。尽管鼓励神经科学与建筑学的交叉研究似乎是常识，但几乎没什么研究尝试用足够严谨的方式探讨两者之间的关系。[2]

然而，毫无疑问这是一个至关重要的问题。正如我们所看到的，明亮的光芒、巨大的声响等直接的感官刺激，对于推动大脑状态从一个时刻到另一时刻的变化发挥着关键的作用。但是，对输入刺激的个性化认知因素也同样重要（即石头的大小和扔石头的力量）。如果说石头的大小相当于长期、局部的神经元连接，而这些连接又是由长期持续的环境驱动的，那么你每天八小时中所处的生活环境对于你的意识塑造便至关重要。如果把头脑简单的大鼠和小鼠转到一个"丰富"的环境中，这种环境都能够在大脑中的神经元和化学物质、复杂的脑回路以及行为等各个层面滋养它们，那么你作为一个独特的人类个体，日常工作环境又会怎样影响你的大脑呢？

如果我们思考复杂的日常环境对人大脑的影响，会发现环境无疑是多方面、多感官的。对于实验中的大鼠来说，用这种单一的、全或无的方式来看待它们完全没问题，但是无法和人类环境中所谓的"丰富"相提并论。我们很容易创造环境丰富性的范式，把它作为实验室动物的一种实验装置。可对于人类来说，情况就极其复杂了，因为在任何关于丰富性的研究中，都不可能设计出一种"有差异"的控制情境。即使是对于非常愿意做被试的志愿者，把他们长时间关在一个接受人为刺激的环境里，都是不符合伦理的。而且，要让他们与那些环境不丰富的被试产生显著差异，需要的时间太长了，不可能做到。

令人遗憾的是，最接近这种用极端环境修改人类大脑的事件，发生在残酷的齐奥塞斯库政权时期罗马尼亚孤儿院里悲惨的受害者身上。20世纪70年代至80年代，由于禁止堕胎和避孕而导致的出生率攀升，许多儿童被遗弃在孤儿院，其中也有许多残疾和患有精神疾病的儿童。这些孩子遭受了制度化的忽视和虐待，这种可怕的剥夺显然影响了他们的大脑和身心发展。[3]许多人在小肌肉群控制、语言和社会情感功能方面出现了显著的发育迟缓。[4]在一项对两岁到四岁多的罗马尼亚孤儿进行的调查中，所有人都表现出心理过程上的缺陷，令人惊讶的是，这与入院时间长短、入院年龄及出生体重均无关。环境本身带来的巨大恐惧似乎压倒了其他更微妙的变量。[5]

研究这些孤儿的医生观察到，他们大脑中白质和灰质减少了，而且大片脑区都无法充分利用葡萄糖（神经元活跃度低的指征之一）。他们还发现了脑功能一个关键方面的异常，即神经元连接。[6]

孩子们最擅长的是社交互动，因为这是孤儿院唯一允许他们进行的一项活动。此外，剥夺带来的某些最糟糕的影响在寄养后得到了改善，[7]再次证明大脑拥有不断适应环境的能力，它反映出个体每时每刻的经历，并且通常会在输入刺激的影响下茁壮成长。

　　当然，大部分人类经验很难直接归类到丰富或贫乏两种极端条件中。即使在极端情况下，勉强有口饭吃或者露宿街头一类所谓穷困潦倒的生活，可能也包含许多刺激人际互动的元素，以及难忘且有意义的经验，无论好坏。更主观的因素显然发挥着重要的作用，例如对特定事件的个性化反应和独特的诠释，同时，每个人都有各自的议题和动机。此外，个体可能会发现，最能够充实和丰富自己的是最具多样性的那一类环境。多伦多康复研究所的戴安娜·弗拉斯卡（Diana Frasca）博士评论道："因此，丰富一方面反映了环境的复杂性（有机会加入不同的运动、俱乐部或社交圈，并从事脑力的活动），另一方面也反映了个体与环境互动的愿望和实际互动的频率。"[8]

　　在研究环境对人类和大鼠的影响时，另外一个不太明显但重要的差异是，我们会用单一的尺度来测量啮齿类动物的实验结果，无论是化学物质水平的上升或增加，还是神经元和神经元连接的增多，抑或是实验组在某种测试中表现出比控制组更擅长的行为。人类不能这样，不仅每个人会以高度个性化的方式对环境做出反应，而且如何评估环境带来的独特效果也尚未有清晰的答案。例如，当测试焦虑程度时，看大鼠是否愿意吃新奇的食物是一个很好的选择。但我们很难想象这种方法能够可靠地评估人类，更别说人类行为中存在相反的模式，即由压力引起的暴食。

　　探索环境对人类意识的复杂影响是一项艰巨的任务，为了完成这个任务，工作场所是一个不错的开始。毕竟，它为我们提供了一种比较标准化的生活方式。同时，因其明确的目标、规则、层次和日程，可以说也是一个稍微简化版本的真实世界。但是，我们仍然需要把目光放长远，超越环境的物理性质，通过人与环境互动的方式以及在开放空间中的行动来考虑问题。在塑造聚合与意识方面，每个个体的主观反应都将起到重要的作用。因此，工作场所创造了一个巧妙的机会，帮助我们探索人类思维中所特有的复杂深奥的内容——身份认同和自我意识。那么我们从哪里入手呢？或许最明显的是你周围客观存在的物理性质，其中最为无所不在的便是颜色，即便在办公室里。

一、物理特性：颜色

一个视力正常的人能辨认出高达二百三十万种颜色，[9]而我们已经在生理学上对大脑处理颜色的过程进行了广泛的研究和记录。[10]尽管如此，当个体看到颜色时究竟有怎样的主观体验，依然是一个令人困惑的未解之谜。比如我们只能通过对苹果、血等红色事物的比较，来描述对红色的知觉。因此，看见红色的体验也经常作为一种"感受性的"、质感难以描述的主观意识体验加以引用，这种体验是其他人无法分享，也无法亲身感受的。[11]颜色如此频繁地被当作描述"感受质"（qualia）

的例子，也许是因为颜色是意识体验中最基本的成分。

然而，倘若你眼前所能看到的仅仅是一整片均匀单一的颜色，在这种不太可能出现的假想情况下，简单的体验依然有可能在最原始的层面上，在神经元聚合的产生，也就是意识的产生过程中扮演重要角色，那就是纯粹的兴奋。回想那个决定神经元聚合最终大小的重要因素——唤醒水平，它反过来受到多巴胺、去甲肾上腺素和其他化学物质的调控。事实证明，单是不同颜色的波长就可以直接且有差异地影响人们的唤醒水平，而这仅仅取决于不同颜色的物体相似程度如何（相应的，原因在于它们的波长各不相同）。

两百年前，歌德把蓝色描述为一种"消退"的颜色，与之相对的红色则是"穿透器官"的颜色。黄色的波长相对较长，给人的基本感受是令人兴奋。多项心理研究表明，黄色的刺激可以引起人们的情绪反应并因此能振奋精神。与之相对，绿色激活位于视网膜中央的感光细胞（视锥细胞）的中波段光谱。[12] 因此，一些科学家认为，由于绿色光位于光谱的中央，所以看到绿色光时眼睛不需要进行额外的调节，据此可以推论绿色光更容易让眼睛休息和放松。

此外，当一种颜色与另一种颜色形成对比时，也会影响唤醒水平。红光的波长要比蓝光长，人们认为当涂有红色和蓝色的方格相邻放置时，由于两种颜色波长的差异，会使这两个方格看起来距离不同。[13] 因此，颜色本身就可以因其物理特性（以一种最抽象的方式）影响人们的意识，而不是因为在日后生活中可能产生的任何心理上的"认知"关联。

在神经元水平上，可能正发生着什么呢？不同的颜色通过直接对唤醒产生不同的影响，进而改变大脑中心那些不同化学物质的释放水平。因此，这些遍布全身的化学物质最终通过改变"水潭的黏度"，对神经元聚合形成的难易度进行调节。水潭中的水是否很容易就能产生涟漪是一个关键因素。相比于纯净、清澈的水，浓稠、污浊的液体作为传导介质其效率较低，会减缓涟漪扩散的速度。因此，产生于大脑中心，且具有调节作用的化学物质家族能够决定神经元聚合招募的难易程度，所有这些都取决于某个颜色所引发的兴奋或抑制的程度。

接下来是投掷石头的力度。波长固定的某种颜色依然可以在亮度上发生变化。尽管同样是红色，浅红色斑块所产生的刺激却无法比拟明亮耀眼的红色所产生的刺激。所以到目前为止，我们已经知道颜色可以通过自身的心理物理特性，以两种方式激活意识：第一种方式是由波长通过不同的化学调节物质（水潭中水的黏度）决定唤醒水平，而第二种方式是颜色的明度（投掷石头的力度）。现在让我们一起看一下是什么决定了石头的大小，即颜色的特殊意义？

毫不意外的是，人类对颜色的反应是独一无二的，这种反应完全不可能在关于"丰富环境"的动物研究中得到检验。举例来说，正如脑成像技术显示的那样，光的光谱特性能调节人类大脑的情绪反应。研究者将被试置于能引发情感的声音刺激中，在持续四十秒的蓝绿光交替照射条件下，对被试进行功能磁共振成像（fMRI）扫描。[14] 当被试接受绿光照射时，其大脑中与情感体验相关的脑区（杏仁核与下丘脑）表现出功能连接的增强，而在蓝光的照射下，另一片区域（海马体）则出现更强的反应。由于海马体对记忆的形成至关重要，因此研究人员认为蓝光促进情绪增强和记忆加工，以此促进大脑对情绪挑战的快速反应，进而帮助机体适应环境。这样一种解释有过于简化之嫌，毕竟我们已经知道不同的脑区并不是独立的微型大脑，但这项研究至少表明，不同的颜色能凭借其各自的认知作用，分别影响大脑对环境刺激所产生的反应。

事实上，在实验室环境之外的现实生活中，几乎不可能提取出这种由纯色直接产生的效果（即投掷石头的力度和水潭中水的黏度）。从深层关联来看，每种特定的颜色都会影响神经元之石的大小。我们之前讨论过的后天神经元连接，将是决定最终意识程度的重要因素。颜色的许多作用将由颜色和个人环境间通过学习建立起来的关联进行中介。例如，如果人们普遍认为红色能提高人们的注意力，那是因为红色与人们看到交通信号灯后猛踩刹车之间有关联，或是它与其他禁止进入的标识以及各种危险情况或危险物有关。然而，如果人们最初选择红色作为警示信号，恰恰是因为红色对脉搏、心率等产生的直接生理影响，那么想把感觉从认知中区分出来便是不可能的，这是由于调节物质提高了唤醒水平，所产生的效应与特定颜色关联又相互影响，二者是互相强化的关系。

在红色这个例子中，在颜色确实可以提高人们的注意力这一前提假设下（不论这种提高是由于先天因素还是后天学习因素），红色产生的总体效应是提高了人们在涉及对细节进行注意（集中性注意）的认知任务中的表现。然而，与此同时，个体可能会表现出更加警觉、紧张以及风险厌恶倾向，并因此表现出更低的积极性。个体在任务中的表现水平也会随之下降。毕竟，我们不仅注意那些令我们感兴趣或能带来潜在好处的刺激，我们同时也会注意那些可能伤害我们的刺激；当这些威胁出现时，我们的首要任务是应对风险，而不是积极地主动出击。与此同时，让我们想象一下我们当下所处的环境中包含有大量的绿色，它代表着我们在森林中最原始的生活方式，同时也暗示着水的存在。从最原始的层面上讲，我们在看到绿色时会感到安心。此外，一种更负面的表达是，绿色可以传递乏味的感觉，因为绿色是自然界中最普遍的颜色。出于同样的原因，人们很容易把蓝色与海洋和天空联系在一起，因此蓝色唤起了人们开放、和平以及宁静的感觉。

众所周知，颜色也会通过这种认知关联影响消费者的行为。[15] 在大公司的标志上，最常见的颜色是蓝色，例如脸书（facebook）和推特（twitter）的图标，这种颜色相应地与可靠和能力相联系。[16] 由于蓝色与水相关，因此它最适用于那些功能性产品；而红色则与地位相关，是像跑车这样的奢侈商品常选用的颜色。[17] 英国医生哈维洛克·艾利斯（Havelock Ellis）在《红色心理学》（1900）一文中写道："在所有的颜色中，毫无疑问，红色拥有最强烈的情感基调。"此后，红色这种单一的颜色成了迄今为止人们研究的最为深入的颜色。从包含了诸多生死含义的血液，到泄露了愤怒或尴尬之情的面红耳赤，再到水果成熟后的颜色，红色比其他大多数颜色都有着更加"重要"的意义（因此也可能具有更多的神经元连接）。[18]

但颜色作为环境的一部分，可能其更令人着迷的特征并非颜色是如何进入人们的意识的，而是颜色随后导致的某类反应。例如，如果手头的任务需要个体保持高度警觉的注意，如记住某些重要的信息或是理解某种新药的副作用，那么红色是更合适的选择，因为红色会激活某种回避反应，这种反应可能特别适合情境。[19] 但如果你是要在家里或办公室努力营造一种截然不同的氛围，以促进有创造力的行为表现，那选择红色就不合适了。

一项在温哥华尚德商学院开展的实验中，[20] 为了研究颜色对人类创造力的潜在影响，研究者设计了一系列不同的测试来评估不同的心理属性。其中一个简单的词语再现测试是在不同颜色的背景屏幕上显示词语，在红色背景上展示词语能促使被试在展示之后回忆起更多的词语。一项校对测试要求被试对比几段文本并指出它们是否相同。结果再次表明：在电脑中红色背景下显示的文本可以使被试在正确率上有更好的表现。然后，更重要的是，被试接受了一项测试，这项测试要求被试对一些日常用品尽可能多地列出用途，而主试会根据被试列出用途的数量和创新性对其进行打分：这是对创造力的评估。结果显示，测试中的背景色并不影响被试列举出物品用途的数量，却能提高所列举用途的新颖程度，即被试所提供答案的"创新性"。这次是蓝色背景让被试产生了更有想象力的答案。

在远距离联想测验（在第三章中首次出现）中，首先给出三个词语，被试要写出第四个词，这个词必须和前三个词都产生关联。例如"架子"、"阅读"和"挡板"都与"书"有关。非常有趣的是，被试在蓝色背景下做出的回答又一次比在红色背景下的答案更具有创造性。正如这些研究所表明的，如果要完成一项需要创造力和想象力的任务，如设计某项物品、提出有关新产品的创意，或是进行一场头脑风暴，那你需要寻找一个蓝色的房间；另一方面，红色的环境最适于对事物的细节进行回忆和注意。[21]

在颜色光谱上，蓝色与绿色接近，因此蓝色也可能是通过为个体的心灵提供在绿树和蓝天的环境中"自由漫步"的机会来提高创造力。在一项卓有成效的研究中，科学家们用不同的方法比较了绿色、红色、灰色和白色对创造力的影响。[22] 该研究要求被试进行多种不同的任务：首先是列出日常用品具有创造性的使用方式；然后进行被称为柏林智力结构的测试，在这项测试中，被试被要求根据某个几何图形，尽可能多地画出不同的物体；最后是实例任务，在这项测试中，被试被要求在固定的时间内，尽可能多地举出四类不同种类的符合某描述的物体（如"圆的东西"）的例子。研究人员发现，相比于红、白、灰三种颜色，绿色对非创造性的分析任务并没有促进作用，却能让被试在创造性测试中表现得更好。研究人员总结道：蓝色不是唯一具有创造性的颜色。他们认为三基色的亮度、饱和度或其他相互作用才是影响最终结果的真正原因。[23]

这些结论可能看上去都显得有些牵强或简单。但如果特定的颜色确实与特定的反应相关联，可能是因为它们影响了三种独特而相互作用的因素，而这些因素决定了最终的意识水平——水潭中涟漪的广度。首先，石头的大小（预先存在的神经联系的程度）；其次，投掷石头的力度（颜色的亮度和鲜艳度）；以及再次，产生涟漪的难易程度，即水的黏度（调节因子是否可用及其数量，这与一般唤醒水平相关联）。

二、相互作用：开放的空间

除了颜色之外，还有一项环境特征是如此明显，以至于单独将其提出来谈论似乎是件愚蠢的事情，这个特征就是空的空间。虽然对颜色的感知可能是一种被动、单向的体验，但仅仅看到特定的颜色就能使我们变得更加警觉或更有创造力。我们周围的空间不只是让我们做出反应，而是与我们进行互动：身体在环境中有着四处移动的可能性。在确定的空间中四处移动的体验会相应地反馈进入我们的大脑，改变神经元之间的连接，并因此改变石头的大小，进而改变神经元聚合的大小，并最终改变你的主导意识。那么，这个被称为办公室的特殊空间究竟是什么呢？

从罗马时代起，有关"办公室"（office）的松散概念便已出现在日常生活中（"官方的"行政业务通过个人或团体开展实施）。然而，这个词最初强调的是一个人所拥有的职位，而不是其所在的地方（如部长是一个"职位"）。在随后的几个世纪中，社会不再受复杂官僚政府的控制和管理。直到18世纪，像东印度贸易公司这样的组织才恢复了"办公室"（office）的概念，但这一次指的是实际需要的物理空间。通过对当时多种技术发明的结合，真正意义上的办公室在二十世纪初出现了：全新电灯照明所带来的生产力的巨大飞跃，是煤气灯照明和再多的窗户也无法比拟的；打字机和计算器提高了信息处理的速度；电话和电报的出现为自成一体的办公大楼提供了可靠的远程通信线路；最后，随着电梯和钢架建筑结构的发明，高层建筑占领城市天际线这一人们熟悉的画面也成为可能。随着时间的推移，办公室建筑学也自然而然地逐渐产生并成为设计实验的焦点。[24]第二次世界大战后流行起来的高层建筑中的隔断式办公场所，近来被认为增强了员工的疏离感，并使他们缺乏灵活性。

从本世纪初开始，人们的关注点转移到重新思考如何安排实际空间来满足人类的社交需求，希望以此促进新型工作方式的产生。杰里米·迈尔森（Jeremy Myerson）和菲利普·洛斯（Philip Ross）在《21世纪办公室》（*The 21st-century Office*, 2003）一书中指出，办公室的设计应当取决于四个关键要素。第一个要素是叙事性。与老式办公室的单调外观形成鲜明的对比，现代空间的设计应该能给人们讲述出一家公司背后有着怎样的故事。以果汁公司 Innocent 在伦敦的总部为例，其较低的楼层覆盖着人工草皮，中间的楼层有美式餐厅错落其间，甚至还有一个标志性的老式红色电话亭。第二个要素是节点。新型办公空间通常包含着不同的部分，每个部分都满足着公司和员工各种各样的需要，像灵活的会议空间、公共休息区等。第三个要素是睦邻友好。办公室应该是一种能促进员工间互动的环境。而第四个要素是灵活性。办公室不再必须是一个固定的场所，工作也不再需要在特定的时间里完成，数字技术使得工作方式更具有灵活性。[25] 这些要素的总体思路，是使员工在时间和空间上有更自由的感觉。但这种新的方法是否能实现其预定的目标呢？

开放式办公室会对员工表现产生怎样的影响呢？针对这一设计所进行的研究得出了差异巨大且相互矛盾的结论。一方认为由于隐私的丧失，开放的办公空间会破坏幸福感。而与之完全对立的另一方则声称，开放的办公空间可以提高工作满意度，提升员工的士气，增进信息的交流以及提高生产力。当然，财务因素也是要考虑在内的因素之一，开放式空间设计通常与财务压力有关——通过将更多的员工安排在更小的空间中来应对租金的不断增长。很有趣的是，即使在谷歌（常常被认为是"引领其他组织远离传统的灯塔"），[26] 开放式、休闲式的办公室也仅限于那些以创新为主要目标的部门。那么，是不是只有当公司的意图是开拓员工的思路，进而使其变得更有创造力时，运用开放式空间才是最合适的呢？

两项有关公司试图利用办公空间提高员工创造性的研究给了我们一些启示。[27] 第一项研究在瑞典养老金经纪人的总部进行，整个组织从一个传统的小办公室中搬到了一个空间利用率更高的场所中，这一场所采用"办公桌轮用制"，每个工作位置不属于某个特定的人，而是每个人都可以随时使用。近来，英国广播公司也采用了"办公桌轮用制"，据报道，这在员工中引起了很大的不满。[28]

在瑞典的这项案例研究中，所有的员工都在开放式办公场所中工作，包括公司的首席执行官和总经理。每层楼都配备了舒适的厨房，厨房中有沙发和现代化家用电器。正如一位经理乐观地总结道："当员工们共同坐在一个共享的空间里时，他们正处在信息流的中心。他们不断地接触到正在发生的事情，并且可以更加自由地相互交谈。"

　　然而，从访谈和客观观察中人们发现，自发交流互动、创造力和学习并非新型开放式空间设计必然导致的结果。虽然员工承认这样的方式确实让你更容易见到你想要与之交谈的人，但环境中大声的讨论着实令人分心。很快，会议室就被预订一空。开放式办公场所不受欢迎的另一个原因是，雇员感到他们时时刻刻都在其他同事和管理者的监督之下，由于缺乏隐私，一些员工认为他们不得不用虚假的工作身份伪装自己。最终，许多员工会利用弹性工作的机会，更多地在家里工作。开放式办公场所想要促进的"自发交流互动和创造性"也就到此为止了。

　　第二项研究在英国电话服务中心开展，他们将员工集中在一个绰号为"圆顶"的开放式设施中，并立志要将"休闲、创造性和活力"结合在一起。这一设计将活动室纳入其中，以体育为主题的房间内摆放着弹球台、桌上足球等，当然还配备了"地中海"咖啡。缺乏固定的边界是空间设计的关键。尽管鼓励办公桌轮用制，但在实践中这一模式却并不常见，这是因为互相竞争的团队会自然而然地建立起来，团队成员聚拢在一起，甚至会通过将空间变得具有个性化以及移动家具来更加清晰地标记出他们的领地。一些员工为了寻找工作场所而"疲惫不堪"，并且反对只拥有如此之小的个人空间。其他人则感到这样的方式使组织变得更加支离破碎，组织内部集团间的界限和差异甚至比他们曾工作过的其他组织更加明显。

这两项研究表明，开放式办公空间这一设计通常会让员工感受到更多的监管和被控制的感觉。这种设计最终导致了一种自动监管，即员工自我约束，并通过多种方式挫败自发式交流活动、娱乐和学习，而不是促进。这一设计没有使员工感到更有创造力、更灵活，而是使员工变得更局促不安了。

开放空间不单单意味着没有杂乱，其本身的空旷可能会令人感到恐惧：一个评估老鼠焦虑水平的成熟模型，就是要看看在一个开放式的空间里老鼠们会有多乐意来回走动。[29]当然，老鼠不会担忧自己的工作表现如何，但有一项更加基本的元素可能在人类和啮齿类动物身上都很常见：无遮蔽的空间会使这两个物种感到容易受到伤害。对于在办公室中的人类来说，这种容易受到伤害的脆弱性可能转变为对监管的恐惧以及隐私的丧失感——这两者都与个体的身份相关。毕竟，隐私概念中固有的含义是封闭，即拉上了内心的窗帘，将其他人关在外面。一旦你在心中树立起这道防火墙，作为个体的你就以一种方式被保护了起来；而当你可以无限地接受他人的思想和感受时，是不会出现这种方式的。如果这些来自他人的想法和感受是构成你是谁（即你的身份）的重要组成部分，那么在开放式办公环境中产生的隐私性缺乏，则可能会削弱你对自我身份的认同感。因此，这样的办公室并没有带来"做真实的自己"的自由，反而产生了令人不安的反作用。当我们思考周围的空间和环境是如何影响我们的意识时，我们需要探索的内容已不只是空间环境的物理特性，而更多的是其心理特性。

早在 1927 年，位于芝加哥的西方电器公司进行了一项对未来具有重大意义的调查。这项调查在他们的一间工厂中进行，研究了改善照明对两万名员工的积极性和生产效率的影响。[30] 在更加明亮的工作场所进行工作的实验组，其生产效率提高了，这或许不足为奇，但有趣且令人困惑的发现是，对照组在与之前照明水平相同的条件下工作，他们的表现同样有所改善。这背后的关键因素在于，对照组被告知他们正在参与一项心理学研究，由于知道自己处在主试的监督之下，他们工作得更加努力了。这项研究表明，与其说员工是被他们所处的物理条件或经济因素所激励，倒不如说他们是被"情感"因素所激励，如感到有参与感或感到自己被倾听。

基于这些能使个体幸福感最大化的无形的"心理因素"的环境，又有着哪些潜能呢？一项来自加利福尼亚州建筑与环境设计学院的调查，聚焦于一群在工作中需要非常具有创造性思维的人：不同大学研究中心的科学家。[31] 也许毫无疑问的是，当科学家有机会更加自由地移动，能够进行面对面的磋商时，他们可以更容易地进行交流，这种互动进而迸发出更多富有想象力的思考和创意。总体来说，这种让科学家离得更近的设计使他们更容易被找到，或是"更有可能互相碰面"，这提高了整体的创新能力。同样，在另一项研究中，人们惊讶地发现 80% 的"磋商"（定义为面对面的谈话）发生于没有事先计划的会谈，此类会谈可能发生于计划外的办公室造访或是偶然的碰面，而通常人们更加偏爱这类交流方式。[32]

与同事的谈话可以满足人们多种层次的需求：人类通过眼神接触产生的简单的快乐；当你从他人鼓励性的肢体语言中获得"你说的话很有价值"这样的反馈时，所感受到的欣快感；更重要的是，同事在你脑海中种下的新观点，将使你产生更加独到和新颖的思考。此外，当你在实时对话中坚持自我，意识到自我，并重申自己的观点时，你独特的身份认同也得到了强化。这些影响没有一个是可以轻易测量的，但它们进一步突出了工作环境的"心理特性"，工作环境只能以间接的方式进行设置，理想的空间设计仅仅能够增加会谈的可能性。

然而我们已经看到，开放式办公空间会损害员工的创造力和幸福感。那么，理想的设计方案似乎是营造一种环境，这种环境既要保障个人隐私和安全，同时也要提供当个体愿意时能进入共享空间与他人邂逅的机会。[33]不同于动物的丰富环境范式，工作场所对员工的影响是双向的：尽管老鼠可以直截了当、毫无心理负担地面对出现在它们前进道路上的任何事物，但人类却有着相当大的、属于个人的精神包袱。主观性和感情因素起着非常重要的作用，因此在最初的预期和随之而来的反应中，产生个体差异也就不足为奇了。但既然环境（特别是工作环境）在如此之多的层面上有着这么清晰的作用，例如唤醒、感知、记忆、幸福，那么下一步就是要看一下环境中这些不同的因素如何能集中于个体的意识上，更具体地说，集中在个体对"我是谁"的自我意识和主观感受上。

三、主观反应

外部世界几乎在字面意义上在动物善于接受信息的大脑上无条件地留下了记号，因此与研究环境对动物产生的影响不同，研究环境对人类思想和行为的影响会带来一个更加难以理解的概念，这一概念既通过人们的周围环境得到表达，又受到人们周围环境的威胁，它就是：身份。

我认为要拥有一个独特且个人化的身份，需要满足五个标准：[34] 第一，有意识；第二，有理智，以及与之并行的价值观系统；第三，在特定的环境中践行那些价值观；第四，践行价值观的行为能引发他人的反应；第五，把特定情境下出现的行动—反应模式运用到更加广泛、更具普遍性的生活情境中。下面让我们更详细地来看看每个具体步骤。

第一点非常明显，只有当你能够有意识的时候，你才能意识到自己的身份。所以你需要保持清醒的意识状态，这意味着你既不是在睡觉，也不是在麻醉的情况下。第二点，你的"理智"必须充分运作，换句话说，你既不是处在药物和酒精作用下的"迷失"状态，也不是正在被某种持续的、快速的、绝妙的体验所分心，像是我们之前讨论过的那种"放任自流"，你需要能够对每时每刻发生的事情做出个性化的解释。你独特的理智（你的个性化的联结）将不仅使你能够对正在发生的事情进行感知，而且能使源自你独特记忆的价值观和信念随着时间的推移变得更加普遍化，这将会影响你对每个生活瞬间的体验。换句话说，你不但要有意识，还要有自我意识。在我们检查获得完整身份所需的购物清单上的其他条目之前，让我们暂停一下，仔细想想是什么让我们能意识到自己正在做的事情。

正如我们在第一章中所看到的，许多神经科学研究一直致力于研究组成自我意识的"更高级"状态，[35] 以及这种状态在动物（包括人类）身上发展到了何种水平。[36] 虽然人们不需要始终保持完整的自我意识，但人们对自己行为的意识似乎对于决定接下来的行为起着非常重要的作用。对于我们正在做的事情的意识（即有意识的知识，conscious knowledge），首先可以通过一项类似于赌博的任务，用实验的方法把它从潜意识中分离出来。参与研究的被试需要识别呈现给他们的单个字母，每个字母只呈现五到十毫秒。结果被试回答的错误率比随机猜测的错误率还要高。这肯定意味着，个体在潜意识层面对呈现的刺激进行了加工。然而，当呈现的时长超过十五毫秒时，正确率会提高，这可能是由于"意识"参与了进来。在刺激呈现时长较短的情况下，我们向被试提供了对他们刚才的判断压低或提高赌注额度的机会，被试普遍拒绝进行高额赌博，即使在他们的选择是正确的情况下。只有当他们意识到刚才发生了什么时，他们才愿意冒险。[37]

然而，这项操作并不能真正帮助我们定义自我意识。我们已经看到，"感觉起来像什么"的主观体验取决于个人的联想、记忆以及独特的情感状态。然而，你不一定必须意识到是你自己在感受这些。换句话说，你并不需要一直保持自我意识，即对自己的意识。因此我们依然需要弄清楚的是，这种自我意识与那些没有意识到自己是一个婴儿的宝宝们的主观意识有什么不同。

一种观点认为，自我意识有别于其他普通的大脑状态，因为它"让主体了解自己的内部状态"。然而，这一理论无疑犯了假定大脑中有一个观察者的读取谬误（Readout Fallacy）。[38]这个"主体"如果不是大脑内部"状态"本身，那它又是什么？因此，这一假设对于理解大脑中可能发生的事情并没有什么特别的帮助。另一项不那么模糊的理论是根源可塑论（Radical Plasticity Thesis）。这一观点实际上是说，学习过程本身让我们变得具有意识——大脑不仅对外部世界加以了解，同时也以某种方式对其自身产生了表征，这被称为元表征。该理论与两种计算式意识理论相联系。第一个理论认为，意识源自"大脑中的名望"，我们在第一章中简要提到过，[39]在任何时间点上，无论是何种状态支配着信息的处理，这种状态都将成为我们意识的本质。第二个理论认为，你是否具有意识这一关键问题的答案取决于元表征的参与。[40]

然而，我们依然不清楚，为什么大脑中"更高级的"加工和自我意识，与普通的意识是那么不同。正如根源可塑论的作者依据这一理论总结道："一个人意识到自己是有意识的，因此基于这一事实，我们说这个人是有意识的！"这种说法并不能帮助我们获得十分有益的洞见，此外，它也忽视了非人类生物的一些实例，这些实例有时也会出现在人类这一物种身上，特别是在婴儿身上。在这些实例中，生命体被认为是有意识的，但是没有自我意识。即使这些定义和描述对于在语义层面区分意识和自我意识是有帮助的，但也很难从大脑生理机制方面来设想它们在大脑生理层面的区别。

一种可能性是，这种区别不在于性质，而在于数量。有可能在大脑发育的过程中，神经元聚合需要跨过一条"卢比孔河"，只有当这些神经元聚合具有足够的规模后，才使自我意识的出现成为可能。然而即便如此，依然有一些令人困扰的问题无法解决：既然两种神经元聚合的差异只体现在规模大小这一数量特征上，为什么更大的神经元聚合能获得另一种性质的功能（元表征）？这个问题只有在我们走完一天的旅程，在本书的最后做出总结时，才能真正地解答。即使如此，就目前的情况来看，这种必须产生足够大的神经元聚合的假设，可以解释为什么几乎所有的动物（除了复杂的灵长类动物）以及人类婴儿都是没有自我意识的。此外，大小不断变化的神经元聚合同样可以解释为什么有着非常小的神经元聚合的成年人偶尔会失去自我意识。其他自我意识理论不能解释这种灵活性。

从大脑层面去理解身份则更加困难。毕竟，即使你被冲到一个孤岛上，你依旧有着完好的思维并能保持自我意识，但你作为一个独特的个体被他人识别的身份就不那么清晰了。因此，要区分自我意识和这些至关重要的身份认同感，就必须要有额外的条件，这就带来了第三个标准。当你表达你的身份时，你将会以一种独特的方式进行表述，这不仅取决于你的信念和经验以及你的自我意识，还取决于特定时刻占据优势的环境信息，取决于你在家庭中、在体育队中以及在工作场合所扮演的主要角色。当然，你的这种表达可以是你想象出来的，而不一定总是你在现实世界中所实施的。

其结果是，你的行为会引起其他人做出反应，而这反过来又会改变你的记忆以及下一次遇到特定情境时你做出的反应，这就是第四步的内容。最后，我们来看一下第五步。你当前意识中这些"行为—反应"的瞬间，将被纳入到一个广阔的记忆叙事当中，它是紧密结合在一起的"过去—现在—将来"的统一体，是你独一无二的生命轨迹。正是这种在任意特定时刻、在某一特殊背景中对你独特生命轨迹的主观觉察，构成了你对自己身份最直接的"感受"。

我们已经反复看到，失去理智这一状态的典型特征是缺乏自我意识。因此，如果仅仅是要获得自我意识，那只需要有一个功能良好的大脑就可以了。然而，为了享受某种高度特异的

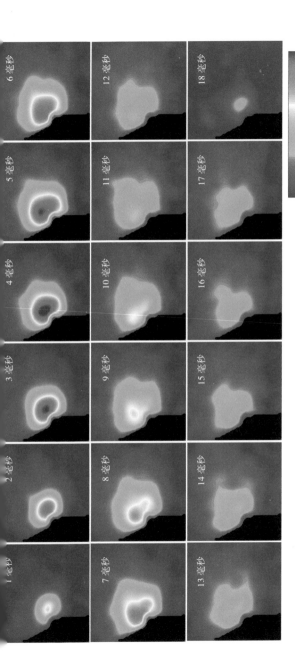

彩插 1：一个"集合体"的可视化图。在大鼠脑切片中，在刺激的初始脉冲持续十分之一微秒之后，运用电压敏感染料探测，毫秒序列成像。显示出广泛的激活。最活跃的区域在中心位置，向四周逐渐减弱，有点像往水潭里扔的石块激起的层层涟漪。（Badin & Greenfield，未出版）

1毫秒　2毫秒　3毫秒　4毫秒　5毫秒　6毫秒
7毫秒　8毫秒　9毫秒　10毫秒　11毫秒　12毫秒
13毫秒　14毫秒　15毫秒　16毫秒　17毫秒　18毫秒

0.0　　变化的百分比　　0.15

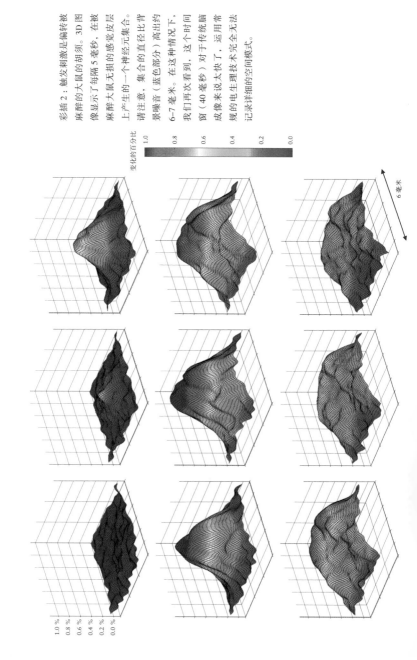

彩插 2：触发刺激是偏转被麻醉的大鼠的胡须。3D 图像显示了每隔 5 毫秒，在被麻醉大鼠无损的感觉皮层上产生的一个神经元集合。请注意，集合的直径比背景噪音（蓝色部分）高出约 6～7 毫米。在这种情况下，我们再次看到，这个时间窗（40 毫秒）对于传统脑成像来说太快了，运用常规的电生理技术完全无法记录的详细的空间模式。

变化的百分比

1.0
0.8
0.6
0.4
0.2
0.0

1.0 %
0.8 %
0.6 %
0.4 %
0.2 %
0.0 %

6 毫米

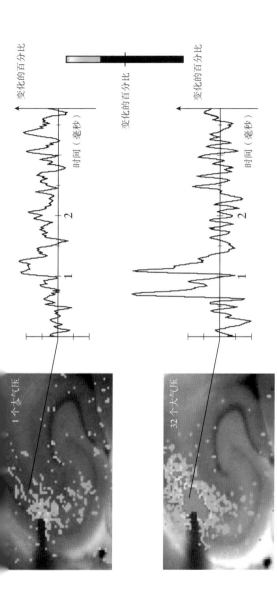

彩插 3：在正常气压（上图）和高压（下图）下，运用光学成像法，得到大鼠脑切片海马区产生的集合的荧光图。信号振幅代表活跃程度（红色＝高）。在高压条件下，集合范围更大。在不同气压条件下，一个小范围组织随时间变化的反应如右侧图所示。

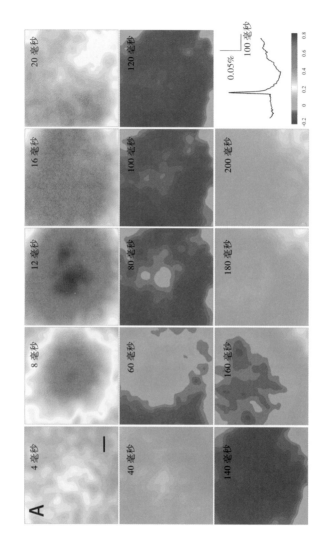

A

4 毫秒　　8 毫秒　　12 毫秒　　16 毫秒　　20 毫秒

40 毫秒　　60 毫秒　　80 毫秒　　100 毫秒　　120 毫秒

140 毫秒　　160 毫秒　　180 毫秒　　200 毫秒

0.05%

100 毫秒

-0.2　0　0.2　0.4　0.6　0.8

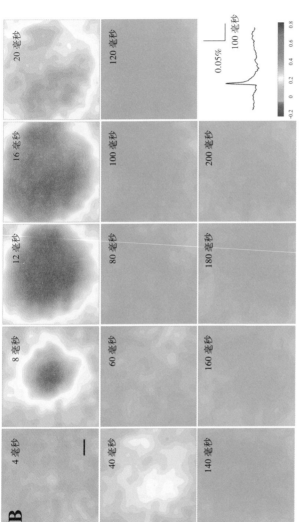

彩插 4：在浅层（A）和深度（B）麻醉条件下，刺激大鼠胡须引发的集合。注意，浅层麻醉时，强烈激活后出现了反弹性的抑制（蓝色）。但深度麻醉时，降低激活后并不会产生这种效应。右上角显示了刺激开始后的时间，注意第二行和第三行中时间间隔的变化。A 和 B 的右下角显示了从集合的中心获取的活动图，并绘制了振幅随时间变化的图表。在 A 所示的图表中，"反弹"是在集合的振幅达到顶峰，同时活性明显跌至正常水平之后立即出现的。比例尺在两幅图中同时显示振幅和时间。

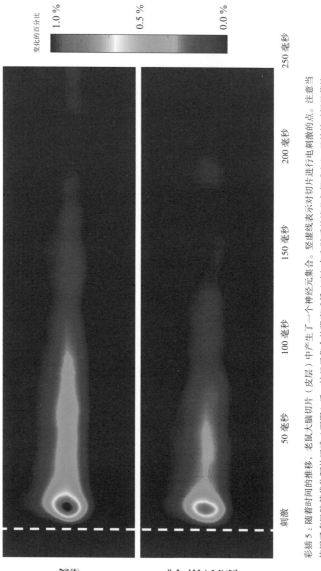

变化的百分比

1.0 %

0.5 %

0.0 %

刺激　　50 毫秒　　100 毫秒　　150 毫秒　　200 毫秒　　250 毫秒

对照

使用丁啡肽后的时间进程

彩插 5：随着时间的推移，老鼠大脑切片（皮层）中产生了一个神经元集合。竖虚线表示对切片进行电刺激的点。注意当使用了多巴胺替代物阿扑吗啡（下图）后，神经元集合的强度都随后的浓蓝色都减少（暗红色和随后的浓蓝色强度减少），且持续时间显著缩短（Badin & Greenfield，未出版）。

视觉系统

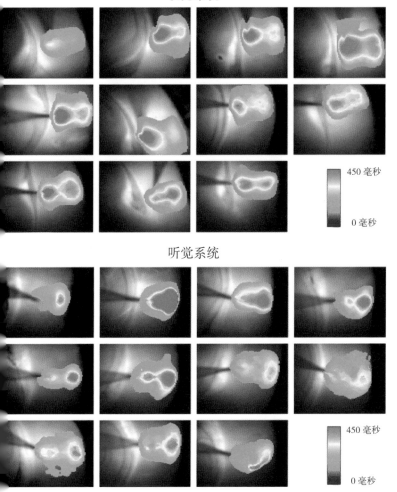

听觉系统

450 毫秒

0 毫秒

450 毫秒

0 毫秒

插6：在十一项不同的实验中，光学图像显示了视觉和听觉系统神经元集合之间的差异。颜色表示定位置的荧光信号最终降至最大值（300毫秒）的20%以下的时间。红色区域代表活动最频繁的域。要注意的是，这一活动在视觉皮层中集中在深部，而在听觉皮层中则集中于浅表。

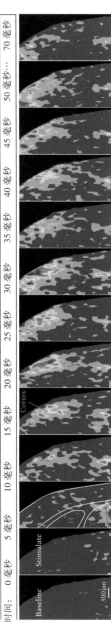

时间： 0毫秒 5毫秒 10毫秒 15毫秒 20毫秒 25毫秒 30毫秒 35毫秒 40毫秒 45毫秒 50毫秒… 70毫秒

彩插7：利用电压敏感染料成像的实验鼠大脑切片中的神经元集合（Fermani, Badin &Greenfield, 待出版）。一般情况下，突触信号从丘脑传递至脑皮层，5毫秒可达到最近2毫米的距离（见图中5毫秒后的脑活动情况）。然而接下来神经元集合信号扩散到0.5毫米半径范围却花了四倍的时间（见20毫秒处的脑活动情况）

身份认同感，必须额外添加一些其他东西。你需要把你自己放在一个背景中（第三步），引出反应（第四步），并将这些行为和反应纳入一个更广阔的背景中（第五步）。从大脑层面来看，我们不仅需要理解这些广阔的神经连接是如何产生前两步的，即产生意识和产生自我意识，同时还需要理解它们是如何产生前面提到的第三、四、五步的，即我们创造独特身份认同的方式。

除了一个功能良好、具有自我意识的"头脑"之外，你现在还需要进入一个特定的情境，这个情境可以是在乐队中演奏，在合唱团歌唱，和家人共进晚餐或是在工作中进行讨论。在这些情境中，你正扮演着某种角色。在这些情境中，你的言语和行为会引起周围人的反应，而这反过来又会决定你接下来会做出什么样的反应，它们甚至可能在更深远的方面影响你，如改变你的观点和信仰。此外，就像成语"聚沙成塔"所说的一样，这种特殊的一次性体验无论以一种多么微不足道的方式，最终都会将其自身融入你复杂的生命轨迹之中，而后者给了你最重要的身份认同感。这些反复的过程，描绘了你是如何将特定的环境和角色融入你所感受到的那个复杂的自己之中的，而这一过程将基于更加复杂的神经网络连接。因此，我们可以想象一块更加巨大的石头，以及水潭中更加宽广的涟漪，它们对应一种愈发深刻的意识，伴随着你在一个独特的环境中获得的强烈独特感。

得到强烈身份认同感的结果之一，就是通过某种形式的创造来表达这种身份。用爱因斯坦的话说，"培养一个人的个性是很重要的，因为只有一个个体才能产生新的想法。"因此，让我们回到办公室的环境中，试想一下这些环境如何能培养一种较强的个体身份的感觉，什么才能帮助人们变得真正有创造力。创造力和创造性思维在各种各样的组织中都非常重要。然而，这些能力既不能直接下载或购买，也无法以任何方式提供保证。因此，也难怪雇主们都非常热衷于确保这些最有价值的商品至少能有机会在工作场所被充分利用。由于稳定的身份认同对获取幸福来说十分重要，[41] 同时由于我们已经看到，在日常工作环境中一项非常重要的因素是：这些不同类型的环境要么阻碍我们表达自己，要么帮助我们表达自己，因此无怪乎人们提出了那么多有关如何设计工作环境的想法，试图让员工能"做他们自己"。

如果说创造力是独立个体的终极目标，那么工作环境是如何提升创造力的呢？某些人从出生起就比其他人更有创造力，这是意料之中的事。因此，虽然对创造力加以规定看似不太现实，但心理学家易维德·马廷森（Øyvind Martinsen）近来通过对比市场营销专业和艺术专业的学生以及创意成分较少产业的经理，列出了一份创造性特质的清单，[42] 以及产生创造性思维的七个基本素质。

第一种基本素质是联想取向。研究表明，有创造力的个体通常是富有想象力的、喜爱玩耍的，并且充满新的想法。第二，创意需要。个体必须抵制规则和惯例，他们要有反抗的生活态度，因为他们想要做别人都不做的事情。第三，积极性。他们渴望表现，而且有创新的姿态和解决难题的毅力。第四，雄心。创造性人格的标志之一是需要有影响力，需要吸引他人的注意和认可。第五，灵活性。充满创意的人有能力看到问题的不同方面，并提出最佳的解决方案。第六，较低的情绪稳定性。也许令人感到惊讶的是，有创造力的人更容易体验负性情绪，情绪和情感状态更易发生较大波动，并且常常不够自信。第七，低社交性。创造型人才不考虑他人，常常会挑剔他人的想法和人格。决定创造力的最后一个因素可能是文化多样性。研究表明，那些曾经在国外学习或生活过的人，以及那些有着丰富的外国文化体验的人，比那些没有这些经历的人表现出更多的创造性。[43] 在某种程度上，这是因为他们更容易理解同一个问题可以有不同的解决方案。[44]

但是，一些组织不满足于让员工只发挥出按照其自然倾向和才能所产生的创造力，而是希望能让他们最大限度地发挥出创造力，因而会采取更加积极主动的方式，试图通过塑造工作环境来促进员工上述这些自然倾向的提高。提供一个开阔空间本身并不重要，事实上反而会适得其反。重要因素或许不是实际的环境，而是如何利用环境去"游戏"。最近，开放式办公室这一设计见证了设计方案朝促进"娱乐"、"自主性"和"创造性"方向的发展。[45] 游戏已经被定义为"对可能的探索"。[46]此外，美国宇航局和喷气推进实验室的招聘人员发现，最优秀和最有创新能力的候选人，一般都是那些年轻的时候喜欢"修修补补"的人。换句话说，是那些充满好奇，想把东西拆开看看它们是如何工作的人。

办公室里工作和游戏之间的传统界限早在 20 世纪 80 年代起就开始变得模糊。目前担任卡斯商学院商业和社会学教授的心理学家彼得·弗莱明（Peter Fleming）曾指出，这一潮流持续了如此长的时间是多么不同寻常。他在澳大利亚的一家电话中心进行过一项实地研究，该研究发现娱乐文化已经深深根植于企业精神之中，大约半数的员工对公司的新举措表达了某种程度的冷漠和怀疑，而且也并没有考虑过娱乐文化是否关系到生产力和创造力的提高。[47] 因此，不仅没有证据表明无条件和无限制的"游戏"会导致任何类型的创造性结果，而且这种明显具有吸引力的机会甚至可能适得其反。

尽管更为深入的研究会有助于推进该领域的进展，但另一种方法可能更明确：从字面上探索日常运用的隐喻（例如"跳出盒子思考"）中所蕴含的创造性解决问题和认知的能力。[48] 心理学家已经确认存在两种不同的思维方式：聚合思维（convergent thinking）和发散思维（divergent thinking）。聚合思维涉及的是寻找单一最优解的智力活动。在一项研究中，研究者在三种不同的情况下评估了被试的聚合思维能力。让被试坐在一个五英尺见方的盒子里，或是坐在盒子外面，或是坐在一个没有盒子的房间里。在三种情况下都让被试进行远程联想测验。结果表明，被试的聚合思维能力在第一和第三种情况下没有发生改变，但当被试坐在盒子外面时，这种思维方式发生了改善。这可能是因为当他们没有被困在一个能看到的盒子里时，会感到没有那么受拘束。

相反，发散思维则是想出一个问题的不同的解决方法，其特点是流畅性（想法的总数）和灵活性（不同种类的想法）。在一项针对这种更具创造性的思维方式的研究测试中，被试参与了涂鸦测试和乐高测试。在涂鸦测试中，被试的任务是给两幅内容模棱两可、模糊不清的涂鸦画加标题，在被试自己加标题前，每一幅画都会给出一个示例标题。这项测试测量的结果，是被试给出的新标题和给出的示例标题之间的差异程度。在乐高测试中，向被试展示几个乐高模型，被试要根据这些模型写出八个这些模型所代表的物体。这项实验测试的是答案的独创性，把参与者的答案作为整体来研究时，看看某些想法的罕见性。

与摆放一个实体的盒子不同，这次研究者在测试对发散思维产生影响的环境因素时，是通过比较坐立、按矩形路线行走以及自由行走三种情况进行的。涂鸦测试和乐高测试的结果都表明，与坐立和按照矩形线路行走这两个小组的被试相比，自由行走小组中的被试可以提出更具独创性的答案，而前两种情况下给出的答案没有差异。

因此，当一个被试真的坐在一个盒子外面时，其问题解决能力（聚合思维）得到了改善。此外，与坐立相比，一段时间的行走提高了独创性（发散思维），并且这种行走是自由行走，而不是按照一个大盒子状的长方形行走。研究人员推断，处在盒子之外这种条件可能"有助于消除限制创造性认知的无意识心理障碍"，并且"象征着创造性的隐喻的出现有助于激发创造力"。

促进创造力的最后一个因素可能会很让人惊讶，那就是：无聊。无聊真的能让人变得更有创造力吗？最近，在一次英国心理学会的会议演讲中，发言人之一的桑迪·曼恩（Sandi Mann）提出了一个有趣的观点，这个观点挑战了人们大肆鼓吹的人际关系刺激和丰富性对创造力的重要程度。[49] 他开展了两项实验：第一项实验首先让被试从电话号码簿中阅读和誊录号码，然后让他们参与一项任务来评估其创造力，这项任务是为塑料杯设计不同的用途。控制组则直接进行创造力测验，而不做前面的一项活动。非常有趣的是，誊录过电话号码的被试在创造性测验中表现得更好。一种可能的解释是，由于抄写任务让被试可以进行思维漫步和胡思乱想，继而对创造力产生了有益的影响。

为了更直接地探索这种想法，第二项实验让那些倒霉的被试只从电话号码簿中阅读号码。这样做的理由是，一种更加被动和单调的任务可能会促使被试产生更多的胡思乱想。然后将这个小组的被试与那些誊录数字的小组被试进行比较，同样地，控制组没有进行任何无聊的任务。这一次，结果表明阅读号码的被试比誊录号码的被试表现出更好的创造力，而誊录号码的被试又比控制组被试表现出更好的创造力。这项令人眼前一亮的发现确实表明：能促进创造性思维过程的活动，既不是那些需要快速反应的活动，也不是那些令人兴奋或有刺激性的活动，反而是那些让人们可以神游天外的活动。

四、创造性理论

有趣的是，另一项最新研究显示，分心确实有助于进行创造。[50]也许，让思维在无要求的自然环境中"漫步"确实可以促进创造性。毕竟，在洗澡的时候能想出最好的创意这一说法已经是老生常谈了，然而日常生活通常只是在某个时间和某个地点，让你能有机会使思想不那么聚焦。有关室外活动还有一点很明显：室外通常不会有很多人，甚至可能除了你之外一个人都没有。正如我们看到的，隐私是身份的另一面，如爱因斯坦所说，隐私对创造性来说也是必不可少的。因此，让我们假设你对自己独特的身份有着强烈的感受，而你又被放在一个没有时空边界和限制的环境中，在这种情况下创造性是如何产生的呢？

　　总体来说，通过你的神经连接，进而运用你的思维，你便可以超越感觉的表面价值来欣赏这个世界。记得那枚对寡妇有着重要意义而对孩子来说仅仅是一个金色闪亮圆环的结婚戒指吗？正如我们说过的，神经连接让你能领会含义和象征，让你看到一个东西后能想到这个东西代表着某些永远无法从物体本身的感觉特征推断出的意义。有时候我们会做出不恰当的或过度的联想，这种联想让我们对某件事物或某种经验进行过度解读，进而从中看到某些在他人看来既不现实也不准确、甚至有些疯狂的含义。例如在云层中看到人的面孔，又或是认为某个物体可以"带来好运"，这些是日常生活中怪异而没什么价值的联想。类似地，将两件毫不相关的事情联系在一起，这在某些人看来可能是愚昧的迷信，但在另一些人眼中却是非常重要的"征兆"或预示。

　　神经连接不仅能赋予你所经历的事物、人物以及他们的行动以你自己的个性化意义，还使你能理解并驾驭你所生活的这个世界。想象一个人打扮成幽灵的样子出现在你眼前，由于你所建立的神经连接可以互相平衡，你可以理解你所看到的事物，而不会只看到表面上的这个怪异的幽灵。而缺乏这些神经连接的人，像是小孩子或是痴呆症患者，将会被当下的感觉体验本身所控制，任由其摆布。结果，当他们看到他们不能"理解"的事物时，便可能会感到害怕、困惑以及不知所措。由于这些个性化的神经连接是我们个体性的生理基础，而如果个体性是创造力的先决条件，那么这便可能帮助我们发展出一套理论，即个体如何获得这种终极的表达和成就。我们可以将创新过程分为三个阶段，下面将从神经连接层面分别对这三个阶段加以叙述。

让我们把第一阶段称为解构。创造力的一个基本特征是挑战教条，或是鼻子在脸上的位置（参见毕加索），或是引擎应该放在汽车的哪个部分（参见迷你车的设计），抑或是为什么溃疡并非一定和压力有关（参见巴里·马歇尔的开创性理论）。[51] 从身体层面来说，这样的过程涉及对脑细胞间先前就存在的神经连接进行抑制或撤销，解除先前的理解，这些理解有些时候被视为偏见、成见或是教条。

第二阶段是新的连接。所有的创造性工作，不论是艺术、科学，还是一项对日常事务简单而新颖的洞察，都涉及把新的元素聚在一起，如用新颖的方式将文字组合在一起，以创新的形式展现颜色或形状，或是将之前相互独立的事实联系在一起，进而产生新的观点。然而，尽管这一阶段是必备的，但还不够充分。想一下孩子画的画，或是精神分裂症患者写的诗，[52] 这些也是将形状或文字以不同寻常的方式进行组合，但这些却不能被视为真正的创新性或独创性的例子。

第三阶段即最后一阶段也非常重要，而且必不可少。这里的关键是，要让那个最重要的连接（即新的联系）能以物理形状、乐音或科学理论的形式产生意义并被人们理解。不仅是要在神经元间建立新的联系，而且应该激发新的联系和连接为这件作品赋予意义。这种新的连接能驱动的联系范围越广，其含义就越深：表现为更强烈的"啊哈！"时刻。

那么，什么样的环境最利于培养创造性思维中的这几个步骤？以上这三个阶段都基于一个重要的前提：自信心。随着自信心而来的是一种幸福感，你不必对他人做出回应，而只是无条件地享受做自己的感觉。淋浴就是这种环境的一个极好的例子。

但除了淋浴之外，给人带来灵感的理想空间是什么样的呢？当然，如果我们要为个人思想提供一个空间，不同人所需的空间大小也都不尽相同。但毋庸置疑的是，环境会对大脑，尤其是对人类大脑产生影响。在设计工作场所的环境时，为了尽最大可能促进个体的思维过程，多样而广泛的环境种类至关重要。显然，物理空间本身的特性是关键所在，如特定的颜色和相片，或是可以看到室外的窗户，如果透过窗户看到的是自然景色那便再好不过了（正如我们在第三章中提到的，景观可以促进思维，提高创造性）。此外，还需要有一些功能来满足个体与环境以不同方式进行的互动，如自发会谈的可能性，散步的机会，以及公共区域和个人或隐私区域的划分。最后，还有一项功能同样重要，就是满足个体对空间主观反应的需要，要使他们能感受到来自于公司品牌以及个人身份的强烈独特性。只有当一个人对其独特的身份具有足够的自信心时，他们才能拥有独特的思想，进而才能变得更有创造力。

对人类来说，物理环境的作用仅次于社交互动，而后者又与身份认同相关，即你在群体中所扮演的角色。尽管色彩丰富且能让人产生移情作用的空间可能会引起幸福感，但事实上它们的功能是作为发生在你大脑中事物的背景，如同神经元连接无休止地组成和重组成不同的联合（神经元聚合）。工作场所并不是能让你意乱神迷或享受时光的地方，因为你几乎需要一直保持自我意识。所以，它可能是你建立和打磨个人身份认同的最佳场所。

因此，激发意识的那块石头在任何时刻都不会被有力地投掷出去，而且也不会被频繁地、接连不断地投掷出去。相反，投掷石头的效果将取决于其较大的尺寸，即有大量的神经元连接正在依次处理你自觉的行为、其他人对它的反应，以及你对这些反应的回应。你的唤醒水平不会过高，但同时你也不会昏昏欲睡，因为调节分子将十分有效地起到它们应有的作用。这枚石头如此巨大，以至于没有其他石头可以与其竞争，而即使以柔和的力度投掷它，也将产生广阔的涟漪：你的意识将会深化。在理想的情况下，温和的感官输入与内在认知过程之间的平衡，即使不足以让你产生新的观点，至少能让你遵循富有成效的思路，就像你现在拥有的这个一样。

你在思想中迷失了多久？你环顾四周空白而单调的墙壁，朝向停车场的窗户，平淡无奇的米黄色地毯，最后你看向立在那里的电脑，而它的屏幕对你没有任何要求。但你今天没有什么创造力，更不用说高效率地工作了。这当然不是你，你不是一个仅仅做出反应而从来不主动发起行动的人。花费一天的时间在不同环境里漫步会让你变得更有效、更幸福吗？可能会。你的目光看向那张普通的家庭合影：妻子、儿子和岳母冻结在时间里，努力显出快活的样子，但不知为何却有些勉强和不自然。也许他们在等你回家，也许他们没有。无论如何，你依然还是会回家的。

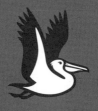

第六章

CHAPTER 6

家里的问题

现在到了一天的结束，但这并不是真的结束，与家人共度的夜晚正在召唤着你。你的妻子、儿子以及岳母正在家里等着你，而你却想到回家就心情复杂。老实说，你一点儿也不想回去，家里的状况不是很好。

一段时间以来，你十四岁的儿子杰克的性格表现出一些反常，他不再像以前一样快乐、热情、充满好奇心，仿佛完全变了一个人。现在，他一从学校回来就立马躲进自己的房间。当他不得不和家人待在一起时，比如说吃饭的时候，他似乎对身边的谈话漠不关心，大部分时间都沉浸在自己的手机里。当他从外面回来时，你总能闻到他衣服上的烟味，对此你感到非常担心。此外，由于他经常不在家，你开始怀疑他可能会去喝酒，甚至吸毒。为什么他变得像他的许多朋友一样难以相处？

一、青少年

青春期一直以来都是心理和生理发生剧变的时期。个人的人际关系变得更加重要，青少年开始渴望有趣且令人兴奋的体验。这一时期的典型特征包括社会交往增加，对新鲜事物充满好奇，寻求关注，追求冒险，情绪不稳定，冲动，以及鲁莽。[1]关于青少年喜欢冒险行为有一套有趣的理论，即"模糊痕迹理论"。这套理论认为，与长期以来的观点相反，青少年在认知过程方面没有任何缺陷，事实上他们可以比成年人做出更准确的风险收益分析。[2]关键的区别在于，无论有着怎样的即刻、短期收益，成年人都倾向于将整体的绝对风险降至最低。更加成熟的人能看到更大的格局，有更长远的眼光，而不仅仅是对眼前的现状和即刻的奖励做出反应。

青少年容易产生痛苦情绪或喜怒无常，这可能同样驱使他们寻求更直接、更强烈的感官刺激。与其他年龄段相比，青少年对快乐的重视程度更高；对情绪的内省或缺乏对情绪的内省，可能同样部分解释了青少年如何、何时以及为何难以控制他们的行为。举例来说，人们在一项赌博测试中发现，只有年龄更大的青少年才能像成年人那样，随着时间的推移改善他们在测试中的表现。随着外表变得更加成熟，青少年的情绪也趋于稳定，这种转变与唤醒水平降低有关。[3]只有随着时间的推移，控制冲动的大脑机制才逐渐占据优势地位。

青少年时期这些认知和情感过程的转变可能反映出前额叶功能的逐步增强，我们曾在第三章简要谈过这一脑区。[4] 顾名思义，大脑皮层的这部分脑区位于大脑的前部，它构成了大脑中很重要的一部分功能区。前额叶是体现人类进化阶段（系统发育）在个体发展（个体发育）不同阶段表现的一个特殊例证。因此，这种有价值的神经元只在灵长类动物大脑中占据主导地位（在人类大脑中占比33%，而在黑猩猩大脑中占比17%），[5] 而只有在十八九岁或二十出头时，人类大脑中的这些神经元才能在大脑处理过程中充分发挥作用。[6]

此外，由于前额叶通过与所有其他脑区广阔的网络连接发挥作用（可以说比其他任何脑区都多），[7] 它增强了大脑的凝聚力。随着青少年的成熟，额叶和深部脑区之间的联系逐渐增加，这一过程在二十出头时直接与表现控制能力的提高有关。针对青少年的大脑，一个特别明显的特征是，通常在他们的脑成像中能看到广泛的活动，并且与任何具体的任务无关，就好像大脑中不断活跃着间断而随机的想法。这种自发的、非定向的举动随着成年期的接近而逐渐减弱，这意味着随着我们越来越成熟，我们的大脑运行的网络聚合也变得也来越有组织，从而使大脑加工过程更加高效。研究确实发现，在发育过程中，静息态活动转变为更加综合的、可以延伸到更远脑区的网络活动模式。跨脑区的长程同步活动是共同激活的，这种活动也随着个体的成熟而增加。随着青少年时期临近结束，这种转变也描绘了随着成年的进程，不同脑区间交流改善的画面。[8]

然而并不是所有的事情都是同时发生的。大脑不同部分的成熟速度并不相同，这便能解释青少年虽然社交能力发展了，但仍然欠缺行为约束能力这一常见现象。皮层下的深部脑区比像前额叶这种更为复杂的处理中心更早地全面发挥作用。[9] 因此，这里存在着一种不均匀的平衡，使行为更倾向于即刻的奖励和风险：前额叶还不够活跃，不能运用预先准备的刹车来预防由更原始脑区释放出的即刻"去做"信号。此外，正是在这个阶段，脑内多巴胺的活性达到了一生中的顶峰，[10] 这会更加抑制本来就不够活跃的前额叶皮层。[11]

青少年脑内化学现象的另一个特点是催产素的激增，催产素是一种与情感联结密切相关的激素，同时也被称为"感觉良好因子"。[12] 多巴胺和催产素这两种神经化学物质的混合会导致处在青春期的个体表现出寻求感官刺激和冒险。[13] 多巴胺和催产素的过度分泌，再加上前额叶皮层活动不足的推动，使青少年更容易被锚定在此时此地，即一种超越认知和思考的游戏状态。总体来说，整个场景被当下、即刻的感官推动力所主导，而不是把这个瞬间刻嵌到一种"富有意义"的过去—现在—将来的叙事中。

有时，这种状况可以持续到成年期，如精神分裂症患者，他们大脑的特定方面永远无法变得成熟起来。精神分裂症是一种复杂而难以理解的精神状态，这种状态与大多数人所感受到的"现实"有着惊人的差距，因此被视为精神疾病。本书不会冒险深入到对这一令人着迷的状态的探索中，但它确实值得我们简要探讨一下。精神分裂症的主要特点包括更短的注意持续时间、逻辑混乱、妄想、无法理解谚语、不寻常的说话方式，以及过度的注意力涣散。[14] 精神分裂症患者相比于"正常"成年人，会更重视来自外部感官世界的任何侵扰，甚至会感到自己暴露于外部环境中，而其他人能看到或听到他们的想法。精神分裂症患者需要让人安心的、可靠而熟悉的感觉，像防火墙一样来把他们的大脑或者更准确地说是意识，与野火一样不断侵入的外界刺激隔离开来。如果事实果真如此，在人类从童年发展到成年期的过程中，感官世界被一个更加"认知"的世界取代，那精神分裂症患者的这种转变则远远不够。感觉依然占据主导地位，而他们个性化的联想和对世界的解释，其"意义"都是那么的脆弱和怪异。

儿童和精神分裂症患者都很容易被当下外部环境中发生的事件所驱使。所有父母都知道，当一个孩子正在为从婴儿车上掉下去的冰激凌哭泣时，如果家长让他们抬头看鸟群或一架飞过的飞机，他们立刻会转而露出微笑。同样地，精神分裂症患者的大脑反应表明，这种易受干扰的情况在儿童期之后一直存在。在一项实验中，患者组被试和健康控制组被试被要求完成一项区分字母和数字的简单认知任务，并在完成任务的同时要忽略掉背景中的声音刺激。与控制组相比，精神分裂症患者表现出更大程度的分心，因此需要花费更多时间才能完成任务。[15] 如果外部世界过度苛求，那也难怪年轻人会和精神分裂症患者一样无法长时间地保持注意力集中。[16]

二者另一个显著相似的特点是，儿童和精神分裂症患者都无法理解谚语。如果让他们解释"住在玻璃房子的人不应该互相扔石头"*这句话，一个患有精神分裂症的人给出的典型答案可能是"如果你住在一个玻璃房子里，而我朝着房子扔石头，那你的房子就坏了"。类似地，孩子也会从字面意思理解，依照其感觉的表面价值来理解这个世界。当一个小男孩或小女孩被告诫不要"为打翻的牛奶哭泣（为不可挽回之事后悔）"时，他们可能会惊讶而不解地环顾四周，寻找那个并不存在的、被打翻的杯子。核心焦点在于，精神分裂症患者和儿童都难以通过一种事物来理解另一种事物。然而，对于儿童来说，支持认知概念框架所必须的完备的脑神经连接尚未出现，但对于精神分裂症患者来说，同样的结果则可能是由不同的原因引发的。精神分裂症患者与正常人有着许多大脑差异，其中具有代表性的特征 [17] 之一是具有调节功能的化学物质多巴胺的过度分泌。[18] 因此，一种可能的原因是有效的高水平多巴胺将会

---

* 原文为"People who live in glass houses shouldn't throw stones"，英语谚语，指当自己也有某种缺点时，就不要指摘别人的这种缺点了。可以意译为"自身有短，勿批他人"。

抑制大脑的连接，在前额叶尤为明显。多巴胺在前额叶起抑制作用，[19] 从而削弱了内部认知过程的稳固性，因而也过分增强了传入感觉所起的作用。

正如我们之前提到的，前额叶皮层只有到十八九岁时才会完全发育成熟，[20] 而另一种最有可能与不活跃的前额叶皮层有关的倾向是，儿童和精神分裂症患者都要比一般成年人更鲁莽。[21] 神经科学家早就知道，不活跃的前额叶皮层与更具冒险倾向有关。早在 19 世纪，一个名叫菲尼亚斯·盖奇（Phineas Gage）的铁路工人在用一根粗棍子夯实炸药时不小心提前引爆了炸药，爆炸使这根棍子贯穿了他的前额叶皮层。结果菲尼亚斯变得易怒、孩子气，更加情绪化，以及更加鲁莽，这便是现在被称为"额叶综合征"的原型案例。

此外，儿童和精神分裂症患者都会让人想到一种活在此刻的感觉，会对来自原始感觉的刺激做出瞬间的反应，而不是以一种积极主动、深思熟虑的"认知"方式呈现生活。儿童不成熟的大脑状态和精神分裂症患者的大脑状态都对应着不活跃的前额叶皮层，但造成前额叶皮层不够活跃的原因却不同。对于儿童来说，是因为这个区域成熟得较晚；而对于精神分裂症患者来说，则是因为功能性多巴胺的过量，呈现出无序 [22] 和该区域细胞群受抑制的特点。[23]

有趣的是，还有一类完全出乎预料的群体，他们的前额叶同样不够活跃，同时也表现出鲁莽的特点。[24] 他们是那些有着高体重指数（BMI）的人（体重相对于身高来说太重了），也就是肥胖的人。[25] 他们如同精神分裂症患者或儿童一样，常常让当下的感觉战胜长远的结果。对那些特别肥胖的人，此时此地环境的压力异乎寻常地重要。毕竟，任何人在吃奶油蛋糕或其他高脂肪、高糖的食物时，都能清楚地意识到这可能带来腰围增粗的结果。然而，当下的味觉快感战胜了一切。最后，让我们看一下那些强迫性赌徒。我们再一次看到，那些活着就是为了体验瞬间激动的赌徒们，他们的前额叶活动也是减低的，这些瞬间的激动包括轮盘赌中轮盘转动的时候，掷出骰子的时候，或是你选择的赛马开始超过另一匹马的时候。[26]

因此，在上述这些情况中，与不够活跃的前额叶皮层相伴的，是受感觉驱使而不考虑后果。这可能意味着相对而言，活动正常、完全成熟的前额叶在某种程度上能够将过去和未来与现在进行联系，并产生一个更广阔的认知图景。另一个指向这一观点的线索是：前额叶的破坏将导致"来源遗忘"，即记忆本身完好无损，但记忆涉及的特定情境或情节被遗忘，记忆变得更加一般化。[27] 患者不再以固定的顺序对特定事件进行连续性叙述，而是在不清晰的、朦胧的、由一般性记忆所提供的信息流中漂浮。

但这是否意味着前额叶皮层是某种控制开关，让我们可以从此刻的压力中解放出来？答案很简单：不是。我们不应把这片脑区想象成一个老板，它更像是一个促进者，更好的描述是一个最高的网络连接者。我们刚才提到过，前额叶皮层的一个关键特征是，它对其他皮层区的输入比大脑皮层的任何其他区域都要多，并因此扮演着让大脑统一运作的关键角色。[28]因此，如果这个关键的通信交换处不够活跃（无论是什么原因造成的），那么大脑整体的运作功能会大幅降低，而大脑整体功能通常会为了存取记忆和预先计划而进行协调。这一机制是如何帮助我们理解意识的呢？

让我们再次回到石头扔进水潭的这个比喻。石头的大小是固有神经元连接程度（认知因素）；投掷的力度是引发瞬间意识的刺激强度（感官因素）；水潭中水的黏度是多种调节因子的有效性和浓度；投掷石头的频率，每块石头的大小，以及投掷石头的力度将决定各种情况下涟漪的广度，也就是神经元聚合的大小，亦即任一时刻意识的程度。

因此，石头扔进水潭的模型有可能帮助我们建立一个针对正常成年人类意识的基础替代模型，这也是一个包括儿童、精神分裂症患者、肥胖症患者和强迫性赌徒的共有特征模型。强烈的、原始的、感官的（因此也是"无意义的"）刺激将不会依赖于特异的个性化连接：石头将会很小。投掷的力度将会不成比例地过于强大：吵闹的音乐、明亮的颜色、食物的浓烈气味，以及轮盘旋转的速度。然后，来自随之而来的石头的竞争会非常激烈，快速变化的环境将意味着，没有哪个新生的神经元聚合能得以充分发挥其作用。最后，这一竞争将被过度分泌的多巴胺所强化（改变水潭的黏度），这将使得新神经元聚合的招募过于容易，以及前额叶皮层受到抑制，进而使宏观层面的大脑连接碎片化。因此，这种替代状态是异常小的神经元聚合中的一种，它与一种现象学有关，其中感官的冲击比其他力量强大得多。这种结构是以牺牲认知为代价的。这两种基本模式概括如下，见表一。[29]

表一

理智缺失（mindlessness）	有意义的（meaningful）
感觉	认知
强烈的感觉支配	思维支配
此时此地	过去—现在—将来
由外部环境驱使	由内部知觉驱使
缺少"意义"	个性化的"意义"
无自我意识	强烈的自我感
没有时间或空间参照系	清晰且按顺序排列的事件
儿童，精神分裂症患者，赌徒，体重指数过高者，吸毒者，娱乐（例如：快节奏运动、性行为、舞蹈）	正常的成年人的生活
高多巴胺	低多巴胺
前额叶低功能	正常的前额叶活动
世界毫无意义	世界充满意义
"与意识有关的神经元聚合很小"	"意识相关的神经元聚合更大"

然而，曾经在理智缺失和意义之间建立的平衡现在似乎变得不那么平衡了。我们目前被屏幕统治的环境越来越明显地表现为两个维度和仅有的两种感觉：听觉和视觉。对于年轻的"数字原生代"（可以定义为1990年之后出生的人）而言，尤其如此。一项最新的调查显示，在十三岁到十八岁这一年龄组中的个体，每日使用媒体的时长为十一个半小时。而更不可思议的是，当把同时做多件事考虑进去后，这一数字激增到十八个小时以上。[30] 随之而来的是，如果环境以这种前所未有的方式，在如此长的时间里转变为一种快节奏、高互动的二维空间，那么大脑相应地也会以一种前所未有的方式对此加以适应，我们无法得知这种结果是好是坏。[31]

然而，对于当前目的来说最重要的是，越来越多的证据表明：电子游戏[32]以及社交网站[33]增强了大脑中多巴胺的释放。这种神经学特征与从毒瘾者身上观察到的特征相似，并且与前额叶皮层的异常有关。[34]屏幕活动似乎在青少年的生活中如此流行，这甚至进一步倾斜并夸大了理智缺失和意义之间由来已久的平衡。另一方面，游戏带来的兴奋、冲动以及纯粹的愉悦提高了大脑的多巴胺水平，而屏幕则展现了对感官而非认知模式产生的吸引力。这种快节奏、字面意义上的刺激将使小神经元聚合模型更有可能成为数字原生代脑中意识的默认状态，而其程度之深，是之前的世代未曾经历过的。[35]也难怪杰克变成现在这样……

二、抑郁

如果说杰克过于沉溺于外部世界（虽然是网络世界），那么你的妻子简则有着完全相反的问题：你是多么渴望她能与外界有更多的接触。出于某些原因，最近她的状态一直不是很好。对于所有你认为能让她高兴起来的事情，她似乎都无精打采，提不起兴趣。她不再去健身房锻炼了，尽管这段日子里她每天大部分时间都躺在床上，但她似乎总是很疲惫。大多数情况下，她都懒得去吃一顿像样的饭，也不愿意梳洗打扮，而且即便是很小的刺激也会让她哭得像个泪人一样。所有的事情对她来讲似乎都太过于费力了，她有时会蜷缩在羽绒被下，毫无缘由地悄悄哭泣。没有什么能让她再开心起来。

临床抑郁这一疾病的症状之一就是快感缺失，从字面意义上讲就是缺乏快乐。患有抑郁的个体对于像日落这样美好的事物麻木且无动于衷。他们感到自己会被任何事情淹没，没有能力应对，他们从复杂而苛刻的日常生活中逃离。进而，外面的世界似乎那么遥远，那么灰暗，那么苍白。究竟是感到远离外部世界导致了感官刺激不足，还是感受系统功能不足促进了被隔绝、被孤立的感受，这个鸡生蛋还是蛋生鸡的问题一直困扰着大脑研究人员。事实上，这两种情况并不互相排斥。无论是哪种方式，都意味着将自己锁在内心世界里，不受感官冲击的影响，不为其所动。抑郁是反复出现的一连串强烈的思维，甚至也可能是一幅顽固且持续存在的画面。

在抑郁患者身上，大脑整体的化学状态发生了改变，即再一次地，包括多巴胺、去甲肾上腺素、5- 羟色胺在内的氨基类神经递质失去了平衡，而上述神经递质负责调控个体的唤醒水平。在水潭的比喻中，这些神经递质和水潭的黏度有关。因此，医生可能会给抑郁症患者开像百忧解这样的药物，这种药物通常被称为"5-羟色胺再摄取抑制剂"（SSRI），即一种（主要）提高 5- 羟色胺有效性的药物。为什么 5- 羟色胺（及其化学类似物多巴胺和去甲肾上腺素）的增加可以减轻情绪低落，这一问题的答案并不是显而易见的，抗抑郁治疗的故事有其自身的根源，正如很多科学发现一样，抗抑郁疗法也是在偶然的观察中发现的……

在 20 世纪 50 年代，医生们用于治疗高血压的是一种被称为"利血平"的药物。[36] 其原理是：人们推测，如果去甲肾上腺素和与其关系密切的肾上腺素会通过增加心率和血压来激活身体的"战斗和逃跑"机制，那么降低去甲肾上腺素有效性的药物就应该可以在逆转这些影响方面对高血压患者起到治疗作用。利血平确实有效地减少了体内去甲肾上腺素的储备，因此它确实有降低血压和心率的理想且恰当的结果。然而人们很快发现它有一项危害很大的副作用：目前公认的是，利血平会让那些本来平静的患者变得抑郁，甚至产生自杀的倾向。[37]

与此同时，在 20 世纪中叶，肺结核是最常见也最致命的疾病之一。当时治疗肺结核的药物被称为异丙嗪，该药物被证明可以有效抑制该疾病特有的有毒菌株。[38] 异丙嗪可以阻断对多巴胺、去甲肾上腺素和 5-羟色胺起分解作用的酶（单胺氧化酶），凭借此机制，异丙嗪可以提高上述神经递质的有效性，因此它作为单胺氧化酶抑制剂（MAOI）而广为人知。然而，该药物同样有人们未曾预料到的副作用：结核患者变得异常兴奋，这不仅是因为他们从一种严重的疾病中康复，还有药物的直接作用。[39]

当这两个偶然的发现结合在一起时，便产生了一种有趣的可能性。如果像利血平这类消耗体内胺类物质的药物会使人产生抑郁，同时如果像异丙嗪这类提高相同胺类物质有效性的药物会使人兴奋，那么显然，情绪与胺类物质通过某种方式产生关联。因此，抑郁的胺理论认为，决定情绪（情感）的一个关键因素是大脑中胺类物质的功能水平。如果有效性水平高，那将会产生随之而来的情绪；如果其有效性水平异常低，在现象学上的必然结果就是临床抑郁症。[40]

然而，除了打开和关闭胺类物质的阀门外，还有其他有关抑郁的内容。例如，我们知道从最初服药到看到疗效之间大约有十天左右的"治疗延迟"。[41] 因此问题不仅仅是提高 5-羟色胺水平，而更多地是理解 5-羟色胺和其他胺类物质的增加会对相关的神经元产生怎样的远期影响。一种观点认为，5-羟色胺的靶受体需要时间重新调整它们对提高到新水平的递质的反应。另一种可能是，药物引发的胺类物质水平的提高，触发了某种独立的、长期的修复性脑机制，例如长效生长因子的释放以及可能的炎症因子的降低。这两种可能并不互相矛盾。因此，不只是"自下而上的"化学和突触因素发挥着作用，还有更偏认知方面的"自上而下的"因素也同样发挥着作用。治疗干预引发抑郁症患者大脑中的化学物质进入一种新的状态，延时且持久的神经元可塑性将通过对这种状态的适应而发挥作用。

然而，也可以在不借助任何外界药物的作用下，通过利用大脑天然的可塑性对情绪进行调节。例如，近几年已经证明，心理治疗中的认知行为疗法（cognitive behavioural therapy，CBT）对抑郁症的治疗是非常成功的。[42] 顾名思义，CBT 中不使用任何药物，治疗师通过对话帮助抑郁患者用一种不同的视角看待世界。从神经科学角度对 CBT 的一种解释，是将其视为人为改变可塑性发挥作用的一种特别有效的形式，通过帮助患者从不同的角度看待世界，这种方法重塑了患者的神经连接，亦即塑造了一块新的石头。

我们与环境的互动越多，脑细胞连接就会产生越多的改变。数十年来人们已经认识到，抑郁的人表现出从外部世界退缩，避免与其互动的倾向，尤其回避体育锻炼。因此，他们可能没有什么机会让自己的心率加快，因而与高唤醒相伴的去甲肾上腺素等胺类物质在他们体内的水平也不会很高。最近一项有趣的发现是，抑郁患者的脑细胞新生也表现出下降——丰富的自然环境和自愿的体育锻炼可以增强我们之前提到过的神经发生（第三章），并且会进一步提高神经可塑性。[43] 接受新的刺激和体验，经历更强的唤醒，提高胺类物质的水平，从而改善情绪，这些形成了一个良性循环。相反的情形是，伴随着与外界世界的疏离，神经发生下降，体验到更少的兴奋，由此产生抑郁情绪。而在此时的恶性循环中，由于锻炼和幸福感的相互作用，以及刺激不足和疏离感的相互作用，很难确定是先有鸡还是先有蛋。

　　抑郁患者大脑中的神经元聚合会有什么变化呢？试想一下，一个人从每天的日常生活中逃离，更不会参加剧烈运动，一天中大部分的时间都在羽绒被下度过，或至少没有花足够多的时间与外界互动。他们的体验会更加匮乏，他们的神经连接也不太可能改变，由于他们的生活中不太会有什么事情发生，因此也不太会有新的刺激进入大脑。毫无疑问，这会使得现有的神经连接继续存在并不断加强。此外，大脑将无法产生恰当水平的多巴胺及其衍生物，因此也就无法帮助形成新的神经元聚合或原有神经元聚合的转变。这意味着，以前那块异常大的石头将会比之前更有机会在水潭中激起涟漪——最终的神经元聚合，而没有其他事情可以与之抗衡：转变越缓慢，神经元聚合的覆盖范围会变得越广阔。最重要的是，如果抑郁的焦点是持久的、反复出现的，那么会形成更多的神经连接，而焦点的那块石头会变得越来越大，同时神经元聚合覆盖的范围也会变得更加广阔。那么，这一次我们是不是可以说，临床抑郁和异常巨大的神经元聚合有关呢？

如果是这样的话，那么对大脑"理智缺失"状态下的小神经元聚合起决定作用的因素则是截然相反的。情况似乎就是这样。例如之前提到的，以前额叶激活不足为特征的"理智缺失"状态下较小的神经元聚合，在抑郁中则主要表现为前额叶的过度激活，两者形成鲜明的对比。[44] 此外，在惊心动魄的体验中，异常小的神经元聚合会产生高水平的多巴胺，而正如我们刚才看到的，这种胺类物质及其化学衍生物在抑郁症患者身上是缺乏的。最后，小神经元聚合大脑状态产生的部分原因可能是，由于与外部世界的强烈互动，许多新的神经元聚合等待着建立，这些神经元聚合之间存在着激烈的竞争。而抑郁状态则与之截然相反，抑郁的个体回避与外部现实的互动。

如果抑郁与异常大的神经元聚合有关，这将会帮助我们理解那个长久以来的谜——电痉挛休克疗法（ECT）为何会有效。在这种疗法中，电流通过连接大脑表面的电极，直接通过重度抑郁患者的大脑。[45] 尽管表面上看起来，电休克治疗是简单且非特异性的，但当其他所有药物治疗都失败时，电休克治疗仍然有效。那么大脑中究竟发生了什么呢？或许是电流扰乱了固有的神经连接网络（事实上，电休克疗法常见的副作用之一是丧失记忆），从而促进新的网络和不同的网络得以建立。这是一种强制的可塑性：通过击碎那些大的、原始的、一直存在的石头，使新的、常规大小的石头更容易形成。

抑郁与异常大的神经元聚合有关这一观点，将同样可以解决另一个临床难题：锂类药物可以有效治疗双相情感障碍，这类疾病的患者会体验到极大的情感波动，从深度抑郁（这时是大的神经元聚合）到高度兴奋或躁狂，表现出许多小神经元聚合的特征。[46] 一种可能的解释是，由于在元素周期表上锂和钠相邻，这意味着锂更容易在大脑中作为钠离子的化学替代物发挥其作用。神经元之间交流的基础是钠离子涌入神经元，这会引起至关重要的电脉冲的初始触发，即让细胞产生活动的动作电位。碰巧的是，锂会与钠竞争钠离子通道，并穿过这条特殊的通道进入神经元内部，[47] 但锂离子进入神经元内却无法完成钠离子的工作，此时动作电位则无法产生。

为什么这样一个常见的，平平无奇的活动，能如此有效地抑制像躁狂这样一个复杂且难以理解的认知问题？由于患者在两种极端的情感状态间摆动，因而躁郁症被恰当地称为"双相情感障碍"。躁狂阶段与抑郁的麻木和怠惰是完全相反的，其特点是过度活跃和冲动行为，思维局限在当下，因外部世界感到心烦意乱并做出过度反应。简言之，像儿童和精神分裂症患者一样的小神经元聚合模式。与此相一致的是，双相情感障碍患者更加鲁莽，并且其前额叶功能水平减低，[48] 就像精神分裂症患者一样。[49] 所以，如果双相情感障碍的躁狂阶段可以用非常小的神经元聚合来解释，而如果锂的核心作用是阻碍神经元活动的基本机制，那么或许锂的疗效就在于，阻断了神经元聚合太过容易地一个接一个形成这一过程。这种巨大的转变可能标志着儿童、精神分裂症患者以及双相情感障碍患者在躁狂阶段的精神状态。总之，锂类药物通过运用化学刹车的手段起到了稳定神经元聚合产生的作用。

但一个恼人的问题是，这种化学刹车只适用于躁狂，锂类药物对于双相情感障碍患者的抑郁阶段并不起效，对于标准的抑郁症也无效。为什么会这样？关键的线索在于：事实证明，只要在负性情绪控制患者之前给药，那锂药对抑郁的治疗也是有效的。[50] 尽管这只是一种假设，但一种可能性是，锂的关键作用在于将神经活动稳定在基线标准附近。因此，这对于神经元聚合本来就很稳定的正常人没有任何效果，而在抑郁症患者身上，其神经元聚合早已变得非常巨大且持续了很久，因此锂对于这种已经建立的神经元聚合同样没有作用。与之相对，当神经元聚合正在建立（如躁狂）或是正在扩展（如抑郁阶段的开始）时，也就是当神经元正在进行传导（即活动提高）时，也许是锂药发挥作用最关键、最有效的阶段。

三、疼痛

精神分裂症和躁狂症的另一个相似之处是对疼痛的敏感

性，这与抑郁症的临床表现完全相反。精神分裂症患者[51]和躁狂症患者[52]有着较高的痛觉阈限（即他们更少感受到疼痛），但抑郁患者却对疼痛有着比正常人更低的阈限，会更大程度上感受到疼痛，这被称为痛觉过敏。[53]所以，如果抑郁和异常大的神经元聚合有关，并且如果大脑的这种状态与更容易感知到痛觉有关，那么是否对所有人来说，较大的神经元聚合与主观痛觉程度的升高一般性地联系起来？有几项原因可以对这个有趣的可能性进行解释。

　　一种原因是，疼痛有不同的表现形式，像是刺痛、灼烧痛，这些表现形式取决于广阔的神经元连接。[54]一天中不同的时刻疼痛阈值也不同。例如在一项针对健康志愿者的研究中，研究人员对被试的牙齿进行电击，结果发现人们在中午最容易感受到疼痛。[55]这种疼痛阈值的波动可能是由于一天之中胺类神经递质的分泌存在节律性。疼痛感知的另一个方面是：对疼痛预期越多，痛感就越强，[56]这可能是因为延长的时间范围增加了神经元聚合建立的机会。

　　另一个表明异常大的神经元聚合发挥作用的原因与"幻肢疼痛"（phantom-limb pain）有关，[57]在这种病症中，被截肢的人依然可以感受到他们失去的肢体。生理学家罗纳德·梅扎克（Ronald Melzack）和帕特里克·沃尔（Patrick Wall）很久之前发展出"疼痛矩阵"（pain matrix）的概念（可以说，这一概念可以与神经元聚合相媲美），认为如果你没有从肢体接收到正确的反馈（因为那个肢体已经不存在了），神经元将会过度激活并产生大的神经元聚合，因此会有更强烈的疼痛感。[58]此外，吗啡是一类强大的止痛药，会产生"梦幻般的"欣快感。患者报告当他们服用吗啡时，他们依然会感到疼痛，但这对他们来说已经变得无关紧要了。[59]我们知道，吗啡对生理性鸦片（内啡肽）靶受体起阻断作用，在大脑中起抑制作用，从而使神经元聚合变小。[60]最后，大脑状态以小神经元聚合为主的精神分裂症患者都有很高的疼痛阈值。[61]

此外，在第二章中我们已经了解到，由于麻醉药的化学结构及自下而上的细胞活动都具有多样性，因此我们无法对其做出单一的一般性解释。但最重要的是，麻醉药的共同点在于它们都会在大脑运作的中等尺度上减小神经元聚合的大小，从而发挥其关键作用。这意味着，当麻醉剂发挥作用时，可能会出现一个有趣且违反人们直觉的悖论。如果麻醉剂起效缓慢（因为它会减弱你产生小神经元聚合的能力），那就意味着在失去意识之前，你会体验到一种欣快感，是充满情感色彩的小神经元聚合状态所持有的。当然，这种观点有些奇怪，但它似乎是正确的。从前，在麻醉剂还没有像现在这么有效之前，那些将要接受手术的患者会经历躁狂和兴奋的阶段，事实上，人们会沉迷于"乙醚嬉戏"[62]或吸入作为消遣性毒品的笑气[63]——他们现在又开始这样做了。[64]此外，小剂量的麻醉剂氯胺酮也经常作为消遣性毒品使用。[65]

通过比较大、小神经元聚合可能的主观现象学特征，我们可以得出一个更具普遍性的原理。记住，抑郁患者报告的是他们在情感上"麻木"，与其说他们感到悲伤，倒不如说他们压根什么都感觉不到。同样地，儿童、躁狂症患者、吸毒的人以及精神分裂症患者都体验着强烈的情绪，这些情绪既有积极的，也有消极的。根据这些线索，我们可以进行以下合乎逻辑的假设：第一，神经元聚合范围越广阔，原始情绪就越少；第二，情绪因此必然是意识最基本的形式。我们只要想一下狗摇尾巴，或是婴儿咯咯地笑，就会发现第二个假设没什么好惊讶的。

透过神经科学的透镜，我们现在可以将临床抑郁症解释为异常大的神经元聚合（石头会很大），因为广泛而高度个性化的神经元连接将发挥作用。此外，过度激活的前额叶会增强这种遍布整个大脑的连接：不会有竞争者或其他来自外部世界的干扰，不会有其他的石头被强有力地投掷，事实上，感官感觉会被减弱——外部世界会变得单调而无法引起感情。神经元聚合缓慢的转变将会不受阻地增长。唤醒水平会变得很低，因而胺类物质的水平也会变低，水潭会变得很浓稠，进而阻碍任何现存的竞争者。此外，正如不活跃和缺乏与外部世界的互动是抑郁的标志（投掷石头的力度小），抑郁可能是由于不活跃和缺乏接触造成的。

在老年人中，抑郁和缺乏与外部世界的生理接触之间的关系特别明显。[66] 在一项以智力正常的老年人为被试的研究中，研究人员对比了在社区生活的老年人和在收容机构生活的老年人之间的认知功能差异，结果发现生活在社区的老年人在认知测验中的表现比生活在收容机构的老年人更好。[67] 测试不同类型的生活方式对健康老年人的影响的一种方法，是看他们的生活方式和"认知储备"之间的关系。认知储备这一概念的定义，是随着年龄的增加，大脑能够创造和使用概念网络的程度。越多参与智力活动和社会活动，就越不容易产生认知损害，这并不奇怪，它证明了"用进废退"的魔咒。一种精神活跃的生活方式可以通过增加脑细胞间突触的密度保护个体免于精神衰退，从而提高来自完整神经元的信号传导的效率。[68]

人们已经证明，记忆力训练对老年人的大脑有好处。在一项研究中，研究人员对被试进行了为期八周的强化记忆训练，并在训练的前后对被试进行脑部扫描。[69] 他们发现，进行过记忆训练的这组被试的表现得到改善，大脑皮层的厚度也有所增加，从而进一步提供了非常可靠的证据，证明大脑的可塑性一直持续到老年。通过持续的适应性，越多的经验在大脑中留下了它们的记号，反映老年人智慧的"理解力"（从不同层面看待一件事情的能力）就越强。

然而，现在想象一下我们在第二章中设想的那个场景：一个成熟的、精心设计的人类大脑，其中充满了神经连接，这些连接对从未有其他人经历过、将来也不会有人经历的独特体验

做出过反应，而且它被这些独特的体验所激活、加强、塑造，
这便形成了一个人独一无二的个体心智。接下来，想象一下那
些高度个性化的连接正在被慢慢拆除，因为树枝（树突）枯萎
了。那块本来要被扔进水潭中的石头被磨成了一块鹅卵石。个
体将再次变得像孩子一样，他们不再具备成年人思维的制衡能
力，不再能评估正在经历的体验，他们一生中仔细积累起来的
对人和对物的那些高度个体化的意义也将不复存在。下面，我
们将会看到阿尔茨海默病（一种痴呆症）患者那悲惨和不幸的
症状，在这种疾病中，病人真正意义上"失去了心智"。

四、痴呆

你的岳母黛茜现在和你们住在一起，不幸的是她正处在
痴呆的早期阶段。正如你所知道的，这些症状波及的范围及其
破坏性都非常大。你可以将它们分成三大类，将记忆困难、学
习新鲜事物的能力减弱以及理解和解决问题的能力受损列入
认知症状中。黛茜开始记不清名字和地点，曾迷路走失过一两
次。她偶尔会忘记自己把东西放在哪里，或是把东西放在一些
奇怪的地方。她还表现出判断能力下降、缺乏危险意识，或着
装不当，像是在大雨天不穿雨衣就出门。由于在词汇方面出现
了问题，阅读、书写或是与他人对话这些活动对她来说越来越
困难。有一次她把雨说成"许多水从天上掉下来"，因为她忘

记了"雨"这个词；另一次她把房车说成"带轮子的房子"，因为她不能立刻说出"房车"这个词。

还有情绪上的症状，像是易怒和社交困难。患有阿尔茨海默病的人容易在小事上过于激动或表现得有些偏执，这令患者对其他人感到怀疑，并不恰当地指责他人做了坏事。他们表现出的另一个缺乏正常神经制衡功能的迹象是，他们会在谈话中表现得过于亲昵或是在性方面口无遮拦。痴呆患者常常对他人表现得不耐烦，例如当他们需要排队时就会这样。他们表达的情感可能脱离当时的环境，如毫无缘由的攻击性或是不合时宜的大笑或哭泣。最后，还有一些更明显的生理症状，主要表现在难以完成普通的日常活动，像是做饭、洗衣、穿衣、收拾院落等。

世界上每隔七秒钟就有一个人被诊断为痴呆。随着年龄的增长，这种疾病变得越来越普遍，只有 2% 的患者在六十五岁之前得到诊断。一经发现，症状最长可在五年内维持稳定，而患病者平均可以生存十年，这个时长取决于诊断时患者的年龄。目前英国有八十万患者遭受着阿尔茨海默病的折磨，到本世纪中叶，这一数字将上升至两百万。令人感到不幸的是，随着世界人口的增长，到 2040 年全世界将有八千万患者。痴呆不是衰老的自然结果，但它确实是一种发生于老年群体的疾病。[70] 一般来说，70% 的痴呆明确是由阿尔茨海默病造成的，只有在尸检时通过找到大脑中可以被染色的特定标记物才能对此加以证实。无论是由于阿尔茨海默病还是其他疾病（如额颞叶痴呆或是路易小体痴呆）造成的痴呆，这一疾病的关键特征是个性化神经连接的丧失，正如我们之前提到的，正是这些神经连接使每个人成为独一无二的个体。

如果你无法获得个性化神经元连接的制衡，如果你周围的物体和人都不再具有意义，那么逐渐地，你将只能从表面上看待这个世界。你又回到了婴儿时那种"轰鸣、嘈杂的混乱世界"中。有时，当你在度假地的宾馆中醒来时，在你的"心智"（你对世界的个性化认知）开始工作之前，你需要花更长的时间来意识到你在哪里，以及你为什么会在这里。当你长大成人后，你能够将此时此地的意识融入到你那生活的叙事当中，并将你那独一无二的生活故事视为理所当然，但痴呆患者却没这么幸运。他们的意识将永远只能是一个小的神经元聚合，而且注定会越变越小。事实上，黛茜似乎正在发展一种更加反应性的、像孩子一样的、当下性的精神状态。

如果痴呆患者的意识状态可以用一种更小的神经元聚合来描绘，那么我们该如何解释当前的治疗方法在稳定患者神经元聚合大小方面所发挥的作用呢？目前所使用的药物安理申可以暂时帮助服药者中 50% 到 60% 的人持续受益六个月的时间。在最好的情况下，患者的症状可以切实得到改善，在最差的情况下，患者至少维持在同等水平。如果患者坚持药物治疗一年以上，便可以减缓记忆症状恶化的速度，同时可以改善人们完成日常活动的能力，如洗衣服、穿衣和做饭。

安理申通过提高神经递质乙酰胆碱的可用性发挥作用，乙酰胆碱是促进神经元聚合形成的重要神经递质中的一种。安理申在配体和受体（螺母和螺栓）的水平上阻断了一种通常破坏乙酰胆碱的酶，由于分泌乙酰胆碱的细胞消失了，该神经递质的分泌量也逐渐减少。因此，安理申通过延长这一珍贵的化学物质发挥作用的时间，来对抗其分泌量减少这一状况。但令人遗憾的是，这意味着其作用仅仅是暂时的，因为药物无法触及问题的核心。在理想的状况下，药物一开始便可以阻止释放乙酰胆碱的细胞死亡。

但我们现在又有了一个重要的线索，在大脑的原始部分中形成中枢的细胞群，它们释放出的化学调节物质至关重要。脑细胞逐渐丧失这个无休止循环是阿尔茨海默病的特征，而为什么这并不是中枢神经系统的普遍特征，长久以来一直是个谜。[71] 只有特定的细胞群具有易感性，即中枢细胞在症状显现前的很长一段时间里就已经开始退化了。临床医生都熟知的一个有价值的见解是，阿尔茨海默病经常并发另一种以退行性病变为主的疾病——帕金森病。[72] 尽管阿尔茨海默病是一种认知损害，而帕金森病是一种运动功能障碍，尽管两种疾病都是某一类神经元死亡所产生的直接结果，但首先，在特征性且持续性的细胞死亡循环背后，两种疾病可能有着某种基本的、单一的共同机制。在阿尔茨海默病和帕金森病中都出现细胞消亡的中枢细胞，最初来自胚胎中一个特殊的部分，因此它们与其他所有的脑细胞相比，在本质上有着某些不同的特征。用这些特性解释为什么中枢细胞主要以及特别容易受到神经退行性病变的侵袭，这一思路很有吸引力。结果表明，中枢细胞本身就保持了从发展到成长再到成熟的机制。阿尔茨海默病和帕金森病背后的这些过程，可能因此成为一种被异常激活了的的发展形式。[73]

那么，从神经元聚合动力学的层面上讲，这一过程对大脑会有什么影响呢？如果这些关键细胞选择性地开始凋亡，那么对正常大小神经元聚合起促进作用的胺类家族成员的释放将会越来越少。相应地，神经元聚合会越来越小，最后慢慢地变回婴儿时的状态——这是痴呆症的一个悲剧性的特征。然而，区分痴呆患者大脑和处于发展状态的大脑的一个关键因素是：处于发展状态的婴儿大脑中产生的小神经元聚合，是由于在"高级"脑区中不同的目标神经元网络的适度连接而产生的，其多巴胺分泌功能是正常的，甚至是过度的。相反，在退行性病变的大脑中，尽管之前存在的神经元连接可以暂时保持良好的状态，但神经递质的分泌是干涸的。显而易见的是，痴呆症状可能要在退化过程开始十到二十年后才会出现。换句话说，儿童神经元聚合较小是因为石头较小，而痴呆患者神经元聚合较小是因为涟漪很难扩散。

然而，随着石头本身的削减，随着贯穿大脑的神经网络中局部连接的拆除，神经元聚合最终变得越来越小。因此，如果我们可以用某种方式让石头变大，那么神经元聚合可能依然可以维持较大的状态，以此来弥补涟漪的低效。从现象学层面来看，这可能正是不同种类的非药物疗法在痴呆症治疗中发挥作用的机制。例如，"回忆疗法"被证明在减轻阿尔茨海默病最坏的影响方面是有效的。[74] 尽管患者可能无法记住最近发生的事情，但他们却能很好地回忆起他们在战争中的经历，就像是谈论昨天发生的事情。回忆疗法基于这样一个事实，即大部分痴呆患者对过去发生的事保持着生动的记忆，这些记忆可以用来改善情绪和幸福感，并改善患者与家人、照料者和其他照看他们的专业人士之间的关系。这是因为过去的记忆更加稳固。

我们都知道，记忆的稳固需要两年的时间。一个著名的重度癫痫案例（研究者在其生前只知道他叫"H.M."，当他于2008年去世后人们才知道他叫"亨利·莫莱森"[Henry Molaison]）清楚地表明了这个时间间隔。亨利为治疗癫痫接受了手术，彻底切除了大脑中与记忆处理有关的部分脑区。结果他不止记不住手术之后发生的事情，连手术前两年发生的事情也都不记得了。

通过向痴呆患者展示诸如相片、电影、视频、相簿、音乐等事物（事实上，任何能引起记忆或引发对熟悉的话题进行讨论的事物都可以），人们试图激发更多的神经连接，而不是让患者保持现状。例如，在伦敦的一所老人之家中，有一个"20

世纪 40 年代房间"，里面有电木收音机和那个年代的杂志。

另一种尽可能确保神经元聚合维持最大体积的方法，是运用不同的感官刺激，例如用音乐。[75] 一首最受欢迎的音乐，或是一段有着特殊意义的音乐（如婚礼上演奏过的歌曲），或是在第一次约会时流行的歌曲，这些都会对阿尔茨海默病患者产生显著的影响。即使记忆衰退，音乐依然可以产生强大且有益的影响。音乐治疗使用旋律、节奏、乐器和歌声来提升患者的幸福感。显然，音乐对我们的思想和感受有着强有力的影响。正如我们之前提到的，音乐是人类的基本组成部分，它与语言对等，是在人类的表达和交流这枚硬币另一面的补充形式。痴呆患者在失去诸如注意、记忆等其他心理过程后的很长一段时间里，可能依然可以感知到音乐，甚至当疾病发展到患者在其他时间里都已经难以理解事物的程度时，音乐唤起这些感受的力量仍可以被用来与之沟通。

神经科学家萨克斯在他的《脑袋里装了 2000 出歌剧的人》（*Musicophilia*）一书中讲述了八十岁高龄的贝西·T（Bessie T.）的故事。贝西是一名患有阿尔茨海默病的前蓝调歌手，疾病使她变得如此健忘，以至于任何事物在她脑海中都无法保持超过一分钟。当她在为她居住的护理之家准备才艺表演时，她和音乐治疗师一起练习了一些歌曲。那天贝西表现得非常出色，她自己感觉也很好。更令人惊讶的是，她记住了所有的歌词。然而过了一会儿，在她离开麦克风之后，她甚至不曾记得自己唱过歌。[76]

　　除了可以利用视觉和听觉促进更多神经元连接的激活，让石头尽可能保持最大，还可以用嗅觉和味觉。如果用阿尔茨海默病患者最喜欢的食物或饮料刺激他们，并与他们讨论曾经品尝这些食物时的地点、事件和在场的人物，患者们会发现他们更容易记住事物。最后，在过去穿过的衣物、戴过的首饰的刺激下，再配合珍贵的珠宝以及心爱之人的奖牌，触觉也可以加以利用。在这些例子中，我们对化学物质（水潭的黏度）和神经元连接（石头的大小）的调节都是次优选择，还有一个可以增强的特征是投掷石头的力度。[77]

　　现在什么样的神经元聚合正在你的大脑中不断地形成和分解呢？当你把钥匙插进锁眼中时，房间里静悄悄的。让你的内疚得以缓解的是，每个人出于各自的原因，都已经回到了自己的房间里。杰克正和他的手机聊得不亦乐乎，而越来越像个小孩的黛茜在几个小时前就睡下了，简会盯着天花板，对你的到来视而不见。甚至连波波也瘫在它的篮子里，鼻子搁在两只分开的爪子之间，看上去筋疲力尽。在这空荡的房间中，孤独的苦涩和甜蜜是你唯一的感受。

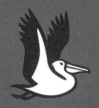

第七章
CHAPTER 7

做梦

你踉踉跄跄地爬上楼梯，走进自己狭小而单调的房间，脱掉衣服钻进羽绒被里，仰躺在床上，怔怔地盯着墙上的影子。这一天简直飞驰而过，你还清楚地记得你躺在床上努力驱赶睡意、催促自己赶紧起床的画面。但是现在，你正向相反的方向走去，在你还没意识到的时候，就已经昏睡过去，落入梦乡……

不同物种平均每晚的睡眠时间差异巨大，驴每天睡三小时，而犰狳每天睡二十小时。这种差异似乎反映了不同非人类物种具有不同的生态需求，类似早期人类在进食所需的时间和被吃掉的风险之间所建构的某种付出—回报平衡。[1]然而，在漫长的昏睡过程中，毋庸置疑，你还会在零零星星的时间里进入一种意识形式，这是一种从某程度上来说很像白天的状态，但又与白天有许多古怪的差异，这就是做梦。"做梦"这一术语原本被认为与另一个更学术性的词"快速眼动睡眠"（REM）同义，二者可以交替使用。"快速眼动睡眠"是一个独特的睡眠阶段，其特点是眼球在紧闭的眼皮下快速转动。非快速眼动睡眠（NREM）与快速眼动睡眠阶段的差异同样适用于整个动物界。

然而，神经科学家最近发现，做梦的状态也会在没有这些标志性特征的情况下独立出现。研究表明，虽然被试常常都是在从快速眼动睡眠中被叫醒后表示做了梦，但这并非铁律。在一项研究中，当被试在非快速眼动睡眠时醒来，研究人员不问他们是否做梦，只是简单询问刚才他们头脑里一闪而过的念头是什么，[2] 大约一半的被试描述了他们在睡眠的各个阶段所做的某种形式的梦。

在非快速眼动睡眠期间的夜间癫痫发作中（其通常特点是做噩梦），做梦的主观体验与快速眼动睡眠这一特定生理阶段属性之间的区分更加明确。此外，不同脑区损伤造成的影响也表明，快速眼动睡眠不能完全等同于做梦，反之亦然。原始脑干受损能够消除快速眼动睡眠的明显迹象，但人还是会做梦；而更高级的脑区受损消除了梦，却保留了快速眼动睡眠。[3] 综上所述，当我们探讨梦时，必须谨记这一要点：虽然做梦有时被称为"快速眼动睡眠"，但这种令人着迷的意识形式并非完全与特定的睡眠阶段相关。

一、梦的目的

对于做梦的人来说，梦在当时似乎与日常意识诡异地相似，但醒来以后再回想，却觉得有明显的不同：碎片化的叙事，许多不可能发生的事，例如飞翔、突然从一个人变形成另一个人等等，这一切在白昼的寒光中都显得荒唐可笑，甚至令人尴尬。那么，这个神出鬼没又以某种方式与现实联系的时隐时现的意识，到底服务于什么目的呢？为了回答这个问题，科学家们制定了一个标准的计划，研究当人被剥夺了做梦的机会时会发生什么。考虑到梦在快速眼动睡眠和非快速眼动睡眠阶段都会出现，因此我们不可能在剥夺被试做梦的同时又允许他们自然经历所有的睡眠阶段。不过，人们就睡眠剥夺对一般心理功能影响的记录已经持续了半个多世纪，[4] 所有证据都指向同一个不足为奇的结论：总体来看，睡眠，尤其是做梦，对于我们迎接新一天的变化明显是非常重要的。

例如，研究表明三十六小时的睡眠剥夺会导致记忆任务表现的严重退步，即使倒霉的志愿者服用大量咖啡因来抵御睡意也于事无补。[5] 以实验方式诱发失眠的另一个影响是，刻意保持清醒的被试会处于一种情绪高涨的状态，[6] 而影像学研究表明，与情绪反应（杏仁核）相关的脑区的活跃度会提高 60%。[7] 特别地，快速眼动睡眠似乎在某种程度上是将第二天体验到的情绪刺激的强度减弱到前一天晚上的情绪刺激水平的关键——同时减少杏仁核的相应活动。[8] 此外，睡眠剥夺引起的过度反应性情绪障碍与致幻剂（LSD）类毒品引起的各种精神疾病之间存在着有趣的平行关系，这些疾病的特点往往是不良的睡眠模式。[9]

　　人们认为睡眠这一行为在整体上会起到某种巩固的作用，有助于人们应对清醒时的生活，而做梦的影响尤为显著，这个观点并不新颖。然而，观察极端的、人为的睡眠剥夺所产生的负面影响是一回事，推断正常做梦时大脑中可能发生的事，甚至理解我们为什么做梦，又是另外一回事。睡眠专家艾伦·霍布森（Allan Hobson）和同事卡尔·弗里斯顿（Karl Friston）从一个无可辩驳的假设入手探索这个最基本的问题：梦为你营造了一个私密的、似乎是从内部建构起来的世界，无需额外负担外界给大脑输入的感官信息。[10] 不过话又说回来，你的眼耳口鼻所传递的不仅是一些可有可无的多余附加信息，而很有可能为梦境的生成提供了必不可少的第一步。霍布森和弗里斯顿的想法是，梦在很大程度上依赖于早前你清醒时的感觉信息加工；[11] 而与此对应的是，只有大脑"下线"时，我们才能真正意识到感官所带来的全部影响。所以，做梦的大脑被称为"虚拟现实发生器"，会让做梦的人一旦再次醒来便能确认、预测并充分利用现实生活环境，虽然有时这种影响只存在于潜意识中。

　　乍一看，这套解释似乎非常合理：在梦中，由控制眼部肌肉的信息输入激发虚拟视觉搜索，做梦的人试图为此寻找一个解释，于是通过快速眼动，从而引发神经元连接的重组，而这个幻想世界被适度简化了。如果没有梦所提供的这种周期性修复（"修剪"），神经元网络会变得过于复杂，出现功能失调。[12] 正如水管工修水管时要关水，或许正在巩固或修复神经元网络时，大脑需要暂时阻止感觉信息的输入。

但是，为什么这个过程不会在没有梦的主观体验的普通睡眠过程中发生呢？虽然我们最初对睡眠功能的认识主要基于一些准备性情境，例如补充脑内化学物质储备，或是对恰当的反应行为的排演。但依然存在一个令人尴尬的事实，梦中新蛋白质的合成同清醒时一样低，在快速眼动睡眠阶段可能会出现有限的合成，但大部分蛋白质产生于无梦状态。[13] 同时，排演行为也可能没有太大意义，或者至少不太有效，因为醒后对梦的回忆往往是不确定的，没法保证你会记住自己在梦中"所学"的东西。

然而，这种离线处理过往事件和经历的方式，对于表现出高水平快速眼动睡眠的复杂动物大脑来说可能尤为珍贵，这也意味着梦是记忆巩固与情绪合理化的核心。[14] 科学家们采集了八十三个物种的数据，发现大脑体积与自身体型之比较大的动物所需快速眼动睡眠比例明显更高，[15] 这表明做梦可能确实会促进智力和认知功能的发展。但也有些学者认为，快速眼动睡眠的数据与大脑的大小或复杂程度并不匹配，许多具有中等认知能力的动物仍显示出大量的快速眼动睡眠，而许多大脑复杂的动物则很少或几乎没有。因此，与快速眼动相关的梦似乎并非人类认知"工具箱"中一个复杂的附加组件，真实情况可能恰恰相反：它是任何形态和大小的大脑都具备的一种基本默认配置。但如果是这样的话，我们便难以想象更简单的大脑（特别是人类胎儿的新生大脑）到底梦到了什么，以及这些梦境与他们清醒时的现实有何不同。可以这么说，与梦和心理能力的分离一致的是：众所周知，做梦在胎儿和婴儿的睡眠中占主导地位，在成年人中比例则有所下降，而成年人的认知功能和解决日常问题的能力肯定是高于胎儿和婴儿的。

睡眠研究中心负责人杰里·西格尔（Jerry Siegel）及其在加州大学洛杉矶分校的研究团队提出了另一个做梦的理由。他们指出，高水平快速眼动睡眠与哺乳动物的"晚熟"（即与"早熟"相对意义上的"晚熟"）密切相关。[16] 与马和豚鼠等从小能自我照顾的早熟类动物相比，猫、老鼠和人类等晚熟类动物出生时很无助，无法照顾自己。更容易独立的动物从出生起快速眼动睡眠便较少，且终其一生几乎没有变化，但需要照料的动物则有更多快速眼动睡眠，之后随着生物成熟而减少。因此，出生时的不成熟程度，似乎是预测特定物种快速眼动睡眠时间的最佳指标。

二、梦的个体发育与系统发育

人类胎儿在子宫内发育到七个月的时候，大部分时间都花在了睡觉上，[17] 其中每二十到四十分钟进行一次快速眼动睡眠，甚至在之后的新生儿期，这种模式也至少占总睡眠时间的一半。[18] 胎儿期这种过量的、明确的做梦周期一直持续到出生后，大约是成人的两倍，成人的快速眼动睡眠仅占总睡眠时间的约四分之一。[19] 因此，对大脑状态而言，无论梦和快速眼动睡眠意味着什么，它们从极早阶段开始就发挥着一些非常基本的作用，在早期个体的发展（个体发育）和进化（系统发育）的层面占据主导地位，对于人类胎儿和更简单的动物群体都是如此。毫无疑问，认为做梦是为了巩固复杂认知的观点[20] 与在胎儿阶段快速眼动睡眠量不成比例的高相矛盾。毕竟在非常局限的子宫环境中，没有什么需要解决的生活问题。我们可能不得不承认，快速眼动睡眠在作为巩固白天记忆和认知积累的候选生物机制方面并不理想，不然便很难解释，为什么对巩固记忆需求较少的相对简单的大脑却有着大量的快速眼动睡眠。[21]

三、梦的神经科学

为了把握梦的关键，我们需要回到基本议题上，也就是大脑本身。我们需要试着确定，白天清醒和夜间做梦这两种非常相似，同时又有许多有趣差异的意识类型，在潜在的大脑加工过程上有哪些明显不同的特点。其中，最根本的一点是个体大脑的内部世界与外在环境之间的关系，大脑是如何让做梦的人暂时脱离他们当下的物理环境的呢？

做梦时，肌肉处于瘫痪状态，这就解释了一种常见的噩梦类型，即想要疯狂逃跑的同时，却莫名其妙地固定在原点跑不了。而且，在清醒时也会出现一种极为罕见的情况，当异乎寻常的强烈刺激出现时，比如在爆笑或性高潮时，有些人会突然间完全陷入睡梦中！[22] 当我们醒着的时候，这种机制有时会以一种更为温和的形式出现。当我们处于极度兴奋或恐惧时，因为腿部肌肉放松，你可能会感到无法移动，因此会"两腿发软"。[23]

在诸如恐惧等极端情绪的影响下，不只有人类会丧失行动力，僵住完全可能是一种适应性反应，通过限制行动来保护自己不被吃掉，比如当老鼠闻到猫的气味时就会僵在原地。不知何故，当你处于一种强烈而高度紧张的情绪状态时，本能直觉认为你最好别动，这也与极端情况下的做梦相关联，但更常见的情况是反过来的：做梦会导致无法移动，也就是无法逃避即将到来的危险。可能性之一是，在极端危险或激动的情境下，人无法采取适当的行动，因此在他们能够做出恰当反应或至少能评估处境之前，最好什么都别做。然而我们需要记住，既然没有足够认知能力来思考这种问题的原始动物也会这样行动，那么这种机制很可能最开始就是存在的，之后随着进化逐渐适应了人类更复杂的需要。但这个机制是什么呢？

有一种理论认为，睡着时，前额叶脑区使运动系统失灵。由于阻断了这条通路，大脑活动在某种程度上被转移到刺激与感知有关的后部脑区，但此时并没有正常的感觉输入。[24] 可话又说回来，我们依旧不明白为何这种"转向大脑后部的活动"不能在无梦睡眠中发生。所以，除非还存在另一个尚未被确认的、具有限制性并仅仅针对梦的开关，否则这一理论不能帮助我们了解到底是什么让梦成为一种如此特殊的过程。

另一种解释是，丘脑作为感觉传入的主要中转站，在睡眠中像神经元闸门一样猛地关上了，使感觉信号无法通过。然而我们都知道，刺耳的闹钟声完全能穿透任何可能存在的障碍。因此，不能用大脑暂时地把感觉完全排除出去的现象定义做梦。或许归根结底，对于已经活跃的意识来说，感觉信息只是额外可供选择的部分……

纽约大学神经生理学家鲁道夫·理奈斯（Rodolfo Llinás）和同事丹尼斯·帕尔（Denis Paré）所提出的正是这一反其道而行的观点。他们提出，对于正常脑功能来说，感觉输入只是一种附加的奢侈品，恰巧在人清醒时被迫投入使用，但与做梦无关。[25] 理奈斯和帕尔继续道，在所有其他方面，清醒和做梦本质上是等同的大脑状态，他们极有可能是基于同一个特定的神经回路，即常被使用、广受欢迎的丘脑皮质环路。他们想出了一个更详细的版本，认为实际上存在两个截然不同的环路：一个具备非特异性的激励或唤醒功能，而另一个负责修饰某些具体的内容，其中包括感觉信息。因此，基本的意识从来都不是外部驱动的，而是大脑的一个基础的内在特征，只是偶尔会受到感官及其输送的外界信息的调节。理奈斯和帕尔也进一步提出疑问，为什么在至关重要的丘脑皮层系统中，只有很小一部分环路连通性与直接感觉信息输入的转换有关？

然而，我们已经看到，没有理由认为丘脑皮层环路是意识的关键。[26] 将做梦状态视作意识的默认设置的想法确实很有趣，但作为其基础的神经理论基本构造并不成立。首先，意识不太可能仅仅由一套丘脑皮层环路支撑，两套也远远不够。毕竟，一小片没有实体的丘脑皮层环路几乎不可能有主观、内在的体验。其次，唤醒本身绝不等同于有意识，脑死亡的病人也可以产生唤醒节律。[27]

或许我们不应直接比较理奈斯和帕尔，以及霍布森和弗里斯顿的这两套大相径庭的理论，这不太公平，因为他们追求的目标不同。前者对做梦的状态进行了神经生理学的描述，而后者提出了更多功能性的、抽象的解释。但是，这两种理论都不是完全具有说服力的，因为两种场景都没能真正解释梦的所有方面。比如为何在个体发育和系统发育谱系中，做梦在进化出晚熟特质的物种中更为显著？又比如，除去丘脑皮层环路这一看起来并非核心机制的区域外，是否有其他脑区在做梦的过程中起到关键作用？

例如，另一个候选脑区是大脑皮层上顶叶、枕叶和颞叶三个脑区在解剖学上的交叉处（POT），[28] 这片脑区位于大脑后部，与心理意象的产生相关。[29] 若大脑皮层的主要区域受损，比如与视觉有关的区域，这会导致梦中视觉意象的内容减少，但若是在功能复杂的交叉脑区出现一点点损害，梦可能就会完全被消除。然而，只是简单知道事情可能在哪里发生，并不能告诉我们这个过程如何或为什么发生。脑区之间简单的抑制或激活就可以充当一个万能开关，切断所有外界输入的信息，让大脑独自工作，这似乎不太合理。毕竟，不可否认的一个难题是，做梦者的生活和经验反映在他的内在世界中，提供了一种与真实的、清醒的生活完全不同的主观体验。

四、梦反映的是现实生活，还是内在幻想？

那么梦中的大脑究竟在发生什么样的物理变化？为什么梦与清醒时的经验有着不同的主观感受？怎样产生了这种感受？它究竟是过去的回声，反映我们此前在现实生活中经历过的事物，还是一个纯粹来自内部的新的幻想世界，并因此独立于外部世界？从神经科学的角度看，这种内外的对立可以改头换面，变为这样一个问题：梦是一种有效的自下而上的神经元过程，与原初知觉的神经元机制密切相关，还是一种自上而下的、反映一种复杂想象的现象。

在这里，科学观点出现了分歧。在其中一个阵营里，睡眠专家霍布森认为，这种现象是自下而上产生的，是由于乙酰胆碱能在较高的中心释放，不受同一化学家族中其他调节剂的限制。在这种情况下，梦是知觉的一种基本的，甚至有些扭曲和简化的形式。这种观点在许多方面似乎都很正确，梦确实反映了现实生活中的知觉体验。例如，有面部知觉障碍的患者不会梦到面孔。[30] 同理，七岁后失明的人在梦中仍然能唤起视觉表象，[31] 就有可能是因为他们早期的视觉经验影响了之后对环境的表征，因此仍然具有产生视觉表象的潜力。同时，那些在很年幼时失明的人"看"不到他们的梦，[32] 再次表明做梦者可以看到的内容与他们清醒时的生活方式和经历显著相关，是一个自下而上的过程。那么，我们的大脑中又有什么样的时间延迟机制，能让我们梦到很久之前发生的事，或者遇到某些人很久之后又梦到他们？也许，虽然这些记忆不是最近的，但它们可能与近期发生的事情（比如可能刚好就在昨天）表现出相同的思维模式。

不管怎样，为了更彻底地探查这一自下而上的情境，京都的研究者试图"解码"梦的视觉内容。每当被试的脑电图（EEG）显示出特定轮廓时，他们都会被唤醒，并报告刚才睡着时的视觉体验。研究者用这种方式收集了两百多份梦境报告，每位被试总共参加了三十到四十五个小时的实验。虽然有一些梦异常炫酷，比如梦里见到名人，但大多数时候，被试报告的梦与日常生活有关。[33]

但是，梦的内容现实与否其实并非最重要的，重要的是那些频繁出现的关键概念。我们的策略是寻找报告中频繁出现的术语，例如"女性"、"男性"、"汽车"和"电脑"。然后，研究者在被试清醒时给他们展示相应物体的照片，通过这种方法给每个物体形成一种相应的大脑扫描的特征，可以与被试被唤醒之前的脑扫描结果进行比较。结果表明，梦中每个特定的视觉体验，都与日常刺激知觉形成的脑扫描活动模式相关。真实清醒生活中的成像模式与梦中相应地一一匹配，并且能够足够准确地预测做梦者会报告什么。因此，这项研究支持了这样一个观点：做梦和日常感知可能在更高的视觉区域共享"神经表征"，即神经元网络。看起来，梦的内容确实反映了个体自下而上的脑细胞网络，而起因来自个体此前的感官体验。

然而也有一种相反的观点。众所周知，自西格蒙德·弗洛伊德时代起，便有人认为梦其实是自上而下的过程，源于大脑中更复杂精巧的脑区，这些脑区负责我们最奇异和个性化的内部思维过程。弗洛伊德关于梦的理论基于他把人的心理分为三个部分，分别是本我（原始本能的生殖和破坏冲动的来源）、自我（将上述冲动诠释为具体、合理的信息）以及超我（附加的、起约束作用的道德过滤器）。弗洛伊德认为，梦揭开了本我的面纱，给这股隐蔽驱力提供了一个呈现的空间。然而，这些欲望可能太让人不安了，心灵只能将这些让人不舒服的内容转化为一种更容易被接受的象征形式，结果便是出现了各种古怪而难以理解的梦境。此外，根据弗洛伊德的理论，梦的记忆如此不可靠的原因是，超我一直在保护意识的心智免受自身潜意识残酷现实的影响。所以，在这里梦是自上而下的过程，源于心灵内部复杂的心理机制，而不是一个简单直接地加工乏味的外部世界的过程。

我们发现，儿童做梦和清醒状态的复杂程度与成人相比有明显的反差。有研究发现，学龄前儿童的梦没有情感或社会互动，它们是静态的普通场景，例如马在吃东西，孩子不参与其中，而只是观察。[34] 但如果幼儿的梦直接被感知驱动，那么这些梦应该是活泼生动的，与他们在清醒生活中的认知水平一致。这一研究结果显然支持梦的自上而下理论。

另外一个证明梦境和清醒这两种意识之间可能没有直接联系的证据来自临床神经科学本身，在某些情况下，脑损伤似乎会让人彻底停止做梦，而在所有此类报告的案例中，损伤都位于前脑。因此，如果关键在于大脑皮层，这就意味着梦并非直接与自下而上的过程，即与接收到的感知体验有关，而是由"更高级"的中枢，例如前额叶，以及之前提到的三皮质交界即 POT 引发的。因此，最可能负责做梦机制运行的解剖学部位是在前额叶与 POT 间的相互作用。[35] 然而，自 20 世纪中期以来，我们还发现大脑皮层的另外一个区域也与此相关。

加拿大神经外科医生彭菲尔德（我们在第一章提到过）率先在癫痫患者清醒时运用了直接的脑刺激技术。[36] 他的工作之所以在这里尤其重要，是因为他发现，当另一个皮层区（内侧颞叶）暴露出来的脑表面被刺激时，病人偶尔会报告这个过程触发了记忆，但他们的表述是"像一个梦"。与清醒的日常生活中的记忆不同，没有哪个特殊的时空坐标系，能够让个体将这些片段放到他们生活中的一天、一月或一年的情境下。相反，它们更像是在梦中出现那样，缺乏抽象的思考、计算和对未来的计划，而非真实清醒生活中出现的一般性事件。

众所周知，"像梦一般"的体验是混合了各种特点的、破碎且不合逻辑的叙事，同时与环境脱节。假如是这样的话，一点也不奇怪，梦和清醒生活之间自然会存在一个显著的区别，那就是我们能很清晰确定地回忆起日常生活中发生的事，而对梦的记忆通常是苍白无力的。然而，这种心理模式也正是临床精神疾病的特征，例如精神分裂症，患者处于一种近乎谵妄的状态，与周围平常、"接地气"的叙事完全脱节，并且与之相分离。做梦者也会有这种体验。在梦和精神分裂症中，逻辑和推理都严重受损，个体失去对现实的把握。在这两种情况下，微弱的注意力在人、物体或相互没有联系的事件间兜转，缺乏洞察力和自我意识的视角，且常见幻觉和妄想。

一项用来评估个体意识的心理状态测试显示，我们很难区分梦的记录与精神分裂症患者的记录，[37] 关键的区别只在于，精神分裂症的核心症状之一是偏执，但在梦中偏执很少见。不过虽然在梦的世界里没有复杂的背景和清晰的叙事，你也不会坚持认为有某个人正在密谋加害于你，但确实经常会有一种不祥的不安感，感觉危险潜伏在某处，或是一个不怀好意的敌人要冲出来伤害你。

梦的特征是伴有强烈的情绪，但只限于特别活跃的一类情绪，例如愤怒、恐惧和喜悦，不会出现那些更依赖价值观和预设的更为平淡，消极的情绪，例如悲伤、羞愧和悔恨等。那么关键的区别是什么？一种可能性是这些"活跃的"情绪并不在很大程度上依赖于一个预先存在的语境，即一个在大脑中已经建立的神经元网络：一个小孩，甚至是一只动物，都会对眼前的情况产生积极或消极的反应。在精神分裂症的案例中，情况也类似，即语境和背景不够突出、有力，因此他们的话语中缺乏逻辑，无法解释许多具有精神分裂症思维特征的胡话，只是对正在发生的事做出反应。面对孩子时，也会有相似的情况。相比之下，只有年龄较大的儿童和成人可以体验到更多依赖于上下文才能"凸显"的情绪，因为只有当大脑足够复杂，才能提供必要的神经元基础设施（即连通性），给背景赋予预先存在的"意义"来传递这些情绪的特殊重要性。

所以，梦和现实世界的基本区别是，在做梦时，感觉和适合这些感觉产生的背景之间是脱节的。在现实世界的葬礼上大笑是不恰当的，因为大家都这么觉得。而与之相对，在梦中，规范（也就是背景）由做梦者独自设定，只有在醒来回顾梦境时才会感觉是有些疯狂错乱的。其实梦并不是对日常生活的准确再现，而是一种强有力的想象形式，它与做梦者清醒时的状态有一种间接松散的联系。因此，再强调一下，做梦必然在某种程度上反映了大脑的固有连接，但梦中人不是像一个完全清醒的个体那样，对外部世界有一种普通的持续体验。

要解释这种差异，自下而上和自上而下的观点似乎同样无益，尤其是因为这两种观点似乎都是正确的。然而，我们需要的是能够协调以下两方面内容的过程：既能够反映每天清醒生活的明显的、固有的个体大脑网络，又能容纳个体在梦的体验中像各种精神分裂症状一样的内容。

精神分裂症本身与过高水平的功能性多巴胺有关，[38] 所以释放多巴胺的通路受损会导致梦的丧失，这一点也就不足为奇了；而增加多巴胺的释放则会增加梦出现的频率和生动性，[39] 尽管快速眼动睡眠本身没有任何变化。相反，给精神分裂症患者开的抗精神病药物，可以作为多巴胺阻断剂，也能减少过度活跃的梦。[40] 这中间可能发生了什么呢？前脑，特别是我们的老朋友前额叶皮层，是大脑皮层中唯一能够从更深层脑区中获得大量多巴胺的部位。因此，如果多巴胺过量（我们知道这样会抑制前额叶皮层），那么大脑的基本状态将与精神分裂症相似，处于一种生动又情绪化的世界中，并呈现出逻辑推理的减少。[41] 这一现象的关键在于，多巴胺抑制了前额叶皮层，[42] 而这正是一种与做梦相关联的情形。[43] 但是等一下，我们之前才提到，前额叶皮层的损伤会导致梦的丧失，与这里的结论恰恰相反。[44] 为什么同一脑区的活动减少却增加了梦？显然，前额叶皮层活细胞被多巴胺主动抑制的状态应该与细胞完全死亡的情况很不同。[45]

然而，与梦相关的化学物质可远远不止多巴胺。这里有一条有趣的线索，通往更广阔的神经化学领域：通常疼痛在我们做梦时是被抑制的，[46]这解释了服用止痛药吗啡（以古希腊的睡眠之神命名）后产生的"像梦一般"的状态。吗啡是一种非常有效的止痛药，因为它有一套完全不同的传递系统：阿片类药物＊。它们又要如何融入这个理论构想呢？

正如我们在这典型的一天里，通过各种不同的例子反复看到的，神经元聚合就像是罗塞塔石碑一样，提供了一种有用的线索，帮助我们把客观的生理学与主观的体验联系起来。在上一章中我们曾提到，个体感受到的主观疼痛感的级别可能与异常大的神经元聚合有关，同时阿片类药物的抑制作用能够缓解疼痛。由此我们可以得出结论，如果用吗啡缓解疼痛是通过缩小神经元聚合的尺寸来实现的，那么与之相对，随之而来的"像梦一般"的主观体验，也意味着真实梦境的类似体验可能与小的神经元聚合有关。特别有趣的是，精神分裂症作为一种明显与梦类似的、且也是一种小神经元聚合的状态，也呈现出更高的疼痛阈值。[47]

_____

＊ 阿片类药物是从阿片（罂粟）中提取的生物碱及体内外的衍生物，与中枢特异性受体相互作用，能缓解疼痛，产生幸福感。大剂量可导致木僵、昏迷和呼吸抑制。阿片类药物主要用于治疗中到重度疼痛，例如癌痛。

五、做梦是小神经元聚合的结果吗?

儿童[48]和精神分裂症患者[49]之间存在一个共同之处:他们的大脑在工作时多巴胺水平高,而前额叶皮层功能较低。我们已经看到,过量多巴胺和不活跃的前额叶皮层可能与小神经元聚合相关,因此毫无疑问,不管在这里发挥作用的是什么机制,都很容易应用于梦中。

我们称之为梦的现象学体验的基本生理学关联,会不会是那些异常小的神经元聚合之一呢?为了检验这一理论,我们可以看看,现在是否可以用"石头扔进水潭"这一类比来说明各种事实,并协调在关于睡眠和梦的不同理论中早已出现的许多解释不清的现象和异状。

第一,"石头扔进水潭"聚合模型或许解释了嗅觉为何没有在梦中出现。[50]正如我们此前看到的,嗅觉相比视觉和听觉等其他所有感官感觉,更不依赖于残留的内部活动,而完全由"投掷石头的力量",即外部输入的力量起作用。因此,这种由外部所驱动的感觉,在梦中是完全不存在的。

第二,人类胎儿和其他物种中无需立刻投身外界活动的幼崽把大量时间用在了做梦上。对于困在子宫中仅有最低限度感官输入的胎儿来说,[51]唤醒将维持在适度的水平:"水潭"的黏性会阻碍涟漪,而石头投掷的力量将会比较弱,"石头"本身又比较小,因为神经元连接不足。此时,做梦,也就是小神经元聚合，很可能是默认模式。与那些幼年便成熟的物种相比，对于不用一出生就要处理外界信息并实现高效互动的物种而言，"石头"投掷的力量也不会太强，即神经元聚合相对较小，完全清醒的意识也不是特别必要。

第三，睡眠剥夺是有害的，阻止梦境产生也没有好处。倒不是说因为这会导致大脑无法储备大量的关键化学物质（正如我们所见，这一过程在做梦时也没有发生），而是因为大脑不应长期处于完全有意识和清醒的状态（也就是说，持续接受外界的信息）。保持觉醒需要连续不断地将"石头"扔到"水潭"里，由于持续的竞争，持久的神经元连接的塑造又颇为费时，这种更大的"石头"将很难形成。最终，"石头"会变小，增加了随后的神经元聚合变小的可能性。就像我们看到的，这种状态的特征是强烈的情绪及逻辑的缺乏，甚至可能是精神疾病。

第四，回顾之前的研究，快速眼动睡眠与梦可以彼此独立发生，即使没有大脑损伤，人们也能体验做梦，而不表现出典型的眼球快速运动。那么，对于大脑而言，这两种类型的梦（非快速眼动睡眠和快速眼动睡眠）有什么共同之处，将它们仍然归为个体主观的梦境体验，而不是完全清醒的状态？共同特点可能是定量而非定性的，也就是说，在这两种情况下，神经元聚合都比清醒时要小得多。但是神经元聚合是持续变化的，不是非有即无，因此可以作为一种移动的标尺，用来进一步区分非快速眼动睡眠梦和快速眼动睡眠梦。如果快速眼动睡眠状态源于脑干调节乙酰胆碱的随意释放，那么它将进入大脑皮层的所有区域，使范围相对广泛的神经元聚合的产生成为可能。相反，如果这个系统不被激活，也就是像在非快速眼动睡眠梦中那样，那么我们知道，依然在释放的多巴胺仅能作用于更小、更有选择性的目标，即前额叶皮层。无论其他因素如何决定关键神经元聚合的形成方式及位置，如果没有额外的调节器（如乙酰胆碱），这些神经元聚合就很可能会更小。做梦还是有可能的，但更罕见。

第五，每个睡眠阶段的实际长短是通过观察整晚快速眼动睡眠的变化来确定的。来自德州农工大学的神经科学家比尔·克莱姆（Bill Klemm）提出了一个有趣的看法，他说"大脑在充足的睡眠后利用快速眼动帮助自己醒来"。[52] 他的想法无疑得到了明确的事实支持。在整晚中，快速眼动睡眠的时间随着清晨的临近会越来越长，越来越频繁。这就好像我们在整个夜晚试图通过快速眼动来唤醒自己，随着时间的推移，快速眼动睡眠期逐渐延长，我们也就越来越清醒（参见第二章）。最终，快速眼动睡眠会发展到足以把我们完全从睡眠中拉出来的程度。

相关的解剖学证据能够支持这一理论，当大脑皮层将信息反馈给原始的脑干，脑干反过来会释放递质乙酰胆碱[53]来调节快速眼动运动。因此，如果快速眼动睡眠在夜间持续增加，同时相比非快速眼动睡眠，快速眼动睡眠一般伴随着相对较大的神经元聚合，而且随着时间推移，它们所触及的范围变得越来越广泛，那么随着夜晚渐渐消逝，快速眼动睡眠或梦的神经元聚合与最初清醒时的小神经元聚合之间的界限会变得越来越模糊。如果神经元聚合大小的功能是一个连续谱，那么不仅非快速眼动睡眠梦在神经元聚合的数量上和聚合的大小上会区别于快速眼动睡眠梦，而且快速眼动睡眠梦会通过与此相似的步骤（伴随着神经元聚合的增加）逐步进入清醒状态也是合理的。任何一个时刻"石头"的大小，即此刻的脑连通性，将会决定梦境在多大程度上背离了日常生活的内容，变得更缺乏逻辑并有奇异场景，还是更多地反映着现实生活。

这一思路也能解释自亚里士多德时代起，人们便发现的一种状态，即所谓的"清醒"梦。[54] 古希腊哲学家亚里士多德声称："一个人睡着的时候，常常能感觉到意识中有某种东西在告诉他，此时所见的只是一个梦。"大体上来说，就是做梦者意识到他们在做梦。此时，主观意识发生在正常的梦和清醒之间的连续谱上。可以说，这种更复杂精巧、更有自我意识的内容暗示着，当人经历清醒梦时，神经元聚合仍然是较大的，于是进一步提高了醒过来的可能性。

与该假设一致的是"清醒入眠法"现象，做梦者从正常的清醒状态直接落入梦境，没有明显的意识消退，也就是说，沉睡的人似乎直接从清醒状态，带着完好的自我意识，进入快速眼动睡眠。[55] 如果作为快速眼动睡眠基础的神经元聚合比非快速眼动睡眠的大，而清醒梦的聚合则更大，这就意味着它们可能更接近清醒状态时神经元聚合的特征。但更重要的是，这些聚合与不同程度的意识直接相关，其中也包括不同程度的梦。梦中的聚合越大，人就越接近清醒，就越有可能梦见在清醒时所体验到的外部世界的事物和现实。所以，在任何类型的梦中，神经元聚合都比清醒时小，但是这里存在着一系列连续谱，囊括自上而下的内部世界幻想和自下而上的日常生活体验，两个过程的具体比例取决于"石头"的大小，即神经元连接激活的程度。

神经元聚合是一种模拟性的、无穷无尽的动态，是每时每刻不同因素相互作用所产生的结果。因此，它们可以把微观层面的细胞和突触与宏观层面的脑区联系起来，从而为理解梦的现象提供一个框架，在框架中探讨梦的内容如何变化，以及梦与清醒世界的关系。但是现在，你已经离熟悉的世界越来越远，进入了更深的、无梦的睡眠……不经意间，暗夜正徐徐展开。

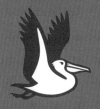

第八章

CHAPTER 8

度过夜晚

　　这真是漫长的一天，不过终于快要过去了。现在，我们可以用两种语言来描述这一天中你所经历的一系列心理状态——客观生理学的术语和与之对应的主观现象学语言。神经元活动的程度与感官的冲击这两方面相互匹配。我们可以客观地谈谈你大脑中"预先存在的联系"，用更主观的语言来说，就是你个人化的"意义"。我们还要把多巴胺等调节因子的可用性考虑进去，它是一种生理上与唤醒的主观感觉相对应的物质。然而，另一个客观特征是互相竞争的神经元聚合的形成，根据神经元聚合形成的水平不同，有着相应的主观视角、分心和表现。同时，时间的流逝，也就是表现为过去、现在和未来的叙事，可能与复杂的前额叶皮层的活动程度有关。

　　在上述这些不同的例子中，主观和客观的配对实际上是一枚硬币的两面，这也意味着，现在我们能够在神经元聚合的神经科学特征与主观现象学之间来回切换，同时持续地互为参照。我们可以从生理学开始，看看各种生理因素的不同组合，如神经元连接缺乏、多巴胺水平过高或是快节奏的刺激，如何产生相似的结果，即异常小的神经元聚合。然后，我们可以同时向另一个方向探索并解释某些日常活动，解释我们已经很熟悉的某类精神状态和某类意识状态，例如童年期意识或精神分裂症，我们还可以将它们依次对应于特定形态的神经元聚合的动力学。

最重要的是，在一整天的旅途中，我们已经看到神经元聚合作为客观和主观状态之间的中介，如何解释各种难题：人类与非人类的意识，不同程度的麻醉，闹钟的效果，听觉和视觉之间的区别，梦的本质，甚至在环境丰富程度的影响下，意识本身在人类进化和生存方面的价值。

一、神经元聚合：连接生理学与现象学的罗塞塔石碑

因此，我们现在能进行各种各样的预测（见表二），例如：这些第一人称和第三人称状态可能是如何彼此联系的，它们的共同因素是净聚合大小这块罗塞塔碑。在表中，最上面一行是多种不同的因素，用客观生理学术语表达，彼此相互独立，如刺激、神经元连通性或化学调节因子；最下面一行则是同样的因素用主观现象学语言来表达。

这样的表有什么用呢？来让我们看其中一个例子。抑郁和焦虑之间的重要区别在于抑郁有一个连续的主题或情景，如一

种无法改变的情况，像配偶的死亡，或者一种一般性的、持久的化学状态，即整体情绪状态持续处于低潮当中。相反，焦虑会产生多个、快速、想象出的可怕后果，就像它们发生在现实世界中一样。例如，对抵押贷款的焦虑可能会让人产生遭到起诉、失去家庭、失去配偶等一系列的联想。

因此，尽管抑郁和焦虑都是基于内在化的、广泛的神经元回路（一块巨大的石头），但随之而来的唤醒水平在这两种情况下有所不同。抑郁者的调节因子释放水平较低，而处于焦虑情绪中的人调节因子释放水平较高，如同恐惧的情形。但话说回来，焦虑不同于恐惧，因为恐惧依赖于强烈的外部刺激，需要的是一块小石头被大力地扔出去。因此对于焦虑来说，神经元聚合的生成率虽然与恐惧时一样高，但焦虑主要是由内部因素驱动的，这方面与抑郁一样。因此，三种截然不同的状态，可以通过各个不同因素的不同贡献区分开来，它们推动产生了最终的神经元聚合，进而产生了意识。[1]

尽管看起来像异端邪说，但这里的关键点并不在于表中预测的聚合尺寸是否正确，而在于这种预测或许最终是可检验的。神经科学的贡献并不是给出多少答案，而是提出可以通过实证来研究的各种问题，也就是卡尔·波普尔的著名术语"可证伪假说"。[2]然而，神经元聚合在处理所有来自整个大脑的难以捉摸的主观现象学时起着关键的作用，因为我们不满足于仅仅是验证这种作用，我们需要人类被试。

表二

神经元连接（石头大小）鲁棒性	触发点（抛石力）程度	调节因子水平（水漂能级）唤醒	聚合周转率（抛石频率）时间感知	净聚合（水波范围大小）意识程度	日常活动/大脑状态	现象学
稀疏	强	低	低	小	闹钟铃响	
减少	缺失	低	缺失	不断减少	麻醉	
稀疏	强	高	高	小	童年期/动物	
稀疏	强	高	高	大	快节奏运动	
广泛	弱	中	低	大	慢跑	
稀疏	强	中	高	小	味觉/嗅觉	
广泛	弱	中	低	大	视觉	
稀疏	强	中	高	小	听觉	
稀疏	强	中	低	小	正午	
稀疏	强	高	低	大	音乐：狂欢	
广泛	弱	中	低	大	音乐：古典	
非常广泛	弱	低	非常低	大	在办公室工作	
非常广泛	强	低	低	大	抑郁	
非常广泛	弱	高	高	小	焦虑	
稀疏	强	高	高	大	恐惧	
非常广泛	强	高	低	小	聚丙烯酰胺	
广泛	强	高	高	小	精神分裂症	
稀疏	强	高	低	小	阿尔茨海默病	
稀疏	弱	低	低	小	酒精	
广泛	中	中	低	大	抽象思维	
广泛	强	低	低	大	冥想	
广泛	弱	低	低	小	做梦	

在第二章，我们看到曼彻斯特大学的波拉德教授的研究，他开发了一种用于研究大脑的 fEITER 技术。这项技术使他的团队不仅可以在很短的时间尺度内观察大脑，而且可以以一种非侵入性的方式观察大脑，这为在人类被试身上进行测试提供了机会。[3] 虽然同样非侵入性的技术如 fMRI 是相对无痛且实用的，但它只能监控间接参数，如血流量的变化，而 fEITER 能够读出对大脑状态变化的直接测量，即神经元的电阻变化。[4] 这意味着，我们首次拥有了实时监控人脑的潜在机会。当波拉德教授在媒体中谈到，他目前已有的数据，似乎能够支持我们实验室研究"意识本质"的方法，你可以想象我们有多开心。[5] 运用 fEITER 技术，最终我们有可能测试出表中所示的各种预测。这些研究将为深入了解各种主观心理状态下的神经机制提供强有力的见解。

但是即使能够捕捉和分析神经元聚合的轮廓，它充其量也只是意识程度的索引，而不是对现象本身的证明。不要忘了，不管多么精确，神经元聚合只能提供神经元事件与意识之间的关联，而不是因果关系。那么，在神经元聚合形成后，接下来会发生什么呢？

二、身体中的大脑

我们迄今为止很容易忽视的一个基本事实是，大脑位于身体之内，它不是像哲学家有时喜欢想象的那样，漂浮在某种超现实的大缸中。[6] 相反，神经系统与免疫系统和内分泌系统之间存在持续而密切的相互作用，否则就会出现生物学意义上的无政府状态。此外，诸如安慰剂对疾病的影响，抑郁情绪对健康的影响，或荷尔蒙（如催产素）等激素对你依恋或亲近某个人的影响等等，这些尚且无法解释。任何基于神经元关联的现实意识理论，都必须考虑到大脑和身体之间持续不断的相互作用。

接下来的问题是，一个短暂而脆弱的、由数以百万计的单个神经元组成的联盟，如何能够将一种非常融贯的信息传递给有机体的其他部分及其各个控制系统。换句话说，某个特定的神经元聚合如何向其他那些眉毛以下的器官报告，反过来又如何受它们之间多样机制的影响？

无论从大脑发送到身体其他部位的信号是哪一种，它要传达的都不仅仅是上述问题中聚合的大小，还包括它的内在活跃程度、时间窗的长短，以及产生它们的特定脑区的信息。神经元聚合有应对这一挑战的潜能，因为它们能够提供可读出的数据，包括各种高度可变的因素；正因为对这些因素可以进行差异化的操纵（参考表二），所以会有不同的净读出数据，反映每个神经元聚合从这一刻到下一刻的情况。

我们一直在探索的每一个不同的定量和定性因素都不可能在完全相同的情况下被二次复制。这是因为，与特定的解剖脑区和／或其电活动信号不同，每一个神经元聚合，无论它何时在大脑的何处产生，都是独一无二的——正是这种一次性的特点，使神经元聚合相比其他可能的意识相关神经结构（见第一章），都更适合与每一个独特的意识瞬间相对应。但如果是这样的话，我们现在需要一种方法来传递这种定性和定量信息的组合包，这种方法也要能对非神经系统和身体的外围器官（比如肠道）以及其他的重要控制系统（如自主神经系统、内分泌系统和免疫系统）产生影响。必须存在某种通用的系统交互接口，使外围器官和身体过程与大脑保持密切的往来通信。[7]

幸运的是确实存在完美的媒介——肽分子。肽与蛋白质是由相同的成分（氨基酸）组成的，但与蛋白质的大小不同，肽可以非常非常小。该术语本身来源于希腊语的"消化"，因为很早之前人们就认为这些化合物与肠道相关，虽然我们也即将看到，它们也可以成为大脑中强有力的神经递质。事实上，肠道与大脑似乎处于密切的对话中，长期以来，人们在使用"发自肺腑的感觉"（gut feelings，直译为"肠子的感觉"）这个短语的过程中，不知不觉地认识到了这一点。[8]在这种情况下，肠内细胞分泌的肽发挥着激素的作用。肽激素不仅会相应地影响所在区域的消化，还对周围神经和在脊髓里的神经产生作用。因此，它们会对支撑记忆和情绪的大脑反应过程产生重要影响，广泛的大脑区域参与了这种脑—肠道互动。[9]但是，不只有肠道（像在体内遥控一样）能够通过这些热情而多才多艺的使者与大脑对话。例如，一种引发血压升高的肽，即血管紧张素，是由肾脏产生的，但也会影响诸如学习之类的复杂的大脑功能。

很早以前，生物学家就知道，关键而急迫的身体信息如体温、血糖和胰岛素水平是直奔关键脑区的，而血压和心率的读数会通过动脉、心脏和特定自主神经的各种机制进入大脑。[10] 一个富有想象力的想法是，所有这些不同的输入信号最终整合为一个共同、单一的"享乐主义"[11]的幸福状态。虽然这个有趣的概念仍然含糊不清，令人沮丧，但我们不难想象其他调节因子，例如肽激素，以主观的方式，转化为某种倾向或情绪。但是，这种特殊的意识状态又是如何从大脑反馈到身体的其他部位，以确保中枢神经系统与重要器官、内分泌系统和免疫系统之间能够持续对话的呢？

也许身体重要的控制系统之间紧密协作、相互影响最著名的例子是压力的运作过程。这种我们都很熟悉的体验是由一种特定激素（促肾上腺皮质释放激素）和去甲肾上腺素递质（它的功能之一是克服组织损伤引起的炎症）引发的。[12] 同时，该系统涉及更持久的心理状态，例如长期激活它可以使人抑郁等。当三大系统（内分泌、免疫和中枢神经系统）构成的组织出问题时，人体会产生各种紊乱，从诸如风湿性关节炎等炎症性疾病，到更难定义的心理问题。

虽然我们还不知道这个过程是如何发生的，但我们能肯定的是这三大系统间的互动一定含其中。例如，抑郁症通过对免疫系统的损害增加了人体患病的概率。在对两千多名美国中年男性进行的一项持续二十年的研究中显示，不考虑其他相关因素，如吸烟史或家族病史，那些表现出抑郁倾向的男性在之后患致命癌症的风险是控制组的两倍。[13] 同样，挪威的一项调查表明，即使在控制了年龄、医疗条件和身体状况等变量后，患有严重抑郁症者因大多数主要死亡原因而死的风险都更高；[14] 抑郁同时也增加了冠心病的发病风险。[15]

研究表明，免疫系统在大脑中的调节机制，与俄国生理学家巴甫洛夫著名的狗的实验中大脑的运行机制是一样的。动物最终一听到之前与食物相关的铃声响起，就开始分泌唾液。在一项对大鼠的实验中，即便最后只有食物刺激本身，食物的甜味也会产生与免疫抑制药物相同的作用。最终，并不是药物抑制了大鼠的免疫系统，而仅仅是药物和甜味之间建立起的联系就能发挥作用：这使得甜味本身产生了与有毒药物相同的作用，并最终杀死了大鼠。[16]

一种特殊的习得性关联（例如甜味），会引发化学物质（例如多肽）的分泌，继而对大脑和免疫系统产生影响，这听上去很有道理。但最大的难题仍然存在：这种互动是如何统筹协调的？局部的化学物质杂乱无章地涌入不同的脑回路中，随意地起起伏伏，而不管机体整体的状态，这是不太可能的，因为身体将冒着接受洪水般混杂信息涌入的危险。大脑整体输出的情境呈现出"抑郁"，甚至更模糊的"享乐状态"，简言之，即其所呈现的某种心理状态，一定有相应的物理表征。虽然我们还不能以精确的、基于实证的细节来描述这样一个过程，但神经元聚合很好地符合了与自上而下的意识密切相关的大脑组织所要求的恰当水平，同时构成了各种自下而上的脑机制和过程共同涌现出的性能。然而，神经元聚合的形成会让大脑给身体发出什么样的信号呢？当然不可能只是简单的电信号（神经元网络的通行证），因为这时信息要穿越相当长的距离和不同种类的非神经性生物组织。这些信息必须是化学状态，也就意味着信号肽……

　　除了在大脑之外的身体部位执行一系列功能外，肽在大脑中也能作为神经递质发挥作用。例如，自然产生的脑啡肽类似于吗啡，在大脑中起到减轻痛觉的作用。中枢神经系统（CNS）中几乎所有的肽都有一种迷人的共同点，它们经常与一种熟悉的、常规的神经递质共同存在于单个神经元中。[17] 例如，多巴胺细胞中也可能含有脑啡肽。[18] 如果两种不同的神经递质基本功能相同，大自然为什么要把它们过载于一个神经元中呢？

　　我们先假设情况并非如此，常规神经递质和肽并非做同样的工作。我们现在知道，与自身释放递质不同，肽在不同的条件下选择性地从不同的子空间中排出，并且在一定的条件下从神经元中释放出来，其释放条件是细胞必须更加活跃且活跃更长时间。因为大脑中成百上千个肽在释放量上会有所差别（定量因素），[19] 同时，基于它们自身具备不同的化学特性（定性因素），大脑有了任其所用的强大附加工具。现在我们可以将一个单一的数字参数，动作电位的"全或无"发射率，巧妙地转换成一个模拟参数，其中只有当活跃度以较高的速率持续一段时间时，额外的肽递质才会释放。释放的肽量，连同其本身的定性特征，将会反映出某个具体的神经元在某个确切的位置以及相当长一段时间内被激活的程度。因此，也许自然界把两种类型的神经递质分子分配给一个神经元并不是一种浪费。其中一个是经典的神经递质，它在一个局部的、短期的水平上工作，另一个是在更广阔的空间和时间上发挥作用的肽。

我们已经看到，所有神经元聚合，甚至包括那些相对小或弱的聚合，最基本的特性之一是它们的持续时间很长，通常是单个动作电位的几百倍。因此，神经元聚合的形成过程将为肽的释放提供完美的环境。大脑内的这种释放可以与其他神经元群，甚至是身体其他部位交流，形成一个重要的聚合，而不是孤立的某个或某两个突触活跃着。此外，这些信息不是一个简单的数字开关。相反，额外的定性因素，即刚才讨论的肽的化学特性，可以对某个特定的聚合进行高度个性化的一次性读出，根据：一，特定的不同化学物质的释放水平；二，释放持续的时间；三，多肽的特殊组合，这将为其空间大小甚至解剖来源提供线索，因为不同的脑区具有不同的肽特征。反过来，这些聚合的特征将不同于自下而上的细胞活动层面或自上而下的宏观解剖学层面的解读，它们在任何时候都能反映并读出各种各样的功能信息，包括唤醒、可塑性（记忆）、感觉输入和身体内部状态（饥饿、疼痛等）。

我们再来总结一下。在活跃的脑细胞形成神经元聚合的过程中，不同的因素以不同的方式决定聚合最终的大小（涟漪的范围），而这又是由感官刺激的程度（投掷石头的力度）、认知关联的程度（石头）、调节因子的可用性（水潭的黏性）以及与之竞争的新聚合周转率（随后投掷石头的次数）所决定的。正如我们在一天中的许多不同场景中反复看到的，所有这些因素都会时刻定义某个独特聚合的范围。

如图9所示，大脑和身体随后可以通过神经元聚合进行交互，这种交互行为的简单化方案将不可避免地产生更多的问题。

但是，就目前而言，想象肽在身体其他部位循环和作用也是有可能的。在独特的多肽特征大脑中产生的读取和输出之间的来回迭代，指示出某种特殊神经元聚合的存在及其状况，这种神经元聚合与特定条件下来源于其他身体系统的反击性肽相结合，就会以某种方式转化为瞬间的意识。但是这种转化是如何发生的？意识的内在世界到底是怎样的？大脑中究竟发生了什么？这些问题都尚未解答……当你睡醒时，伴随明天而来的会是什么？

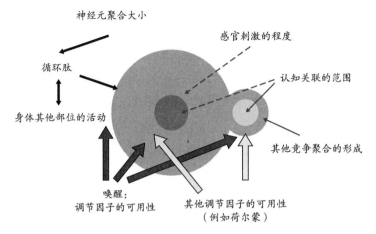

图9：形成意识的一种可能机制。这两组同心圆代表了拥有上千万脑细胞的瞬时神经元聚合。其中最大的聚合将主宰大脑中的某一时刻，并决定那个时刻的意识。召集细胞的程度以及产生意识的程度取决于各种因素，例如感官输入的活跃度、预先存在的关系（连接）和竞争程度（分心物），这些都表现为开始形成较小的神经元聚合。典型化学物质，如多肽，将从瞬时聚合中释放出来。因此，这些化学物质的类型、数量和浓度将构成大脑中一种独特的、一次性的突出的神经元聚合特性，然后通过循环将信息传递给身体的其他部分。相反的，从免疫系统和重要器官释放出来的化学物质会改变神经元的工作过程，其他化学物质如激素和与唤醒有关的胺也会随之改变。因此，意识依赖于整个身体的协调工作。[20]

第九章

CHAPTER 9

明天

醒来时，你不知道自己失去了多长时间的意识，很可能感觉只是打了个盹儿，或者觉得昏睡了几小时。这种熟悉的迷惑感引发了一个有趣的问题：睡眠既包括感官刺激的缺乏，又包括时间流逝感的降低，这是否意味着两者有某种联系？[1]

一、时间的流逝

时间是我们生活中最基本的特征。然而，对时间的本质和它的流逝思考得越多，你就会感到越迷惑。即使思考最基本的时间单位（就简单的 1 秒钟），也会带来困难。我们可以用客观但同时也令人困惑的专业术语定义什么是 1 秒钟，即 9192631770 个辐射期的持续时间，对应铯 −133 原子基态的两个超精细能级之间的跃迁。但这一定义，也不过是某种武断的定义。[2]

另一方面，时间流逝的体验是毋庸置疑的，对所有人来说，时间的流逝都令人感到遗憾。时间这个连接着过去、现在和未来，如箭头般单向前行的自然事物对每个人来说都是相同的。[3] 社会人类学家阿尔弗雷德·盖尔（Alfred Gell）曾意味深长地总结道："没有过去、现在和未来，住在那里的人们以不同于我们的方式体验着时间，这样的仙境是不存在的。"[4] 虽然艾萨克·牛顿相信，时间作为一种完全独立的现象，以其独特的规则[5]存在着，但当代物理学家们认为时间与空间有着紧密的联系。

空间更容易被感受为某种单纯"存在在那里"的事物，时间却并非如此。当你从睡眠或麻醉中醒来时，你不会意识到自己在无意识状态中所经历的时间。而且，即便你是在完全清醒的状态下，时间流逝的感觉也会有很大的变化，有时感到"时光飞逝"，有时又感到"度日如年"，这取决于你正在做的事情是什么，以及你是否享受这个过程。时间感是主观的，因此它是意识中不可分割的一部分。正如我们每个人构建了自己独特的内在世界一样，我们也构建了自己的时间感。

当然，时间感所具有的典型主观性有助于它被人们进一步了解。一方面，存在一种人们熟悉的记忆过程，其跨度从几秒到几个月不等，[6] 人们对时间的体验并不受到当前意识的监控，而是在未来的某个时刻对其进行回顾。在这种回顾性的时间区间内，记忆中某一事件发生的时间顺序与其实际的时间顺序是存在差异的。另一方面，存在一种对时间流逝的直接感知，[7]

这种即刻觉察的时间段在亚秒和秒之间。20世纪初哲学家、心理学家E.罗伯特·凯利（E. Robert Kelly）将其描绘为"似是而非的现在"，[8]是一种被描绘为延长的"当下"的幻觉：

> 我们将它命名为"似是而非的现在"，将那些已经成为过去的往事称为明晰的过往。对听众来说，一首歌的每一个音符似乎只关乎现在。对观看者来说，一颗流星的位置变化也只关乎现在。在这些序列终止的瞬间所测量到的时间，似乎没有一个部分是过去的。如果从人类理解力的角度来看，那么时间包括四个部分，即：明晰的过去，似是而非的现在，真正的现在以及未来。排除似是而非的现在，时间便包括三种……虚无缥缈——过去，并不存在，未来，也不存在，而位于它们交界之处的是现在；驱使时间不断推进的力量，也存在于我们杜撰的这种似是而非的现在中。

二、时间知觉

神经科学家如何才能从这种不稳定的状态中找到立足点呢？我们对时间的感知在大脑中是如何实现的呢？毫无疑问，最简单的策略是，看看我们的神经网络中是否有某个产生时间感知的特殊区域。但是，鉴于我们一直不断地被提醒，我们永远不应该用一个单独的脑区来解释某种复杂的功能，因此，要说与时间知觉联系在一起的不同类型的认知过程是许多脑区联合作用的结果，也就不足为奇了。

例如，小脑——大脑后部菜花状的结构——就是一个强有力的候选者。别忘了，小脑可被称为脑的"自动驾驶仪"，它能够按照时间锁定顺序协调感觉输入和运动输出。接下来还有"基底神经节"，它是起到内部驱动运动作用的关键脑回路，同样，它也具有高度的时间敏感性。另一个可能参与时间感知的脑区是顶叶皮层，这是一个复杂的脑区，在该脑区中，感觉和运动步调一致。通过脑成像、脑电图以及神经心理学研究，神经科学家们早已发现，顶叶皮层的损伤会导致人们在空间作业和时间辨别上出现问题，[9] 更何况，这一区域对处理听觉和视觉刺激的时效性也很重要。[10] 因此，顶叶皮层如同额叶皮层那样，扮演着某种类似于执行功能的角色，同时也与更加复杂的时间感知有关。[11] 下面这项发现同样不足为奇：额叶的损伤会导致"来源遗忘"，来源遗忘本身并非记忆的丢失，而是在对过去的经历按照情节、时间或空间进行区分时存在困难。

然而任何将功能与结构联系起来的操作，都直接取决于我们具体要讨论的是何种功能的哪个方面。如果将老鼠的大脑皮层完全切除，这种具有非凡恢复能力的生物不仅可以存活下来，可以活动，还能依然成功地估计出 40 秒的时间间隔。[12] 因此，从大脑层面来说，时间感知的某些方面要明显比其他方面更为复杂。[13] 然而，列举不同脑解剖结构单元并不能帮助我们更好地理解时间感知是如何变得可能的。相反，我们不要把大脑区域看作一个个独立的迷你大脑,而要发现它们的集体交互作用。

像视觉等大多数复杂的心理过程一样,时间知觉的运作过程并不简单。正如可以把视觉划分在 30 多个不同的脑区(分别关注颜色、形状和运动处理等)中,神经科学家可以把时间知觉拆分为不同的因素,共同作用于最终产生的整体体验。例如,持续时间以及传入刺激的同步性和顺序,都会影响我们感知时间的方式。因此,正如视觉的最终体验是由不同的、无缝协同工作的元素所组成,时间流逝的体验也是如此,[14] 这就引出了我们所谓的如何"协同工作"的问题……

研究时间知觉的神经科学的人都同意一个观点,即大脑中并不存在中心时钟。美国神经科学家戴维·伊戈尔曼(David Eagleman)是该领域的领军人物,他指出时间并非单一现象,并通过三个能消解"时间是一个事物"这一观念的例子来说明。[15] 第一个例子是这样一个事实,即在客观上相同的时间间隔中,我们对时间的主观感觉不同。[16] 我们都知道,同样是一个小时,在候车室里无聊等待和在喜欢的小酒馆里待着的感觉是完全不同的。

第二个例子,如果我们在一系列相同的重复刺激中间,听到一个很不同寻常的、"古怪"的声音(与前后的其他声音都不同),我们会感觉在古怪声音和下一个(或上一个)刺激之间的时间间隔更长。然而,与此同时,这种感知时间的扩展——

比如听觉音调的音高或闪烁刺激的频率——并不会随之改变。这一观察再次表明，时间知觉不是一个统一的、整体的过程，而是由独立的神经元操作组成的。这一过程通常在潜意识状态下运作，但在实际实验条件下可以明显地区别开来。[17]

第三个例子来自一个巧妙又独特的实验，通过让志愿者身处看似有生命危险的情境中，故意设计让时间在这个实验中"变慢"。我们大多数人在生命的某个时刻都体验过时间似乎突然凝固的感受，也就是时间膨胀了，比如当身体处于极度危险的情况中，或收到特别坏的消息时。如果对时间的感知归结底是"同一个事物"，那么这些被拉长的时刻会导向一段更为敏锐的时间体验，就像观看慢镜头视频一样，你会注意到更多细节。但是这项特殊的研究表明事实并非如此……

实验要求被试从 50 米高的塔向后跌进下方的安全网。[18]正如预测的一样，这些莽撞的志愿者在回顾时报告，他们觉得坠落的时间似乎更长，36% 的被试报告说，他们自己坠落的时间比观察到其他被试坠落的时间更长。但重要的是，没有证据表明这些被试在坠落过程中对时间有更扩展、更详细的体验，他们无法报告当时周围世界的任何其他方面。而相比之下，似是而非的现在，也就是当你正在经历"此时此地"的时间流逝时，反倒会有更多细节，比如现在很流行的正念训练。[19]

通过观察坠落的被试，伊戈尔曼得出结论，由于记忆是用于回顾性时间知觉的，那么更多记忆或联想会被填入这段感到恐惧的时间里，反过来又会扩大主观的时间知觉。换句话说，你对事件的记忆或联想越多，便会认为它的持续时间越长。由于对同一情况的时间知觉会因为它是正在进行（似是而非的现在），还是掺杂了回忆而有所不同，因此它不可能是"同一个事物"。

另一种可能性是，用伊戈尔曼的话说，时间的推移可以"在不断变化的神经元网络活动模式中编码"。[20] 他认为，随着时间的推移，任何神经元网络的成长（比如通过增强突触）将有效地"编码"这个时间段本身。但是，这种情况只会把重点从外部客观事件转移到大脑中发生的客观事件上，而时间知觉的主观性是如何产生的问题仍未得到解答。[21]

依我看，这种基于编码概念的方法，无论在大脑功能的哪个层面上，总是会出现同样的难题。如果某事物被编码，之后为了沿着这条线行进，那么它无论如何都会再次被解码，以此来获得某种价值或意义：这就是代码的意义所在。如果意识是时间知觉不可分割的一部分，任何解码的概念都会使我们正好陷入到关于接收端的"人"或"事物"的读取谬误（见第一章和第四章）当中。相反，一种更富有成效的方法可能是降低我们的期望，正如我们迄今为止所做的那样，只是寻找时间知觉在大脑中的关联物，看看我们是否能辨别出一些潜在的原则。

在我们日常生活中的许多不同情况下，都会出现时间膨胀

（将时间估计得比实际更长），但是这些不同的情况可能在大脑中有共同的潜在的神经机制。首先，对刺激的关注会使时间看起来好像持续了更久，例如在正念训练或者"古怪声音"的实验中，处理不正常刺激[22]或者在人为制造的"危险"情况下[23]似乎需要更长时间。

其次，事实上，我们对时间流逝的感知与刺激强度的大小成正比。更多、更大且更明亮的刺激，延长了对时间持续的主观感受。[24]第三个因素是强烈的情绪。[25]例如，当生气的面孔出现，或者当你在现实生活中沉浸在一段紧张的关系或活动中时，你都会认为时间更长。两者的共同线索是一种潜在的高度唤醒。出事故时我们肯定会有恐惧的情绪，正如我们所看到的，通常在危及生命的情况下，人会感觉时间"凝固"了。

第四个非常不同的例子是童年时代，我们普遍认为人在这个时期，会有一种拥有全世界所有时间的感觉。孩子们活在"当下"，也就是现在。例如，有报道称十一岁的孩子将一天的长短大约体验为生命的四千分之一，但是五十五岁的老人觉得是两万分之一，因此对孩子来说，普通的一天要比成人长得多。对于患有注意力障碍的孩子来说，时间过得特别慢。[26]对精神分裂症患者来说也是一样，[27]时间不再是平滑的事件之流动，[28]而是由碎片化的事件组成，在这些事件中所有感觉都在增强，而每件事都需要更充分的注意力。提高兴奋水平的兴奋剂也会导致对时间长短的高估，[29]而抑制兴奋的药物则有相反的效果。[30]

这些不同的发现表明，各个与高估时间流逝有关的因素之间有明显的重叠：唤醒、情绪、刺激物和多动症，所有这些因素都与多巴胺系统的过度活动有关。[31] 反过来，多巴胺过量会导致前额叶皮层的抑制，[32] 我们已经看到，这时会出现一种类似于儿童状态的现象，而有时前额叶皮层更有可能与外界发生更有力的互动，进而导致更直接的信息处理，[33] 就像在事故中一样。

我们对时间的主观感受也受运动[34]和事件复杂性[35]的影响。因此，有一种观点是，大脑单纯根据事件的数量，即进入大脑的有效输入量，来估计时间的流逝。如果真是这样，我们就能解释完全相反的情况了，当有效输入根本不存在时，例如在睡眠或麻醉状态下，时间似乎一瞬间就过去了。这并不是说当时间变慢的时候，你就有更多的机会去欣赏似是而非的现实中的一切，恰恰相反，当你处理比平时更多的输入信息时，作为结果变量的时间似乎会慢下来，但只有在回忆一件事时的回顾性状态中才会如此。积累的信息量驱动你的时间知觉，而非时间知觉驱动你的信息积累。

每个输入的刺激在空间和时间上都会有自己独特的坐标，两者不可能分开。有趣的是，孩子们经常混淆时间和空间，[36]例如无法理解龟兔赛跑的故事，他们不太能理解更快和更远是两个不同的概念。在物理世界中一个非常重要的概念是"时空流形"，即三维空间与第四维的时间相结合。[37] 也许，当大脑处理重要的输入信息时，会对随后的时间流逝感知设定速度，而相关刺激的时空关系仍保持不变。因此，就大脑而言，时间知觉可能不是一个明确的参数，也不是某种简单的"神经元时间"，而是一种基于空间和时间共同作用的变化模式。

这个想法一点儿都不新鲜。早在 1915 年，埃米尔·涂尔干（Émile Durkheim）就将空间和时间认定为"包含所有思想的坚实框架"。而 1953 年，神经学家麦克唐纳·克里奇利（Macdonald Critchley）[38] 指出"纯粹的时间定向障碍……是一种与空间障碍无关的罕见现象，虽然通常来说两者是一起出现的"。1975 年，心理学家詹姆斯·吉布森（James Gibson）声称"并没有时间知觉这种东西，有的只是知觉和运动"。这一观点甚至导致神经科学家文森特·沃尔什（Vincent Walsh）提出在大脑中，"时间、空间和数字是按照某个共同的标准来计算的"。[39]

一项调查能够直接说明这种令人着迷的可能性，[40] 被试在观察不同空间环境时判断时间的流逝。在每个实验中，有三种不同的模型，分别是铁路成比例模型、客厅模型和抽象模型，每个模型都有大和小两种型号。当实际物体的尺寸小于模型时，被试会把它与压缩主观时间相关联。再重复一次，似乎所处理信息的密度不同也会影响时间知觉，而这次我们看到，在不同空间大小中也是如此。在一个对照实验中，[41] 被试在观察不同比例空间的过程中，时间体验也发生了系统性的变化。令人惊讶的是，空间比例越大，时间似乎越长。

如果时间和空间是相通的，那么我们如何看待世界这个问题便会有耐人寻味的涵义。身处湖泊和山脉之类的大型空间中，可能会让人感知到时间比实际上更多。例如，沉浸在自然或宏大（如教堂）的环境中，可能是一种让时间慢下来的方式，因为这些地方会给人带来敬畏和平静的感觉，这就与时间知觉的扩大相关。[42] 因此，为了理解我们是如何感知时间的，我们需要运用某种脑内的时空机制……

三、时间与空间中的神经元聚合

我们再次强调，神经元聚合可能是我们要找的东西：我们可以将它视为罗塞塔石碑，把生理学和现象学联系起来，看时间知觉是否能与"往水潭中扔石头"相类比。我们刚刚看到，对时间流逝的感知是由传入刺激的程度所驱动的，而非与之相反。神经元聚合会迎合这种单向现象，因为它们从来都不是预先就存在的。正如我们所看到的，它们的一次性动力是由一系列不同的因素决定的，每一个因素从一个时刻到另一个时刻都有不同的变化。

随着时间的缓慢流逝，设想一个高周转率的神经元聚合，因为感觉信息一个接一个地输入，所以聚合仍然很小，在事故、儿童、精神分裂症患者、兴奋剂使用者等案例中会发现这种现象。我们还可以在这个列表中添加一个看似矛盾的状态，即无聊的状态。在这种状态中，时间过得很慢，因为刺激没有显著或强大到足以产生更大的神经元聚合。当然，在与之相反的时间飞逝的情况下，也就是当我们从事一项要求集中全部注意力的活动时，就像读一本精彩的小说一样，神经元聚合的周转率变得很慢。然而，最极端的例子，便是我们最开始产生时间知觉时，也就是当我们从睡眠或麻醉状态中清醒过来时，这期间根本没有感觉的输入，也就完全没有时间流逝的感觉：一下子天就亮了。

我们在被试坠落的实验中看到，[43] 时间知觉的膨胀并不能增强大脑的感觉输入，因此对时间主观的、回溯性的时间知觉并非特定神经元聚合的简单净产物，因为它们已经生成了，所以无法进一步被修正。我们再想想"往水潭里扔石头"的比喻，还有一个因素在起作用。除了刺激强度（投掷的力量）、意义（石头的大小），唤醒（水潭的黏度），我们还可以在特定的时间框架内增加神经元聚合的周转率。参与贡献的神经元聚合的周转是确定一个公认假设性总体场景的特征的关键，该场景将产生的经验与任何特定的意识时刻联系起来。

经过几百毫秒之后，单一神经元聚合的活动无论在时间和空间上都会衰变，而这恰恰是里贝特等人发现意识出现的关键阈值。[44] 因此，没有一个单独的神经元聚合可以直接与正在进行的意识本身相关联。但是，如果某一特定神经元聚合在每种情况下的明显衰变，都是随后触发更重要、更广泛事件的重要因素，那会如何呢？这种"其他事件"将是一种包含空间和时间整体性的单一实体，它可以解释似是而非的现在，即意识本身。因此，让我们来探讨如何实现"其他事件"这样一个普遍的、假设性的实体。相比在实验室高度人为的环境下研究麻醉大鼠或脑切片，在现实生活中更可能的情况是，多个神经元聚合在大脑各处产生，而不知何故，它们在同一时间段内叠加和协同工作。

我们永远无法利用现有工具在三维活体大脑中发现这种整体效果，特别是当我们还没有明确到底要寻找什么。但是，如果我们不被实际的实验研究所限制，用一种更不受约束的方式探究，理论科学至少可以帮助我们设想出一个更准确、更新颖的画面，看到整个大脑会发生什么现象来与意识时刻产生关联。让我们简单看一下如何设计神经元聚合的假设模型，接下来就可以进一步研究在设定的时间框架内，多个神经元聚合是如何相互作用交流的。但是在此之前，我们需要确认构成一个可能的单一神经元聚合的螺丝和螺母会是什么。

四、走进神经元聚合

我们传统上认为大脑运行的基本构件是单个的神经元突触。因此，我们可以从一个合理的假设开始，即神经元聚合动力学最终会由我们所熟悉的突触传递过程决定。但假设神经元聚合只是一堆突触的纯粹集聚，我们就会遇到问题——我们目前所见的现象，无论是在时间还是空间上，都无法解释。

就空间而言，根据经典模式突触传递的支配法则进行预测，神经元聚合的体积应当比实际情况小得多。与典型的理论预测值相比，实际的神经元聚合的延伸范围要大三至十倍（见图2）。[45] 就时间而言，我们知道神经元聚合活动从最大强度衰减到20%的强度[46]需要约300毫秒，完全消失需要的时间则更长。[47] 然而传统突触活动的时间量程最大仅为20毫秒。[48]

神经元聚合必然有一个额外的运作机制，而突触传导和这个额外机制之间存在明显对照，可参见图10中的时间框。须注意，尽管根据经典突触传递理论，一个信号从丘脑传递至脑皮层速度极快，仅需5毫秒便可以完成一两毫米的行程，然而神经元聚合在丘脑中完成全面传递却额外需要20毫秒的时间。[49]

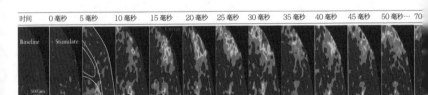

图表10：利用电压敏感染料成像的实验鼠大脑切片中的神经元聚合（Fermani, Badin & Greenfield, 待出版）。一般情况下，突触信号从丘脑传递至脑皮层，5毫秒可达到最远2毫米的距离（见图中5毫秒后的脑活动情况）。然而接下来神经元聚合信号扩散到0.5毫米的半径范围却花了四倍的时间（见20毫秒处的脑活动情况）（本图的彩色扫描版见彩插7）

这很可能是额外机制作用的结果。

有两种重要的大脑通信方式可能与此有关，尽管这两种方式并不太为人所熟悉。一种是比突触传递在更广泛的尺度上运作的容积传递，另一种是相对非常微小的间隙连接。下面我们来简要看一下这两种方式。

前者之所以称为容积传递，是因为它使得神经元之间的互动作用以一种不太特异，以及极为缓慢的速度进行，但好处是同时参与的细胞数量要多得多。这个曾一度被视为革命性的理论在过去的三十年间得到了非常全面的研究。如今，容积传递已经被公认为一种神经通信的替代形式，其重要性等同于"联网"的经典突触传递理论。[50]

事实上，自上世纪 70 年代以来，学界就已经知道，部分形似树枝状的神经元（树突）可以释放多巴胺等经典传递介质及其他生物活性分子。树突还有着非常不同的功能，人们通常认为树突是神经元的接收区，成为其他神经元发送信号的目标（突触轴突末梢）。但是现在人们发现，树突可以独立于细胞体产生的电信号，自行释放物质，这已经成为一条普遍的原则。不仅如此，树突释放物质的现象发生在一个相当大的范围内，而且非常分散，意味着它是一个与经典突触传导完全不同的调节过程（在突触传递中，动作电位发放、脉冲传播皆围绕轴突进行，并且突触中轴突末梢发出的传递介质都是有明确指向的）。[51]

但我们仍然要面对一个问题：突触传递的发生范围太小、速度太快，但容积传递对于神经元聚合的增长来说又太慢了。[52] 这里很可能还存在第三种神经元通信方式，它完美地补充了快速的、区域性的突触传递和需要更长时间的、缓慢的容积传递的不足。

这第三种通信过程不涉及任何神经化学物质，而是通过"间隙连接"，即细胞间的直接接触，在现有的传播过程中实现。[53] 有趣的是，在神经元网络中，神经活动的快速振动（200赫兹）不是通过突触而是通过这些间隙连接实现的。[54] 因此，如果我们目前观察到的神经元聚合的持续性活动背后，是这些快速振动在发生作用，[55] 那么，尽管它们达到最大强度需要更长时间，但一旦启动，[56] 神经元活动的范围将远超过突触信号所能传递的范围。这种扩大了的神经活动的规模，就会相当于在所有各式各样的给定条件下大批神经元聚合的规模。如此一来，神经元聚合便可以提供充分符合意识运作时空要求的神经关联。因为与小范围的神经回路不同，这样的神经元聚合不太受时间和空间的限制。

决定着任何一个神经元聚合的形成、持续时间和衰减的这三种通信过程，并不是独立运作的，[57] 而是共同起作用的。但我们还有一个最大的问题：当一个神经元聚合启动并触发了某个意识时刻之后，会发生什么？线索可能存在于触发时机中。

五、一种超聚合（meta-assembly）？

正如我们刚才所见，意识的基础不可能仅仅由单一神经元聚合组成，因为到了 300 毫秒这个关键节点，一个神经元聚合的信号将大幅衰减至其巅峰程度的 20%。[58] 但也许这正是关键所在：如果在单一神经元聚合局部中的 300 毫秒处观察到 20% 的时间衰减，其本身就标志着大范围、持续性、整体性的神经关联的触发，而这种关联与意识的产生密切相关……设想如下情况：大脑各处的单一神经元聚合独立运作的时间达到了约 300 毫秒，但就在它们衰减的同时，它们的活动或者说能量被转移到某种聚合的能量池中。

我们姑且将这种聚合池称为"超聚合"，超聚合可能相当于一次整体性的大脑活动，也就是一个意识时刻。原因如下：第一，神经活动只有在持续进行时，才有可能形成一个意识状态，[59] 这个时间窗等同于一个神经元聚合的衰减时间，即刺激因子从"可见"到"不可见"的过程中大脑记录的电位保持不变的时间，分界点出现在 270 毫秒后。[60] 第二，通过麻醉阻断意识可以大幅延长单一神经元聚合的持续时间。[61] 第三，在对感觉形态进行主观区分的过程中，接近这个长度的时间窗划分了神经元聚合不同模式之间空间性差别出现的最早时间。[62] 第四，能量需要以某种化学、电子或热量形式进行存储。如果它以热量形式存储，那么压力就会增加，反之亦然。这也许就解释了为什么增加压力及热能，会使处于麻醉状态下的实验动物触发意识[63]，同时其神经元聚合的体积也会激增。[64]

无论能量以何种形式存在，这种大规模的能量转移都将对大脑的背景活动产生更广泛的影响。[65]波动起伏的脑活动会敏锐察觉到单次能量转移带来的短暂干扰，进而激起整体性、全局性的涟漪效应，很可能正是后者为意识时刻的产生提供了真正的、最终的神经关联。因此，任何一个实际上产生了的神经元聚合，连同在大脑各处同时产生的其他神经元聚合（同时性在此很重要），成为一个关键的触发因素，就像是将一块石头扔进了一个远超其本身体积的池塘——这个池塘就是一个一次性的超聚合。

那么，这个超聚合要如何探查，在哪里探查呢？至于测量，就是一个更远的问题了。谨记：它不大可能出现在某个解剖学意义上的单一的位置。我们需要设想的是某种联动形式，它能将大范围、广泛分布的神经元组织联合起来，这一切发生于几百毫秒的时间窗中，换句话说，处于某种神经"时空流形"。"流形"是一个数学概念，它将时间和空间结合在同一个连续体中。如果将时间列为第四个维度，那么最终对任何一个神经元的超聚合进行描述，都很可能成为理论物理学家而不是神经学家的工作。毕竟，涉及时空在单一流形中实现结合的问题，物理学家们已经发展出一套基本原则，并能用统一的方式描述大至超星系、小至亚原子层面上的各种物质问题。[66]

然而，如果说意识时刻的出现的确最终可以在任何时刻与超聚合相关联，并进而表现为某种大脑时空流形，那么我们便不必再纠结于如何将意识的产生归因于某个解剖学意义的大脑特定结构。这项工作本身既违背我们的直觉，又不符合我们的理性判断，并且如我们在第一章谈到的那样，它耗费甚多，可是收获的结论却不值一提。另外，如果时间成为和空间一样关键的因素，那么我们在之前的章节所讨论的内容也可以得到合理的补充和解释，即听觉和视觉的区分、时空的细微矛盾点以及时间的主观过程等问题，这些或许都与神经元聚合的变动有关。

在上述每一种情况中，随环境而变化的化学、电子以及热能将以某种方式转化成一个意识时刻。这个"某种方式"当然是其中最具挑战性的问题，也是目前阻碍我们前进的难点。就算我们能利用繁复而精确的数学工具模拟出不仅是我们见到的神经元聚合，还有那些对意识产生起到了最终关键作用的不可见的、理论上的超聚合，即便那样我们依旧很难继续往下推进，很难在客观物理现象和主观个人意识之间建立因果联系，并进行密切、准确的跟踪观察。千真万确，这才是那个"难问题"。

但我们真的应该停在此处吗？当然，除非我们能够建构或表述一种令自己满意的解决方案，否则哪怕是用最抽象的数学方式也不可能得出一个答案，来跨越从"相关性"到"因果性"之间的鸿沟。很多人大概会像我已逝的父亲那样，持有一个不无幽默的观点（这本书就是献给我父亲的）："你不可能用黄油做的刀去切黄油。"意思是，人的大脑是不可能解构它自身的。为什么不就此放弃，去做一些更实际的、能立即投入应用的研究呢？更别说，那些研究还有一个额外的好处：更容易获得资金支持。

但是，我们当然不能在真正开始全面探索这个问题之前，就缴械投降，我们应该将自己推向自我的认知极限。在这个过程中，即便我们需要暂时将点石成金的难题搁置在一旁，神经科学研究依然很可能产生巨大的价值，这些价值能够，也理应为哲学、精神病学、心理学、物理学和数学的发展提供补充和支持。如果我们能从跨学科的视角出发，并肩合作，将想象力延伸到极限，那么或许理解人类直接体验这一奇迹的可能性将一点一点增加……毕竟，明天又是新的一天。

注释

第一章　在黑暗中

1 Blakemore, C. & Greenfield, S. A. *Mindwaves: Thoughts on Intelligence, Identity and Consciousness* (1987).

2 Smith, J. D., Shields, W. E. & Washburn, D. A. 'The comparative psychology of uncertainty monitoring and metacognition'. *Behavioral and Brain Sciences*, 26, 317–39; discussion 340–73 (2003); 另请参阅 Haynes, J.-D. & Rees, G. 'Decoding mental states from brain activity in humans'. *Nature Reviews Neuroscience*, 7, 523–34 (2006).

3 Crick, F. & Koch, G. 'A framework for consciousness'. *Nature Neuroscience*, 6, 119–26 (2003).

4 Gazzaniga, M. S. 'Forty-five years of split-brain research and still going strong'. *Nature Reviews Neuroscience* 6, 653–9 (2005).

5 Weiskrantz, L. 'Blindsight revisited'. *Current Opinion in Neurobiology*, 6, 215–20 (1996).

6 Chun, M. M. & Wolfe, J. M. 'Visual attention' in *Blackwell Handbook of Perception* (2000); 另请参阅 O'Regan, J. K. & Noë, A. 'A sensorimotor account of vision and visual consciousness'. *Behavioral and Brain Sciences*, 24, 939–73; discussion 973–1031 (2001).

7 无意识注意力的例子：研究者设计了一种盲视实验，在这个实验里，主试者使用了一种高度人为的基于实验室的手段，心理学家称之为掩蔽（mask-

ing）。主试者给被试一个视觉刺激——"掩蔽刺激"，随即（后掩蔽）或之前（前掩蔽）给一个简短的视觉目标刺激，其持续时间小于千分之五十秒。结果表明，无论哪种模式，被试都没有意识到目标刺激，然而，在临床盲视上，他们仍然可以把刺激纳入潜意识。也就是说，在由于"后掩蔽"效应而导致"看不见"时，被试仍可以准备好词语（can be primed for words），但只有注意的时候才能做到。同样，在另一个实验中，男性或女性的裸体图片甚至在被试都没有意识到时就已经吸引了被试的注意，由于一种叫"掩蔽抑制"（suppression-by-masking）的现象，这些图像对被试来说是"不可见的"。Naccache, L., Blandin, E. & Dehaene, S. 'Unconscious masked priming depends on temporal attention'. *Psycho- logical Science*, 13, 416–24 (2002). Jiang, Y. et al. 'A gender and sexual-orientation-dependent spatial attentional effect of invisible images'. *Proceedings of the National Academy of Sciences of the United States of America*, 103, 17048–52 (2006).

8   Mack, A. & Rock, I. 'Inattentional blindness'. MIT Press Cambridge, 12, 180–4 (1998).

9   Li, F. F. et al. 'Rapid natural scene categorization in the near absence of attention'. *Proceedings of the National Academy of Sciences of the United States of America*, 99, 9596–601 (2002).

10   Reddy, L., Reddy, L. & Koch, C. 'Face identification in the near-absence of focal attention'. *Vision Research*, 46, 2336–43 (2006).

11   Rees, G. & Frith, C. D. 'Methodologies for identifying the neural cor- relates of consciousness' in *The Blackwell Companion to Consciousness*, 551–66 (2007). 当一个人首先意识到某事物，随后又意识到其他事物时，也会产生类似的效果。促成这种体验最简单的方法是"双眼竞争"（binocular rivalry），即把一张图片呈现给一只眼睛，而给另一只眼睛呈现完全不同的图：两张图片相互竞争，因此每隔几秒钟，其中一张图片占据主导地位。为了准确地理解大脑中正在发生的事，可以用猴子进行类似的实验，同时记录单个脑细胞的活动。在一项研究中，给被试动物在不同方向上呈现不同的光栅图像，因此意识在水平光栅和垂直光栅之间的不停"交替"。记录大脑活动的结果表明，大脑皮层外层一个特定区域（皮质），特别是头部一侧（颞叶）的神经元，只对占主导地位的刺激进行反应：由于大脑的这个区域是一个复杂精巧的、不平凡的、进行后期处理部分，从视觉输入的直接和最初处理中释放出来，由此得出的结论是，产生意识必然涉及这部分神经元。同时，视觉处理更基本和最主要的区域可能与注意力联系在一起，而非意识。我们观察到，处于持续性植物状态（pvs）因此没有意识的病人，仍然能在最主要区域产生诱发活动，这一事实证实了这个观点。我们应该能在大脑感官处理的后期或"更高级"的阶段，找到意识物质基础的线索。Blake, R. & Logothetis, N. K. 'Visual competition'. Nature Reviews Neuroscience, 3, 13–21 (2002). Sheinberg, D. L. & Logothetis, N. K. 'The role of temporal cortical areas in perceptual organization'. *Proceedings of the National Academy of Sciences of the United States of America*, 94, 3408–13 (1997). Lee, S-H., Blake, R. & Heeger, D. J. 'Hierarchy of cortical responses underlying binocular rivalry'. *Nature Neuroscience*, 10, 1048–54 (2007). Laureys, S. et al. 'Cortical processing of noxious somatosensory stimuli in the persistent vegetative state'. *Neuroimage* 17, 732–41 (2002).

12 最初见于英国喜剧《比泽》（*The Beezer*），后见于连环画《比诺》（*The Beano*）和《丹迪》（*The Dandy*），均由 D. C. Thomson & Co. 出品。

13 Felleman, D. J. & Van Essen, D. C. 'Distributed hierarchical processing in the primate cerebral cortex. *Cerebral Cortex*, 1, 1–47 (1991).

14 Velly, L. J. et al. 'Differential dynamic of action on cortical and subcortical structures of anesthetic agents during induction of anesthesia'. *Anesthesiology*, 107, 202–12 (2007).

15 Penfield, W. & Jasper, H. *Epilepsy and the Functional Anatomy of the Human Brain*. (Little, Brown & Co., 1954).

16 Merker, B. 'Consciousness without a cerebral cortex: a challenge for neuroscience and medicine'. *Behavioral and Brain Sciences*, 30, 63–81; discussion 81–134 (2007); 另请参阅 Panksepp, J. & Biven, L. *Archaeology of Mind: Neuroevolutionary Origins of Human Emotions*. (W. W. Norton, 2012).

17 Penfield & Jasper, 1954; 另请参阅 Blumenfeld, H. 'Consciousness and epilepsy: why are patients with absence seizures absent?' *Progress in Brain Research*, 150, 271–86 (2005).

18 最近，安东尼·胡代茨（Anthony Hudetz）发表了一篇综述，强调在全麻状态下大脑新陈代谢的整体减缓。他评论说确实存在区域异质性，但这种异质性的差异取决于使用哪种麻醉剂，这表明没有共同的、特定的大脑区域对此负责。大脑网络的作用可能更为重要。他说："由麻醉引起的意识丧失并非由某一块皮层进行信息传递，而是破坏高级皮层的信息集成。主要负责前脑功能网络的脑区对维持意识状态起到关键的作用，这些脑区主要基于后顶叶楔前区域、非特异性丘脑及扣带回。"Hudetz, A. G. 'General anesthesia and human brain connectivity'. *Brain Connectivity*, 2, 291–302 (2012).

19　虽然这一观点被广泛引用，但唯一可以找到的出处来源为一本教科书《医学心理学》(*Psychology in Medicine*)，出版于 1992 年（现已绝版），作者为克里斯·麦克玛纳斯（I. Chris McManus）。在第 23 章中，他写道："还记得那则趣闻吗？把收音机电子管卸下来，同时听到设备开始鸣叫，便错误地假定电子管的功能是抑制啸叫。想要解释病理功能，首先要基于对正常功能充分理解。"http://www.ucl.ac.uk/medical-education/publications/psychology-in-medicine

20　然而，直到最近，关于意识有其特殊脑区的观点又一次浮现出来。穆罕默德·库贝西（Mohamad Koubeissi）及其同事记录了一位严重癫痫患者的大脑，也正因为这个疾病，他已经进行了侵入性神经外科手术。纯属偶然，他们发现刺激一个特定区域（屏状核），能够可逆性地使病人失去意识，一旦刺激结束，个体又一次恢复反应性。如果我们不说意识的"中心"，这是否意味着科学家们至少发现最初由弗朗西斯·克里克（Francis Crick）提出的意识的控制中心？不出所料，答案是否定的，这份报告有各种各样的问题。首先是一个简单的技术问题，这一发现很难建立在一个合适的样本大小上，而仅仅基于一个病人。另外，这是一个大脑异常的病人，缺少与记忆有关的脑区（海马体）；任何令人信服的证据都必须来自数量更多的一组被试。此外，由于我们无法用完全健康的个体做侵入性脑外科手术，因此脑损伤的程度必须在这批人中保持一致，这样我们得出的所有结论都会受到限制，即脑损伤会产生至关重要的影响。第二类问题是过度诠释的危险。我们知道刺激屏状核会导致无意识，这可能是目前我们唯一记录下来的区域。那么我们如何能确定地说这是一个排他性影响？难道直到在类似条件下去刺激所有其他大脑区域？事实上，神经科学家们几年前就知道，刺激完全不同的多个脑区（内侧苍白球和麦纳尔基底核之间的位点），可以快速恢复本来已被麻醉的患者的意识。那么是什么让屏状核成为一个独特的脑区？最重要的是，撇开所有的技术保留，当然，我们能说得最好的是，它与许多其他大脑区域相连，这也是克里克最初喜欢它的原因。刺激该脑区以及类似苍白球等脑区，在某种程度上会导致全球脑状态的改变。第三类问题主要围绕我们如何运用操作策略来定义意识。结果表明，库贝西研究中病人的无意识状态，与麻醉或睡着时的无意识有所不同。相反，刺激导致"对意志行为和反应的完全抑制"，也许更像处于一种恍惚状态。但是，这是否意味着病人在临床意义上真的是无意识的，或者说可以保证他们没有主观体验？奇怪的是，来自萨塞克斯大学的阿尼尔·赛斯（Anil Seth）试图从区分意识和清醒来解释这一现象。很显然，病人醒了，但没意识！然而，字典却"有效"地把二者等同起来，将意识定义为"像清醒时的状态，头脑与感官的全面活跃"。赛斯所定义的这种细微差别，除非更详尽地阐述和论证，否则无疑会违背所有常识。第四类问题涉及为了理解数据而过分依赖隐喻。克里克想要通过该报告验证，屏状核像"管弦乐队的指挥"，协调所有其他脑区。但这究竟意味着什么呢？屏状核像个老板？如果仅仅因为这个大脑区域位于解剖学中的十字路口，那为什么它也应该有自动执行功能，而不是仅仅是某种协调器（在最好的情况下）或者是一个通路（在最坏的情况下）？在任何情况下，库贝西都选择了与克里克完全不同的隐喻，他很喜欢把刺激屏状核比喻为一个开关（车的点火开关），能够开启或关闭意识。当然，开关和管弦乐队指挥有着非常不同的功能。此外，即使在同一份报告中，"开关"看起来也比简单地打开—关上更有比喻性，因此这并不是一个简单普通的开关，报告中这样描述："……渐渐地，她 [病人] 说话的声音越来越静，动作越来越少，直到陷入昏迷状态。"因此，我们需要质疑"研究者观察的是无意识的诱发"这一假设，同时也要质疑意识只是简单地被开启或关闭的"开关"这一想法。Koubeissi, M. Z. et al. 'Electrical stimulation of a small brain area reversibly disrupts consciousness'. *Epilepsy and Behavior*, 37, 32–5 (2014). Stevens, C. F. 'Consciousness: Crick and the claustrum'. *Nature*, 435, 1040–1 (2005). Bagary, M. 'Epilepsy, consciousness and neurostimulation'. *Behavioural Neurology*, 24, 75–81 (2011).

21　Haynes, J. & Rees, G. 'Decoding mental states from brain activity in humans'. *Nature Reviews Neuroscience* 7, 523–34 (2006).

22　Blakemore, C. & Greenfield, S. A., Hacker Peter eds., Ch. 31 in *Mind- waves: Thoughts on Intelligence, Identity and Consciousness*, 485–505 (1987).

23　Maguire, E. A. et al. 'Navigation-related structural change in the hippocampi of taxi drivers'. *Proceedings of the National Academy of Sciences of the United States of America*, 97, 4398–403 (2000).

24　García-Lázaro, H. G. et al. 'Neuroanatomy of episodic and semantic memory in humans: a brief review of neuroimaging studies'. *Neurology India*, 60, 613–17; 另请参阅 Squire, L. R. 'Memory and brain systems: 1969–2009'. *Journal of Neuroscience*, 29, 12711–16 (2009).

25　Alkire, M. T. et al. 'Thalamic microinjection of nicotine reverses sevoflurane-induced loss of righting reflex in the rat'. *Anesthesiology*, 107, 264–72 (2007).

26　Posner, J. B. & Plum, F. *Plum and Posner's Diagnosis of Stupor and Coma.* (Oxford University Press, 2007); 另请参阅 Miller, J. W. & Ferrendelli, J. A. 'The central medial nucleus: thalamic site of seizure regulation'. *Brain Research*, 508, 297–300 (1990); 以及 Miller, J. W. & Ferrendelli, J. A. 'Characterization of GABAergic seizure regulation in the midline thalamus'. *Neuropharmacology*, 29, 649–55 (1990).

27　Alkire, M. T., Haier, R. J. & Fallon, J. H. 'Toward a unified theory of narcosis: brain imaging evidence for a thalamocortical switch as the neurophysiologic basis of anesthetic-induced unconsciousness'. *Consciousness and Cognition*, 9, 370–86 (2000).

28　Tononi, G. 'An information integration theory of consciousness'. *BMC Neuroscience*, 5, 42–64 (2004); 另请参阅 Massimini, M. et al. 'Triggering sleep slow waves by transcranial magnetic stimulation'. *Proceedings of the National Academy of Sciences of the United States of America*, 104, 8496–501 (2007).

29　伽马振荡看起来尤其依赖于兴奋性神经元和剩余抑制性脑细胞之间的反复连接，它们能迅速放电，主要来自兴奋性神经元的主要部分（细胞体）附近的突触。这种设置的全部要义是，在伽马活动期间，每一个兴奋性细胞只需要一小部分周期的动作电位，但每一个周期的总贡献为抑制性神经元提供足够的兴奋性驱动，使它们在每一个周期中产生动力。这是一种神经元的马克思主义，在这种学说中，每个个体断断续续地工作，却能确保集体性的持续产出。Mann, E. O. et al. 'Perisomatic feedback inhibition underlies cholinergically induced fast network oscillations in the rat hippocampus in vitro'. Neuron, 45, 105–17 (2005). Fisahn, A. et al. 'Cholinergic induction of network oscillations at 40Hz in the hippocampus in vitro'. *Nature*, 394, 186–9 (1998).

30　Singer, W. 'Neuronal synchrony: a versatile code for the definition of relations?' *Neuron*, 24, 49–65, 111–25 (1999); 另请参阅 Singer, W. & Gray, C. M. 'Visual feature integration and the temporal correlation hypothesis'. *Annual Review of Neuroscience*, 18, 555–86 (1995); 以及 Tononi, G., Sporns, O. & Edelman, G. M. 'Re-entry and the problem of integrating multiple cortical areas: simulation of dynamic integration in the visual system'. *Cerebral Cortex*, 2, 310–35 (1992).

31　Wu, J. Y. et al. 'Spatiotemporal properties of an evoked population activity in rat sensory cortical slices'. *Journal of Neurophysiology*, 86, 2461–74 (2001).

32　Koubeissi et al., 2014.

33　Tononi, G. & Koch, C. 'The neural correlates of consciousness: an update'. *Annals of the New York Academy of Sciences*, 1124, 239–61 (2008).

34　Bachmann, T. Microgenetic Approach to the Conscious Mind. (John Benjamins, 2000).

35　Sergent, C., Baillet, S. & Dehaene, S. 'Timing of the brain events underlying access to consciousness during the attentional blink'. *Nature Neuroscience*, 8, 1391–400 (2005).

36　Libet, B. *Mind Time: The Temporal Factor in Consciousness*. (Harvard University Press, 2004).

37　Edelman, G. M. The Remembered Present: A Biological Theory of Consciousness. (Basic Books, 1989).

38　Rossi, A. F., Desimone, R. & Ungerleider, L. G. 'Contextual modulation in primary visual cortex of macaques'. *Journal of Neuroscience*, 21, 1698–709 (2001).

39　Pascual-Leone, A. & Walsh, V. 'Fast back projections from the motion to the primary visual area necessary for visual awareness'. *Science*, 292, 510–12 (2001).

40 Todman, D., Wilder Penfield (1891–1976)'. *Journal of Neurology*, 255, 1104–5 (2008).

41 Quiroga, R. et al. 'Invariant visual representation by single neurons in the human brain'. *Nature*, 435, 1102–7 (2005).

42 Kandel, E. R. 'An introduction to the work of David Hubel and Torsten Wiesel'. *Journal of Physiology*, 587, 2733–41 (2009).

43 Gross, C. G. 'Genealogy of the "grandmother cell" '. *Neuroscientist*, 8, 512–18 (2002); 另请参阅 Jagadeesh, B. 'Recognizing grandmother'. *Nature Neuroscience*, 12, 1083–5 (2009).

44 Quiroga, R. Q., Fried, I. & Koch, C. 'Brain cells for grandmother.' *Scientific American*, 308, 30–5 (2013).

45 Biederman, I. 'Recognition-by-components: a theory of human image understanding'. *Psychological Review*, 94, 115–47 (1987); 另请参阅 Marr, D. & Nishihara, H. K. 'Representation and recognition of the spatial organization of three-dimensional shapes'. *Proceedings of the Royal Society of London B: Biological Sciences*, 200, 269–94 (1978); 以及 Booth, M. C. A. & Rolls, E. T. 'View-invariant representations of familiar objects by neurons in the inferior temporal visual cortex'. *Cerebral Cortex*, 8, 510–23 (1998); 以及 Bulthoff, H. H., Edelman, S. Y. & Tarr, M. J. 'How are three-dimensional objects represented in the brain?' *Cerebral Cortex*, 5, 247–60 (1995); 以及 Vetter, T., Hurlbert, A. & Poggio, T. 'View-based models of 3D object recognition: invariance to imaging transformations'. *Cerebral Cortex*, 5, 261– 9 (1995); 以及 Logothetis, N. K. & Pauls, J. 'Psychophysical and physiological evidence for viewer-centered object representations in the primate'. *Cerebral Cortex*, 5, 270–88 (1995).

46 Connor, C. E. 'Neuroscience: friends and grandmothers'. *Nature*, 435, 1036–7 (2005).

47 他们的想法是，量子理论的原理（一门研究非常小的尺度的物理学）可以为意识的产生提供一种替代的过程，把包括各种假设的可能性，通过实证观察还原为单一的确定性概念（波函数塌缩）。在一个版本的量子理论中（哥本哈根解释，试图调和量子力学的理论公式与实验数据），观察行为本身导致系统被观察，最终导致形成早期可能性状态（主观还原）的其中一种结果，因为我们必须有观察者。但在大脑中，由于没有外部观察者，量子事件必须在没有任何人观察的情况下自发地"崩溃"，也就是说，是更客观地进行。Cramer, J. 'The transactional interpretation of quantum mechanics'. *Review of Modern Physics*, 58, 647–87 (1986).

48 Hameroff, S. & Penrose, R. 'Consciousness in the universe: a review of the "Orch OR" theory'. *Physics of Life Reviews*, 11, 39–78 (2014).

49 不可避免的是，这个高度原创的设想引发了许多不确定性和问题。最直接的是，大脑对于量子事件的发生来说太热了，因为它们的相干性需要 $310°$ 开的环境温度，而这将被自然热的大脑热能所干扰。另一方面，物理学家赫伯特·弗利希（Herbert Fröhlich）认为，大脑可能是一个很特殊的例外，与外部世界的发生的事很不同，细胞内化学反应所提供的能量能够产生和维持脑内的相干性。他估计微管蛋白分子可以在 10^{-12} 到 10^{-9} 秒之间以相干的方式被激发，也就是 1 纳秒。而如果正如里贝特的研究所得出的（2004 年），意识的一个瞬间是 500 毫秒，那么将需要约 10^9 微管蛋白分子，即在 100 到 100000 个神经元内才能找到这么多微管蛋白分子。但是这个数字太少了，无法达到有意义的量子相干性。即使是简单而短暂的闪光，也会激活一只猫大脑中大约 10^7 个神经元。然而，最近，通过引用一些观察数据，哈梅洛夫和彭罗斯对此的回应似乎打破了量子事件与脑热的不相容性。这些观察表明，某些现象（量子自旋转移）在越来越高的温度下会增强，同时指出植物在光合作用适宜的环境温度中使用量子事件。温暖的量子效应也出现在鸟类大脑导航、离子通道（通过该通道，细胞膜中的孔允许离子，如钠和钾，从外部进入内部，反之亦然）、气味和蛋白质折叠（经由这一过程中，蛋白质链获得了三维结构）中。建立在量子理论之上的修改版意识描述发表于 2013 年，如今其理论基础是微管的"拍频"，据说对应如 40Hz 的脑波振荡频率。正如我们所看到的，这种说法作为一种意识和神经系统之间联系的证明，享有持久的声望。但我们也看到，这种集体的同步性远未被公认为一条金科玉律。事实上，很可能的情况是，稳态振荡是大脑的默认模式，背景"噪音"是意识体验中非常重要的"信号"，是叠加上去的。更重要的是，对于这个理论，在一个特定的生化反应中发现了细胞的能量供应（鸟苷三磷酸水解为鸟苷二磷酸）。至少一部分由这种故障提供的能量能够激发振动，从而归因于微管动力学，是通过细胞能量供应站（线粒体）的电磁场驱动。

Bernroider, G. & Roy, S. 'Quantum entanglement of K+ ions, multiple channel states and the role of noise in the brain'. SPIE Third International Symposium on Fluctuations and Noise (eds. Stocks, N. G., Abbott, D. & Morse, R. P.), 205–14 (International Society for Optics and Photonics, 2005). Engel, G. S. et al. 2005). Engel, G. S. et al. 'Evidence for wavelike energy transfer through quantum coherence in photosynthetic systems'. *Nature*, 446, 782–6 (2007). Fröhlich, H. 'The extraordinary dielectric properties of biological materials and the action of enzymes'. *Proceedings of the Natural Academy of Sciences of the United States of America*, 72, 4211–15 (1975). Grinvald, A. et al. 'Cortical point-spread function and long-range lateral interactions revealed by real-time optical imaging of macaque monkey primary visual cortex'. *Journal of Neuroscience*, 14, 2545–68 (1994). Gauger, E. M. et al. 'Sustained quantum coherence and entanglement in the avian compass'. *Physical Review Letters*, 106, 040503 (2011). Hildner, R. et al. 'Quantum coherent energy transfer over varying pathways in single light-harvesting complexes'. *Science*, 340, 1448–51 (2013). Libet, B., Wright, E. W. & Gleason, C. A. 'Preparation- or intention-to-act in relation to pre-event potentials recorded at the vertex'. *Electroencephalography and Clinical Neurophysiology*, 56, 367–72 (1983). Ouyang, M. & Awschalom, D. D. 'Coherent spin transfer between molecularly bridged quantum dots'. *Science*, 301, 1074–8 (2003). Pokorný, J. 'Excitation of vibrations in microtubules in living cells'. *Bioelectrochemistry*, 63, 321–6 (2004). Turin, L. 'A spectroscopic mechanism for primary olfactory reception'. *Chemical Senses*, 21, 773–91 (1996).

50 哈梅洛夫和彭罗斯强调，神经元内聚性可以通过"缝隙连接"的传播活动达成（低电阻连接，一个细胞与另一个细胞相连续）。但是调谐客观还原理论（Orch OR）框架需要满足众所周知的化学多样性，可以通过各种精神活性物质强有力地修改意识。无论如何，现在还没有理由放弃经典的突触信号假设。神经学家南希·沃尔夫（Nancy Woolf）建议，有一种方法可以确保更多的神经元参与，即大脑微管的行为不同，特定的化学信使可以发挥不同的作用。她认为，在微管内微管蛋白能重新配置，以便产生适量的量子波之前，某种特定的蛋白质（微管相关蛋白 MAP_2）必须停止活动。这种化学物质有点像胶水，使微管保持在一个独立的、局部的模式中。有趣的是，MAP$_2$ 不是对所有细胞通用，甚至在大脑皮层仅位于 15% 的细胞中。此外，它只能通过与受体结合的某些化学信使激活。这正是神经科学家在不同脑区、不同药物敏感性等方面解开意识谜团的要求。当神经递质与其靶分子（受体）结合，会抑制 MAP$_2$，使微管聚合成均匀平行排列的一排，达到量子洪流"消相干"和意识时刻的平行。一旦神经递质动作完成，微管将重新配置成一个新的模式。大脑将永远改变，意识的那一刻再也不会回来了。这种设想在将量子理论与宏观事件结合起来时是很有吸引力的。然而，细胞 NCC 内部的问题（无论是哈梅洛夫和盘洛夫 e 的原始版本、修改版本抑或这里提到的混合变异的设想）在于，它依赖于许多假设，只不过是物理学的一个新应用而已，目前也还没有任何实证经验验证。Woolf, N. J. 'A possible role for cholinergic neurons of the basal forebrain and pontomesencephalon in consciousness'. *Consciousness and Cognition*, 6, 574–96 (1997).

51 Dehaene, S., Kerszberg, M. & Changeux, J. P. 'A neuronal model of a global workspace in effortful cognitive tasks'. *Proceedings of the Natural Academy of Sciences of the United States of America*, 95, 14529–34 (1998); 另请参阅 Barrs, B. J. *A Cognitive Theory of Consciousness*. (Cambridge University Press, 1988).

52 Dennett, D. C. 'Are we explaining consciousness yet?' *Cognition*, 79, 221–37 (2001); 另请参阅 Dennett, D. C. *Consciousness Explained*. (Basic Books, 1991).

53 泛心论是指万事万物 (pan) 都有心灵（psyche）。对于这一古老的思想的现代描述，请参阅 David Chalmers 的作品，例如 http://consc.net/papers/panpsychism.pdf

54 Tononi, 2004. 另请参阅 E. Tononi, 'Integrated information theory of consciousness: an updated account'. *Archives Italiennes Biologie*, 150, 290–326 (2012).

55 Tononi 把术语"phi"（φ）作为衡量集成信息的方法，在关键脑区的局部神经元聚合，将在十至几百毫秒的时间窗内最大化 φ。因此，他认为具有所有交互复杂性表现的丘脑—皮层系统是"高"φ 的一个案例。

56 McGinn, C. *The Mysterious Flame: Conscious Minds in a Material World*. (Basic Books, 1999).

57 Crick, F. & Koch, (2003)

58 Dennett, 1991.

59 Libet, Wright & Gleason, 1983.

60 Tononi, Sporns & Edelman, 1992.

61 Kurzweil, R. *How to Create a Mind: The Secret of Human Thought Revealed*. (Viking, 2012).

62 https://gigaom.com/2014/06/25/googles-ray-kurzweil-on-the-moment-when-computers-will-become-conscious/

63 Bergquist, F. & Ludwig, M. 'Dendritic transmitter release: a comparison of two model systems'. *Journal of Neuroendocrinology*, 20, 677–86 (2008).

64 Damasio, A. *The Feeling of What Happens: Body, Emotion and the Making of Consciousness*. (Harcourt Brace, 2000).

65 来自瑟赛克斯大学的赛斯区分了 NCCs 和一般"理论"上意识模型的不同。他认为，关键的区别在于模型本身就提供了神经活动和意识之间的"解释性联系"。然而，尽管他认为所喜欢的模型的关键区别在于"机械化的实现"，但迄今为止很少有模型是真正基于新的神经元机制，因为不仅要是必要的，还需要这些机制足够能解释意识现象。与 Seth 的定义相反，我认为，在一个更基本的层面上，模型的关键特征无疑是提取并再现了系统中显著的特征，而牺牲了无关的特征。例如，如果你想模拟飞行，关键的特征是抵抗地心引力，因此你不用考虑喙和羽毛。但是，当你想要"模拟"意识时，你如何事先知道什么是其突出的特征？当然，如果你确实已经知道了，那么就无需首先建构一个模型出来了。Seth, A. 'Models of consciousness'. *Scholarpedia*, 2, 1328 (2007).

66 McGinn, C. *The Mysterious Flame: Conscious Minds in a Material World*. (Basic Books, 1999).

67 Chalmers, D. J. 'The puzzle of conscious experience'. *Scientific American*, 273, 80–6 (1995); 另请参阅 Chalmers, D. J. 'Facing up to the problem of consciousness'. *Journal of Consciousness Studies*, 2, 200–19 (1995).

第二章 醒来

1 θ 波的特点是振幅为 10 微伏，频率为 4 到 8 每秒赫兹。Lancel, M. 'Cortical and subcortical EEG in relation to sleep–wake behavior in mammalian species'. *Neuropsychobiology*, 28(3), 154–9 (1993). Bas¸ar E. & Güntekin B. 'Review of delta, theta, alpha, beta and gamma response oscillations in neuropsychiatric disorders'. *Supplements to Clinical Neurophysiology*, 62, 303–41 (2013).

2 REM 睡眠的持续时间，从第一个周期的 10 分钟，增加到最后一个周期的 50 分钟。请参阅 28 章和图表 28.7 A in Purves, D. et al. (eds.) *Neuroscience*. (Sinauer, 2012).

3 同上。

4 长期以来，我们都认为多巴胺、去甲肾上腺素、组胺、5- 羟色胺和乙酰胆碱是典型的脑细胞过程（轴突终末）释放出来的"经典"递质，它们通过突触间隙（突触）进入下一个靶细胞。然后，神经递质进入一个分子，与其中"量身定制"的蛋白质（一种受体）结合，从而在靶细胞中产生新的动作电位。更详细的记录请参阅 Kandel, E., Schwartz, James H. & Jessell, T., *Principles of Neural Science*, 5th edn (Elsevier, 2012).

5 Aston-Jones, G. & Bloom, F. E. 'Activity of norepinephrine-containing locus coeruleus neurons in behaving rats anticipates fluctuations in the sleep-waking cycle'. *Journal of Neuroscience*, 1, 876–86 (1981); 另请参阅 Kocsis, B. et al. 'Serotonergic neuron diversity: identification of raphe neurons with discharges time-locked to the hippocampal theta rhythm'. *Proceedings of the Natural Academy of Sciences of the United States of America*, 103, 1059–64 (2006); 以及 Steininger, T. L. et al. 'Sleep–waking discharge of neurons in the posterior lateral hypothalamus of the albino rat'. *Brain Research*, 840, 138–47 (1999); 以及 Takahashi, K., Lin, J.-S. & Sakai, K. 'Neuronal activity of histaminergic tuberomammillary neurons during wake–sleep states in the mouse'. *Journal of Neuroscience*, 26, 10292–8 (2006); 以及 Takahashi, K. et al. 'Locus coeruleus neuronal activity during the sleep–waking cycle in mice'. *Neuroscience*, 169, 1115–26 (2010); 以及 Jacobs, B. L. & Fornal, C. A. 'Activity of brain serotonergic neurons in the behaving animal'. *Pharmacological Reviews*, 43, 563–78

(1991).

6　Hobson, J. A. 'Sleep and dreaming: induction and mediation of REM sleep by cholinergic mechanisms'. *Opinion in Neurobiology*, 2, 6, 759–63 (Dec. 1992).

7　Lee, S. H. & Dan, Y. 'Neuromodulation of brain states'. *Neuron*, 76, 109–222 (2012).

8　Greenfield, S. A. *The Private Life of the Brain* (Penguin, 2000). 通过乙酰胆碱调节的两个截然不同的例子，见：Cole, A. E. & Nicoll, R. A. 'Acetylcholine mediates a slow synaptic potential in hippocampal pyramidal cells'. *Science*, 221, 1299–301 (1983); 以及 McCormick, D. A. & Prince, D. A. 'Mechanisms of action of acetylcholine in the guinea-pig cerebral cortex in vitro'. *Journal of Physiology*, 375, 169–94 (1986).

9　Guedel, A. E. *Inhalational Anesthesia: A Fundamental Guide.* (Macmillan, 1937).

10　同时，可能的第四个阶段（只是一种理论设想）是在如此多的麻醉过程中，脊髓上方的大脑原始区域（即脑干）的脑细胞仍然存活，但停止了重要的动作电位。由于这些细胞控制呼吸和心率，因此你会停止呼吸，血压会降到危及生命的程度，损害重要器官的运转。换句话说，你会死亡。但这并非让人最担心的，因为 Guedel 把"这些危险"的原因描述为缺氧和低血压的结合，实际上是由大脑的高剂量麻醉效果引起的，现在这些危险已经减轻了，而且是潜在可逆转的。

11　BIS 监测测量麻醉对脑电信号大小和／或协调的影响，输出结果用一个单一的数字代表。为此，BIS 传达的真正价值和信息实际上充满争议。所有医生都承认 BIS 测量的一个缺点是，不能同时反映所有麻醉作用，对某些引起神志不清的药物（如氧化亚氮、氯胺酮和氙）不敏感。对于这种受限的敏感性，有一种理论解释是以 BIS 脑电图为基础的监测，只能跟踪特殊的脑变化，这种脑变化是由特定麻醉剂主要通过某些化学系统引起的，而不是其他路径。Pandit, J. J. & Cook, T. M. 'National Institute for Clinical Excellence guidance on measuring depth of anaesthesia: limitations of EEG-based technology'. *British Journal of Anaesthesia*, 112, 385–6 (2014).

12　有时，结论很大程度上依赖于统计解释，这些解释并非不言自明，需要大量的努力和培训来复制。例如，李恩哲（UnCheol Lee）及其团队报告，氯胺酮确实对异丙酚和七氟醚产生的脑电图产生不同的影响。为了得出这个结论，他们不得不使用复杂的数学和统计算法，但与此同时，他们也承认，其他使用同样复杂数据分析的研究基本都产生了相反的结果。

Barrett, A. B. et al. 'Granger causality analysis of steady-state electro- encephalographic signals during propofol-induced anaesthesia'. *PLoS One*, 7 (2012). Cruse, D. et al. 'Detecting awareness in the vegetative state: electroencephalographic evidence for attempted movements to command'. *PLoS One*, 7, e49933 (2012). Goldfine, A. M. et al. 'Reanalysis of "Bedside detection of awareness in the vegetative state: a cohort study" '. *Lancet*, 381, 289–91 (2013). Lee, U. et al. 'Disruption of frontal-parietal communication by ketamine, propofol and sevoflurane'. *Anesthesiology*, 118, 1264–75 (2013). Mashour, G. A. & Avidan, M. S. 'Capturing covert consciousness'. *Lancet*, 381, 271– 2 (2013). Menon, R. & Kim, S. 'Spatial and temporal limits in cognitive neuroimaging with fMRI'. *Trends in Cognitive Science*, 3, 207–16 (1999). Nicolaou, N., Hourris, S., Alexandrou, P. & Georgiou, J. 'EEG-based automatic classification of "awake" versus "anesthetized" state in general anesthesia using Granger causality'. *PLoS One*, 7,

对主要的假定备选受体/通道的麻醉作用的概述

	GABA_A	甘氨酸	nACh（肌肉）	nACh（神经）	5HT₃	AMPA	红藻氨酸	NMDA	TASK1	HCN1
依托咪酯					0	?	?	?		0
丙泊酚					0		0		0	
巴比妥类药物								0	?	?
氯胺酮		0					0		?	
异氟烷										?
七氟醚					?	0				?
一氧化二氮									?	?
右旋美托咪啶	0	?	0	0	0	?	?	?	?	?

图例：

| 强激活 | 弱激活 | 弱抑制 | 强抑制 | 0= 无效应 | ? = 不明确 |

GABA-A，γ- 氨基丁酸 A 型；nACh，烟碱乙酰胆碱；5HT3，5- 羟色胺（血清素）3 型；AMPA，α- 氨基 -3- 羟基 -5- 甲基 -4- 异恶唑丙酸；NMDA，N- 甲基 -D- 天冬氨酸；TASK-1，TWIK（二孔弱内向整流钾）- 相关，酸敏感钾通道 I 型；HCN1，超极化激活阳离子通道 1 型。

改编自 Rudolph,U.& Antkowiak, B. 'Molecular and neuronal substrates for general anaesthetics'. Nature Reviews Neuroscience, 809-20(2004)

e33869 (2012). 最近新的尝试是一个研究团队使用复杂的脑电图分析认为，处于持续性植物状态的病人很可能是有意识的，但其他团队对同一数据重新分析的结果否认了这一提议。事实上，另一个医疗结构甚至声称："意识状态的解释完全是基于神经生理学的数据，这在很大程度上依赖于统计模型。"与此同时，另一种脑成像方法远非理想。功能磁共振成像和其他扫描技术能读出大脑内部的血液流动，而不是神经元活动的直接信息。正如我们在上一章中看到的，测量大脑事件的时间窗与实时效果并不相称。因此，运用这些方法难以评估不同麻醉剂的差异，也因此更难解释一个单一、共同及最终的大脑过程。

13　Stiles, J. & Jernigan, T. L. 'The basics of brain development'. *Neuropsychology Review*, 20, 327–48 (2010).

14　Greenfield, S. A. Journey to the Centres of the Mind. (W. H. Freeman, 1995); Greenfield, S. A. *The Private Life of the Brain: Emotions, Consciousness and the Secret of the Self*. (Wiley, 2000). Koch, C. & Greenfield, Susan. 'How does consciousness happen?' *Scientific American*, 297, 76–83 (2007).

15　Tononi, G. & Koch, C. 'The neural correlates of consciousness: an update'. *Annals of the New York Academy of Sciences*, 1124, 239–61 (2008).

16　例如（使用氟烷麻醉时），额叶、颞叶、顶叶、枕叶、前扣带回、基底神经节、丘脑、海马、中脑和小脑都在麻醉过程中表现出葡萄糖代谢的减少。Alkire, M. T. et al. 'Functional brain imaging during anesthesia in humans: effects of halothane on global and regional cerebral glucose metabolism'. Anesthesiology, 90, 701–9 (1999).

17　Alkire, M. T., Hudetz, A. G. & Tononi, G. 'Consciousness and anesthesia'. *Science*, 322, 876–80 (2008).

18　Lewis, L. D. et al. 'Rapid fragmentation of neuronal networks at the onset of propofol-induced unconsciousness'. Proceedings of the Natural Academy of Sciences of the United States of America, 109, E3377–86 (2012).

19　Massimini, M. et al. 'Triggering sleep slow waves by transcranial magnetic stimulation'. *Proceedings of the Natural Academy of Sciences of the United States of America*, 104, 8496–501 (2007).

20　Hebb, D. O. *The Organization of Behavior: A Neuropsychological Theory*. (Wiley,

1949).

21　Spatz, H. C. 'Hebb's concept of synaptic plasticity and neuronal cell assemblies'. *Behavioural Brain Research*, 78, 3–7 (1996).

22　Kandel, E. R. & Schwartz, J. H. 'Molecular biology of learning: modulation of transmitter release'. *Science*, 218, 433–43 (1982).

23　Hebb, 1949.

24　二十年来，电压敏感染料成像（VSDI）已经从一种新颖的纯技术，发展为一个非常成功和广泛适用于再现神经活动的方式。1968 年，塔萨基（Tasaki）等人率先使用 VSDI 测量乌贼巨轴突的电活动。该技术主要是由艾伦·瓦格纳（Alan Waggoner）开发（Waggoner, A. S. *Journal of Membrane Biology*, 27, 317–34, 他合成并筛选了大量各种类型的染料。在我们所用染料的作用起源于电致变色，通常称为斯塔克（Stark）效应，它是磁塞曼（Zeeman）效应的电等价物。染料被归类为电致变色需要三个标准，虽然这还不够：首先，电致变色发生在亚纳秒级，因为它们不依赖于分子运动。其次，吸收光谱或激发光谱的一阶导数，应该与不同光谱有相同的斜率，因为 $\Delta\varepsilon$ 是 $\partial\varepsilon / \partial\lambda$ 比例（$\varepsilon=$ "有效" 消光）。再次，生色团是不对称的。虽然一些早期的染料如部花青素和菁染料等不符合标准，但 di-4-ANEPPS 和一些其他的新型染料确实符合标准。这些染料都含有氨基苯乙烯基吡啶生色团。根据这一理论，光激发导致正电荷从分子的嘧啶端转移到氨基端。生色团锚定在膜中，使这个移位的矢量垂直于膜平面，从而平行于电场。根据测算，这种转移的命令为 0.3 纳米（1 纳米为十亿分之一米。）据信，电场因而阻碍了正电荷的分子内重新定位，从而能够让我们测量电压敏感光学效应的大小。对于 di-4-ANEPPS 来说，我们必须进一步考虑其机制。由场诱导所致的 "溶解"，将带电萘团向膜表面移动，并扭曲了分子，从而导致较弱的荧光光谱蓝移、量子产率的降低和光谱的展宽。Grinvald, A. et al. 'Cortical point-spread function and long-range lateral interactions revealed by real-time optical imaging of macaque monkey primary visual cortex'. *Journal of Neuroscience*, 14, 2545–68 (1994). Cohen, L. B. et al. 'Changes in axon fluorescence during activity: molecular probes of membrane potential'. *Journal of Membrane Biology*, 19, 1–36 (1974). Waggoner, A. S. & Grinvald, A. 'Mechanisms of rapid optical changes of potential sensitive dyes'.

Annals of the New York Academy of Sciences, 303, 217–41 (1977). Waggoner, A. S. 'The use of cyanine dyes for the determination of membrane potentials in cells, organelles and vesicles'. *Methods in Enzymology*, 55, 689–95 (1979). Fluhler, E., Burnham, V. G. & Loew, L. M. 'Spectra, membrane binding and potentiometric responses of new charge shift probes'. *Biochemistry*, 24, 5749–55 (1985). Ebner, T. J. & Chen, G. 'Use of voltage-sensitive dyes and optical recordings in the central nervous system'. *Progress in Neurobiology*, 46, 463–506 (1995). Fromherz, P. & Lambacher, A. 'Spectra of voltage-sensitive fluorescence of styryl-dye in neuron membrane'. *Biochimica et Biophysica Acta*, 1068, 149–56 (1991).

25 然而，VSDI本身不能检测单个动作电位，它的空间分辨率约100x100x100微米，其中包括大约50至100个神经元的细胞体以及它们的关联过程，还有其他数百个神经元。因此，阿米拉姆·格林瓦尔德（Amiram Grinvald）及其团队率先迈出了量化和验证这些极其短暂结合体至关重要的第一步，他们表明单个神经元的自发放电，与其结合的神经元聚合的活动有关。VSDI技术虽然在自下而上方面需要补充性的技术，但从另一方面来看，这项技术非常适合揭示中等层面上脑组织的情况。另请参阅 Grinvald, A. et al. 'Cortical point-spread function and long-range lateral interactions revealed by real-time optical imaging of macaque monkey primary visual cortex'. *Journal of Neuroscience*, 14, 2545–68 (1994). Arieli, A. & Grinvald, A. 'Optical imaging combined with targeted electrical recordings, microstimulation or tracer injections'. *Journal of Neuroscientific Methods*, 116, 15–28 (2002). Tominaga, T. et al. 'Quantification of optical signals with electrophysiological signals in neural activities of di-4-ANEPPS stained rat hippocampal slices'. *Journal of Neuroscientific Methods*, 102, 11–23 (2000).

26 我们并没有普遍采用这种神经元聚合的定义，而是用这个术语描述某种很不同的现象。例如，皮质柱的同义词是"解剖学层面对神经元网络的比较好的定义"，而睡眠仅仅是先前活动状态的产物，反过来又依赖于传统的传输。Krueger J. M. et al. 'Sleep as a fundamental property of neuronal assemblies'. *National Review of Neuroscience*, 9(12): 910–19 (2008).

27 Grinvald et al. 1994.

28　Devonshire, I. M. et al. 'Effects of urethane anaesthesia on sensory processing in the rat barrel cortex revealed by combined optical imaging and electrophysiology'. *European Journal of Neuroscience*, 32, 786–97 (2010).

29　Grinvald et al., 1994.

30　如果你认为一个脑细胞的平均直径约为 40 微米（约 1/40000 米），同时浸泡着这些细胞的液体占据了 5% 至 10% 的脑容量，在这个特殊的例子中，最大的活动性约 10 毫秒，那么这大约是 1265 个神经元的直径，如果活动性呈现为一个完美的球体，那么相当于 10 亿 6000 万个神经元。当然，我们不可能在一个二维切面的实验中假设三维形状，即使可能，我们也没理由假设这种结合体是球形的。但关键的是，你能明白这里面包含了大量的神经元。VSDI 的缺点是无法用于人类大脑，因为它是侵入性的，并且带有潜在毒性的染料会直接作用于活体细胞。然而，用于人脑成像的非侵入性技术只能提供非常间接的大脑活动测量，即更活跃的脑细胞所需的血液供应会增加。因此，总是会有延迟，所以反应平均在几秒钟内。尽管目前正在开发实时无创成像技术，但分辨率仍比动作电位高几个数量级。Stoeckel, L. E. et al. 'Optimizing real-time fMRI neurofeedback for therapeutic discovery and development'. *NeuroImage*: Clinical, 5, 245–55 (2014). 因此，例如图 2 中使用 VSDI 记录的事件序列可能还是会全部缺失。但是一个重要的区别是，完好的感觉皮层上引发的神经元聚合比在活体外实验中更大，至少达到 2.5 毫米而非 1 毫米。这种差异可能源于整个事件都更"接近真实生活"，因为现实中会自然地出现更多调节器、更高的连接性以及有更多工作输入进入大脑。Devonshire et al., 2010.

31　Llinás, R. & Sasaki, K. 'The functional organization of the olivocerebellar system as examined by multiple purkinje cell recordings. *European Journal of Neuroscience*, 1, 587–602 (1989).

32　吴（Wu）进一步提出了非强制性波传播的四种机制。第一，单个振荡器因不同的时间延迟而兴奋；第二，从一个神经元到另一个神经元的直接兴奋产生了"传播脉冲"；第三，一个耦合引线振荡器；或第四，多重刺激。他的团队把这些现象比作数以百万计的神经元集体产生的"群体智能"或"运动波"。它们要么可以自发地发生，要么可以由"石头扔入水潭"诱发，或者更可能是两者结合，每时每刻产生丰富且高度可变的一次性脑状态。Wu, J.-Y., Xiaoying Huang & Chuan Zhang. 'Propagating waves of activity in the neocortex: what they are, what they do'. *Neuroscientist*, 14, 487–502 (2008).

33 Greenfield, S. A. & Collins, T. F. T. 'A neuroscientifc approach to consciousness'. *Progress in Brain Research*, 150, 11–23 (2005).

34 Collins, T. F. T. et al. 'Dynamics of neuronal assemblies are modulated by anaesthetics but not analgesics'. *European Journal of Anaesthesiology*, 24, 609–14 (2007).

35 Blumenfeld, H. 'Consciousness and epilepsy: why are patients with absence seizures absent?' *Progress in Brain Research*, 150, 271–86 (2005); 另请参阅 Penfeld, W. & Jasper, H. *Epilepsy and the Functional Anatomy of the Human Brain* (Little, Brown & Co., 1954).

36 Davies, D. L. & Alkana, R. L. 'Benzodiazepine agonist and inverse agonist coupling in GABAA receptors antagonized by increased atmospheric pressure'. *European Journal of Pharmacology*, 469, 37–45 (2003); 另请参阅 Johnson, F. H. & Flagler, E. A. 'Hydrostatic pressure reversal of narcosis in tadpoles'. *Science*, 112, 91–2 (1950); 以及 Johnson, F. H. & Flagler, E. A. 'Activity of narcotized amphibian larvae under hydrostatic pressure'. *Journal of Cellular Physiology*, 37, 15–25 (1951).

37 Wlodarczyk, A., McMillan, P. F. & Greenfield, S. A. 'High pressure effects in anaesthesia and narcosis'. *Chemical Society Reviews*, 35, 890–8 (2006).

38 高压也可能在单细胞水平上逆转麻醉。原来的一些压力逆转的工作是由在60年代末和70年代初 David White 和 G. H. Hulands 用单细胞做的。White, D. C. & Halsey, M. J. 'Effects of changes in temperature and pressure during experimental anaesthesia'. *British Journal of Anaesthesia,* 46, 196–201 (1974).

39 由于意识没有特定的脑区，同时传统脑成像麻醉后大脑整体活动减少，因此海马至今一直是大脑能够观察的神经元聚合的代表部分。尽管如此，当研究人员搜寻相关的候选脑区时，它从来都不是真正的解剖学层面最小的部分。与此相反，丘脑 - 皮层环路就是这样的电路，即使我们还没有令人满意地解释，它如何或为什么在意识中发挥特殊的作用。尽管如此，如果我们从探索孤立的脑区扩展到相互连接的脑区来看，它确实是一个显而易见的大脑回路。Alkire et al., 1999.

40　Wlodarczyk, McMillan & Greenfield, 2006.

41　Devonshire et al., 2010.

42　Collins et al., 2007.

43　Wlodarczyk, McMillan & Greenfield, 2006.

44　Devonshire et al., 2010.

45　同上。

46　Bryan, A. et al. 'Functional electrical impedance tomography by evoked response: a new device for the study of human brain function during anaesthesia'. *Proceedings of the Anaesthetic Research Society Meeting*, 428–9 (2010).

47　同上。

48　Blundon, J. A. & Zakharenko, S. S. 'Dissecting the components of long-term potentiation'. *Neuroscientist*, 14, 598–608 (2008).

第三章　遛狗

1　Loh, K. K. & Kanai, R. 'Higher media multi-tasking activity is associated with smaller gray-matter density in the anterior cingulate cortex'. *PLoS One*, 9, e106698 (2014).

2　Schaefer, S. et al. 'Cognitive performance is improved while walking: differences in cognitive–sensorimotor couplings between children and young adults'. *European Journal of Developmental Psychology*, 7, 371–89 (2010).

3　Berman, M. G., Jonides, J. & Kaplan, S. 'The cognitive benefts of interacting with nature'. *Psychological Science*, 19, 1207–12 (2008).

4　同上。

5　Atchley, R. A., Strayer, D. L. & Atchley, P. 'Creativity in the wild: improving creative reasoning through immersion in natural settings'. *PLoS One*, 7, e51474 (2012).

6　Stourton, E. *Diary of a Dog Walker: Time Spent Following a Lead.* (Doubleday, 2011).

7　Wells, M. J. & Young, J. Z. 'The effect of splitting part of the brain or removal of the median inferior frontal lobe on touch learning in octopus'. *Journal of Experimental Biology*, 50, 515–26 (1969); 另请参阅 Wells, M. J. & Young, J. Z. 'The median inferior frontal lobe and touch learning in the octopus'. *Journal of Experimental Biology*, 56, 381–402 (1972).

8　Sutherland, N. S. 'Shape discrimination in rat, octopus and goldfsh: a comparative study'. *Journal of Comparative Physiological Psychology*, 67, 160–76 (1969).

9　Fiorito, G., Agnisola, C., d'Addio, M., Valanzano, A. & Calamdrei, G. 'Scopolamine impairs memory recall in Octopus vulgaris'. *Neuroscience Letters*, 253, 87–90 (1998).

10　Moriyama, T. & Gunji, Y.-P. 'Autonomous learning in maze solution by octopus'. *Ethology*, 103, 499–513 (1997).

11　Fiorito, G. & Scotto, P. 'Observational learning in Octopus vulgaris'. *Science*, 256, 545–7 (1992).

12　Giuditta, A. et al. 'Nuclear counts in the brain lobes of Octopus vulgaris as a function of body size'. *Brain Research*, 25, 55–62 (1971).

13　Herculano-Houzel, S. 'The human brain in numbers: a linearly scaled-up primate brain'. *Frontiers in Human Neuroscience*, 3, 31 (2009).

14　Juorio, A. V. 'Catecholamines and 5-hydroxytryptamine in nervous tissue of cephalopods'. *Journal of Physiology*, 216, 213–26 (1971).

15　Diamond, M. C., Krech, D. & Rosenzweig, M. R. 'The effects of an enriched environment on the histology of the rat cerebral cortex'. *Journal of Comparative Neurology*, 123, 111–20 (1964).

16　环境丰富的好处包括神经元的胞体大小增加、大脑整体重量增加、皮层厚度增加、树"突棘"（细胞分支上允许高度特异性链接的一系列微小凸起）数量增加、突触连接尺寸增加因此此连接也增加以及神经胶质细胞增加（确保作为主力的神经元拥有一个良好的微环境，承担类似管家的职责）。

17　Valero, J. et al., 'Short-term environmental enrichment rescues adult neurogenesis and memory defcits in APPSw,Ind transgenic mice'. *PLoS One*, 6, 2 (2011).

18　Speisman, R. B. et al. 'Environmental enrichment restores neurogenesis and rapid acquisition in aged rats'. *Neurobiology of Aging*, 34, 263–74 (2013).

19　Van Dellen, A. et al. 'Delaying the onset of Huntington's in mice'. *Nature*, 404,

721–2 (2000).

20　Young, D. et al. 'Environmental enrichment inhibits spontaneous apoptosis, prevents seizures and is neuroprotective'. *Nature Medicine*, 5, 448–53 (1999); 另请参阅 Johansson, B. B. 'Functional outcome in rats transferred to an enriched environment 15 days after focal brain ischemia'. *Stroke*, 27, 324–6 (1996).

21　Amaral, O. B. et al. 'Duration of environmental enrichment influences the magnitude and persistence of its behavioral effects on mice'. *Physiology & Behavior*, 93, 388–94 (2008).

22　似乎环境的丰富也可能有更微妙的影响。无论给予的物体是令人厌恶的、奖励性的还是中性的，生活在环境贫乏笼子里的水貂花更多时间与新颖的物体交往。也就是新近有了这些特权的水貂比之前就在丰富环境笼子里待着的水貂更快与这些物体建立关系。从这项观察研究中得出的结论是，在贫乏环境中长大的动物明显更"无聊"。我们确实需要小心，不要过度解释这些结果，不然会听到这样的警告：每当我们使用最适合人类行为方式的术语时，谨慎的做法是不要过于随便地使用这个术语。水貂不是人类，我们也不能在没有根据的情况下，把诸如无聊这样复杂的心理状态强加给它们。可以说，丰富环境本身就是一种全新的体验，它让单个成分的"新颖性"相形见绌，而且与之前的生活方式相比，经常接触新事物的动物也体现出了更大的差异性。然而，浅尝一下丰富的感觉可能还不如完全没有丰富的环境。由于无法参与积极的行为，有些被关在笼子里的动物表现出刻板行为：某种重复而毫无目的的动作，通常代表压力很大。对这些动物来说，丰富能够减少这些动作，但是当它们被安置在一个丰富的环境中时，比那些一直放在贫乏环境中的动物表现出更严重的刻板行为。Meagher, R. K. & Mason, G. J. 'Environmental enrichment reduces signs of boredom in caged mink'. *PLoS One*, 7, e49180 (2012). 另请参阅 Latham, N. & Mason, G. 'Frustration and perseveration in stereotypic captive animals: is a taste of enrichment worse than none at all?' *Behavioural Brain Research*, 211, 96–104 (2010).

23　Mora, F., Segovia, G. & del Arco, A. 'Aging, plasticity and environmental enrichment: structural changes and neurotransmitter dynamics in several areas of the brain'. *Brain Research Review*, 55, 78–88 (2007). Kozorovitskiy, Y. et al. 'Experience induces structural and biochemical changes in the adult primate brain'. *Proceedings of the National Academy of Sciences of the United States of America*, 102, 17478–82 (2005).

24　Kolb, B. *Brain, Plasticity and Behaviour*, ch 1. Laurence Erlbaum Assoc (1995).

25　Greenfield, S. A. *Mind Change: How Digital Technologies are Leaving Their Mark on Our Brains.* (Random House, 2014).

26　另外，在妊娠第 28 周和 70 周（即婴儿出生后第 30 周）之间，突触密度增加，并在 8 个月大时达到峰值，为 6 亿个，在 10 岁时趋于稳定，达到 3 亿 个。Huttenlocher, P. et al. 'Synaptogenesis in human visual cortex – evidence for synapse elimination during normal development'. *Neuroscience Letters*, 33, 247–52 (1982).

27　Gogtay, N. et al. 'Dynamic mapping of human cortical development during childhood through early adulthood'. *Proceedings of the National Academy of Sciences of the United States of America*, 101,8174–9 (2004).

28　同时，在"交汇关联"区域的细胞（那些皮层区域主要不是参与感觉或运动加工），例如前额叶皮层，会比诸如感觉皮层经历更长期的衰退。在感觉皮层，成长和衰退阶段的敏锐性被认为是感觉模式"关键时期"的基础，该术语表明，时间框架对于建立正确的通路是至关重要的。有趣的是，"白质"（也就是连接纤维）的体积在研究的整个过程中不断增加，这是由于髓鞘化（myelination）的增加——这种绝缘能改善神经传导，并解释多发性硬化症（一种破坏性的疾病）恶化时所造成的损害。

29　Maguire, E. A. et al. 'Navigation-related structural change in the hippocampi of taxi drivers'. *Proceedings of the National Academy of Sciences of the United States of America*, 97, 4398–403 (2000).

30　Gaser, C. & Schlaug, G. 'Brain structures differ between musicians and non-musicians'. *Journal of Neuroscience*, 23, 9240–5 (2003).

31　Bengtsson, S. L. et al. 'Extensive piano practising has regionally specifc effects on white matter development'. *Nature Neuroscience*, 8, 1148–50 (2005).

32　Jäncke, L. et al. 'The architecture of the golfer's brain'. *PLoS One*, 4, e4785 (2009).

33　Park, I. S. et al. 'Experience-dependent plasticity of cerebellar vermis in basketball players'. *Cerebellum*, 8, 334–9 (2009).

34　Mechelli, A. et al. 'Neurolinguistics: structural plasticity in the bilingual brain'. *Nature*, 431, 757 (2004); 另请参阅 Stein, M. et al. 'Structural plasticity in the language system related to increased second-language profciency'. *Cortex*, 48, 458–65 (2012).

35　Draganski, B. et al. 'Neuroplasticity: changes in grey matter induced by training'. *Nature*, 427, 311–12 (2004); 另请参阅 Driemeyer, J. et al. 'Changes in gray matter induced by learning – revisited'. *PLoS One*, 3, e2669 (2008).

36　Pascual-Leone, A. et al. 'Modulation of muscle responses evoked by transcranial magnetic stimulation during the acquisition of new fine motor skills'. *Journal of Neurophysiology*, 74, 1037–45 (1995).

37　Bailey, C. H. & Kandel, E. R. 'Synaptic remodeling, synaptic growth and the storage of long-term memory in Aplysia'. *Progress in Brain Research*, 169, 179–98 (2008).

38　Ridley, M. *Nature via Nurture: Genes, Experience and What Makes Us Human*. (Harper Perennial, 2004).

39　Greenfield, 2014; 另请参阅 Greenfield, S. A. *You and Me: The Neuroscience of Identity*. (Notting Hill Editions, 2011).

40　Pittenger, C. & Kandel, E. R. 'In search of general mechanisms for long-lasting plasticity: Aplysia and the hippocampus'. *Philosophical Transactions of the Royal Society of London B: Biological Sciences*, 358, 757–63 (2003); 对于长时程增强效应 (LTP) 和长时程抑制 (LTD) 的基本解释见 S. A. Greenfield, *The Human Brain: A Guided Tour* (Orion, 1997); 更加全面且更技术化的描述见 D. Purves, *Neuroscience* (Sinauer Press, 2011, 5th edn).

41　Deidda, G., Bozarth, I. F. & Cancedda, L. 'Modulation of GABAergic transmission in development and neurodevelopmental disorders: investigating physiology and pathology to gain therapeutic perspectives'. *Frontiers in Cellular Neuroscience*, 8, 119 (2014).

42　Storer, K. P. & Reeke, G. N. ' γ -Aminobutyric acid receptor type A receptor potentiation reduces firing of neuronal assemblies in a computational cortical model'. *Anesthesiology*, 117, 780–90 (2012).

43 Olds, J. & Milner, P. 'Positive reinforcement produced by electrical stimulation of septal area and other regions of rat brain'. *Journal of Comparative Physiological Psychology*, 47, 419–27 (1954).

44 多巴胺对前额叶皮层有抑制作用。请参阅 Ferron, A. et al. 'Inhibitory infuence of the mesocortical dopaminergic system on spontaneous activity or excitatory response induced from the thalamic mediodorsal nucleus in the rat medial prefrontal cortex'. *Brain Research*, 302, 257–65 (1984). Gao, W.-J., Wang, Y. & Goldman-Rakic, P. S. 'Dopamine modulation of perisomatic and peridendritic inhibition in prefrontal cortex'. *Journal of Neuroscience*, 23, 1622–30 (2003). Cole, M. W. & Schneider, W. 'The cognitive control network: integrated cortical regions with dissociable functions'. *Neuroimage*, 37, 343–60 (2007). Cole, M. W., Pathak, S. & Schneider, W. 'Identifying the brain's most globally connected regions'. *NeuroImage*, 49, 3132–48 (2010). Cools, R. & d'Esposito, M. 'Inverted-U-shaped dopamine actions on human working memory and cognitive control'. *Biological Psychiatry*, 69, e113–25 (2011). 多亏了这一抑制作用，多巴胺能够在三个不同水平上限制神经元聚合的大小。第一，在单个神经元水平上，通过一种直接的调节作用，在特定的大脑区域即前额叶皮层上，对神经元产生有效的抑制。第二，通过全脑间接解剖系统：前额叶皮层所连接的脑区比其他任何区域都要多。因此，如果多巴胺抑制这一关键的脑区，尤其以人类大脑为例，那么大脑的整体组织功能将变得碎片化，因此大脑会不太可能形成任何超越正常解剖划分的神经元聚合。第三，也是最后一点，在间接的行为水平上，多巴胺可能会使神经元聚合的大小减小。众所周知，释放脑内多巴胺的苯丙胺类药物，对大脑整体具有刺激和兴奋的作用，导致过度亢奋。在这种状态下，当多巴胺水平很高时，有一种可能性会增加，过于活跃兴奋的人有更多机会即刻直接感知到周围的环境，而不会对某物或某人有长期沉思的"认知"过程。在前一个石头还没来得及激起全部的水波纹时，就寻求一种新的刺激，把一块新石头扔进水潭。正如我们所见，这将是一个高速竞争的世界，由于周转率高，因而神经元聚合的大小会减小。

45 与多巴胺类似效果的讨论请参阅 Susanta Bandyopadhyay and John J. Hablitz (2007), 'Dopaminergic Modulation of Local Network Activity in Rat Prefrontal

Cortex', *Journal of Neurophysiology*: 4120–28.

46 Brown, R. T. & Wagner, A. R. 'Resistance to punishment and extinction following training with shock or nonreinforcement'. *Journal of Experimental Psychology*, 68, 503–7 (1964); 另请参阅 Gray, J. A. 'Fear, panic and anxiety: what's in a name. *Psychological Inquiry*, 2, 72–96 (1991).

47 Greenfield, S. A. *The Private Life of the Brain: Emotions, Consciousness and the Secret of the Self.* (Wiley, 2000).

48 http://www.channel4.com/news/laughing-gas-nitrous-oxide-legal-high-police-drugs-brick-lane-festivals

49 阿片类药物本来是抑制性的，但是通常作用于抑制性通路，产生去抑制的作用。然而，这种兴奋作用会类似地通过去同步化，产生一种小神经元聚合的状态。Charles, A. C. & Hales, T. G. 'From inhibition to excitation: functional effects of interaction between opioid receptors'. *Life Sciences*, 76, 479–85 (2004).

50 Yau, S. et al. 'Physical exercise-induced adult neurogenesis: a good strategy to prevent cognitive decline in neurodegenerative diseases?' *Biomedical Research International*, 2014, 403120 (2014).

51 Olson, A. K. et al 'Environmental enrichment and voluntary exercise massively increase neurogenesis in the adult hippocampus via dissociable pathways'. *Hippocampus*, 16, 250–60 (2006).

52 Van Praag, H., Kempermann, G. & Gage, F. H. 'Running increases cell proliferation and neurogenesis in the adult mouse dentate gyrus'. *Nature Neuroscience*, 2, 266–70 (1999).

53 Begley, S. *The Plastic Mind.* (Constable, 2009).

54 He, S.-B. et al. 'Exercise intervention may prevent depression'. *International Journal of Sports Medicine*, 33, 525–30 (2012).

55 Frodl, T. & O'Keane, V. 'How does the brain deal with cumulative stress? A review with focus on developmental stress, HPA axis function and hippocampal structure in humans'. *Neurobiology of Disease*, 52, 24–37 (2013).

56 Cakır, B. et al. 'Stress-induced multiple organ damage in rats is ameliorated by the antioxidant and anxiolytic effects of regular exercise'. *Cell Biochemistry and*

Function, 28, 469–79 (2010). Schoenfeld 等人，于 2013 年，在正在奔跑的动物的海马体中发现了新的兴奋性和抑制性细胞；此外，奔跑中的动物在接触到压力源后，会经历更短的压力发作期："奔跑动物的海马体与久立不动的动物大不相同，它们不仅有更多兴奋性神经元和突触，而且更容易激活抑制性神经元，可能是处于应激状态时，更容易抑制兴奋性神经元。" Schoenfeld T. J. et al. 'Physical exercise prevents stress-induced activation of granule neurons and enhances local inhibitory mechanisms in the dentate gyrus'. *Journal of Neuroscience*, 33(18): 7770–7 (2013). 另一项有趣的研究表明，适度运动和安静休息有助于缓解未来的压力（Smith, 2013）。虽然这两种方法都在短期内减轻了压力，但看情绪图片时，安静休息组被试比运动组更有压力。Smith, J. C. 'Effects of emotional exposure on state anxiety after acute exercise'. *Medicine and Science in Sports and Exercise*, 45(2): 372–8 (2013); 以及 Nakajima, S. et al. 'Regular voluntary exercise cures stress-induced impairment of cognitive function and cell proliferation accompanied by increases in cerebral IGF-1 and GST activity in mice'. *Behavioural Brain Research*, 211, 178–84 (2010)

57 Nokia, M. et al. 'Learning to learn: theta oscillations predict new learning, which enhances related learning and neurogenesis'. *PLoS One*, 7, e31375 (2012).

58 Begley, 2009.

59 Devonshire, I. M. et al. 'Environmental enrichment differentially modifes specifc components of sensory-evoked activity in rat barrel cortex as revealed by simultaneous electrophysiological recordings and optical imaging in vivo'. *Neuroscience*, 170, 662–9 (2010).

60 同上。

61 相较麻醉大鼠，清醒大鼠的神经元聚合的振幅更大，同时在空间范围上也更要大得多。Ferezou I, Bolea S. & Petersen C. C. 'Visualizing the cortical representation of whisker touch: voltage-sensitive dye imaging in freely moving mice'. *Neuron*, 50, 617–29 (2006).

62 Greenfield, 2011.

第四章 早餐

1 Reich, L. et al. 'A ventral visual stream reading center independent of visual experience'. *Current Biology*, 21, 363–8 (2011).

2 Neville, H. J. & Lawson, D. 'Attention to central and peripheral visual space in a movement detection task: an event-related potential and behavioral study. II. Congenitally deaf adults'. *Brain Research*, 405, 268–83 (1987).

3 Karns, C. M., Dow, M. W. & Neville, H. J. 'Altered cross-modal processing in the primary auditory cortex of congenitally deaf adults: a visual-somatosensory fMRI study with a double-flash illusion'. *Journal of Neuroscience*, 32, 9626–38 (2012).

4 Gougoux, F. et al. 'Neuropsychology: pitch discrimination in the early blind'. *Nature*, 430, 309 (2004).

5 Lessard, N. et al. 'Early-blind human subjects localize sound sources better than sighted subjects'. *Nature*, 395, 278–80 (1998).

6 Röder, B. et al. 'Semantic and morpho-syntactic priming in auditory word recognition in congenitally blind adults'. *Language and Cognitive Processes*, 18, 1–20 (2003).

7 Bull, R., Rathborn, H. & Clifford, B. R. 'The voice-recognition accuracy of blind listeners'. *Perception*, 12, 223–6 (1983).

8 Petrus, E. et al. 'Crossmodal induction of thalamocortical potentiation leads to enhanced information processing in the auditory cortex'. *Neuron*, 81, 664–73 (2014).

9 Terhune, D. B. et al. 'Enhanced cortical excitability in grapheme-color synesthesia and its modulation'. *Current Biology*, 21, 2006–9 (2011).

10 Liotta, A. et al. 'Partial disinhibition is required for transition of stimulus-induced sharp wave-ripple complexes into recurrent epileptiform discharges in rat hippocampal slices'. *Journal of Neurophysiology*, 105, 172–87 (2011).

11 Rockel, A. J., Hiorns, R. W. & Powell, T. P. 'The basic uniformity in structure of the neocortex'. *Brain*, 103, 221–44 (1980). 另一方面，有些人可能认为，皮层类似饼干模具的细胞结构不是一成不变的，可以用视觉和听觉通路的各

种解剖学差异来说明。从成像数据来看，输入听觉信息时形成的分布模式可能与视觉皮层非常不同。例如，听觉皮层通常接收两只耳朵的信息输入，从皮层之下的脑区传入进来，而视觉皮层只接收两个视觉半区的信息输入。此外，从皮层下中继站（丘脑）到视皮层的主要输入，通常终止于皮层中的某一层（第四层），而在听觉皮层，一些丘脑输入分布更广（延伸到第三层），而另一些则在其他地方终止（第一层）。LeVay, S. & Gilbert, C. D. 'Laminar patterns of geniculocortical projection in the cat'. *Brain Research*, 113(1), 1–19 (1976). Smith, P. H. & Populin, L. C. 'Fundamental differences between the thalamocortical recipient layers of the cat auditory and visual cortices'. *Journal of Comparative Neurology*, 436(4), 508–19 (2001). Huang, C. L. & Winer, J. A. 'Auditory thalamocortical projections in the cat: laminar and areal patterns of input'. *Journal of Comparative Neurology*, 427(2), 302–31 (2000).

12　Libet, B. *Mind Time: The Temporal Factor in Consciousness*. (Harvard University Press, 2004).

13　VanRullen, R. & Thorpe, S. J. 'The time course of visual processing: from early perception to decision-making'. *Journal of Cognitive Neuroscience*, 13, 454–61 (2001).

14　Libet, 2004.

15　Chakraborty, S., Sandberg, A. & Greenfield, S. A. 'Differential dynamics of transient neuronal assemblies in visual compared to auditory cortex'. *Experimental Brain Research*, 182, 491–8 (2007).

16　Crick, F. & Koch, C. 'A framework for consciousness'. *Nature Neuroscience*, 6, 119–26 (2003).

17　Dunn, R. & Dunn, K. *Teaching Students through Their Individual Learning Styles: A Practical Approach*. (Prentice Hall, 1978).

18　Pashler, H. et al. 'Learning Styles: Concepts and Evidence'. *Psychological Science in the Public Interest*, 9, 105–119 (2009).

19　Dehaene, S. et al. 'Arithmetic and the brain'. *Current Opinions in Neurobiology*, 14, 218–24 (2004).

20　Grady, D. 'The vision thing: mainly in the brain' . Discover (http://discovermagazine.com/1993/jun/thevisionthingma227). 相似地，参见 Nikos Logo-thetis 的网站：http://www.kyb.tuebingen.mpg.de/research/dep/lo/visual-per-ception.html

21 Jones, B. 'Spatial perception in the blind'. *British Journal of Psychology*, 66, 461–72 (1975).

22 Calvert, G. A., Campbell, R. & Brammer, M. J. 'Evidence from functional magnetic resonance imaging of crossmodal binding in the human heteromodal cortex'. *Current Biology*, 10, 649–57 (2000).

23 Risberg, A. & Lubker, J. 'Prosody and speech-reading' in *STL Quarterly Progress and Status Report*, 4, 1–16 (1978). 这种实验感官协同作用表现地更明显，在对猴子的一项侵入性研究中，感官统合的过程无需归于经典的"皮质组织"（更"高级"的脑区与特定的感觉模式不直接相关）。相反，早期的多感官影响能够增强神经元负载的信息。虽然五官信息仍然是可识别的，但它们会相互作用，让事情更加复杂化，根据相关神经元如何相互连接，可能产生不同的净效应。

24 Kayser, C., Petkov, C. I. & Logothetis, N. K. 'Multisensory interactions in pri-mate auditory cortex: fMRI and electrophysiology'. *Hearing Research*, 258, 80–8 (2009).

25 Geake, J. Ch. 2, pp. 10–17 in *Companion to Gifted Education* (eds. Balchin, T. & Hymer, B.) (Routledge, 2008).

26 Bakalar, N. 'Sensory science: partners in flavour'. *Nature*, 486, S4–5 (2012).

27 Small, D. M. 'How does food's appearance or smell influence the way it tastes?' *Scientific American*, 299, 100 (2008).

28 Stevenson, R. J., Prescott, J. & Boakes, R. A. 'Confusing tastes and smells: how odours can influence the perception of sweet and sour tastes'. *Chemical Senses*, 24, 627–35 (1999).

29 Spence, C. & Piqueras-Fiszman, B. *The Perfect Meal: The Multisensory Science of Food and Dining.* (Wiley, 2014).

30 Gal, D., Wheeler, S. C. & Shiv, B. 'Cross-modal influences on gustatory percep-tion'. (2007).

31 Harrar, V. & Spence, C. 'The taste of cutlery: how the taste of food is affected

by the weight, size, shape and colour of the cutlery used to eat it'. *Flavour*, 2, 21 (2013).

32　Spence, C. 'Auditory contributions to flavour perception and feeding behaviour'. *Physiology and Behavior*, 107, 505–15 (2012).

33　Chen, J. & Eaton, L. 'Multimodal mechanisms of food creaminess sensation'. *Food and Function*, 3, 1265–70 (2012); see also Green, B. G. & Nachtigal, D. 'Somatosensory factors in taste perception: effects of active tasting and solution temperature'. *Physiology and Behavior*, 107, 488–95 (2012).

34　Harrar & Spence, 2013.

35　Cruz, A. & Green, B. G. 'Thermal stimulation of taste'. *Nature*, 403, 889–92 (2000).

36　Lindstrom, M. *Brand Sense: Sensory Secrets behind the Stuff We Buy*. (Free Press, 2010).

37　Geertz, C. *The Interpretation of Cultures: Selected Essays*. (Basic Books, 1973).

38　Lawless, H. T. & Heymann, H. *Sensory Evaluation of Food: Principles and Practices*. (Springer, 2010).

39　Lindstrom, 2010.

40　Lubke, G. H. et al. 'Dependence of explicit and implicit memory on hypnotic state in trauma patients'. *Anesthesiology*, 90, 670–80 (1999); 另请参阅 Kerssens, C. et al. 'Auditory information processing during adequate propofol anesthesia monitored by electroencephalogram bispectral index'. *Anesthesia and Analgesia*, 92, 1210–14 (2001).

41　Nordin, S. et al. 'Evaluation of auditory, visual and olfactory eventrelated potentials for comparing interspersed- and single-stimulus paradigms'. *International Journal of Psychophysiology*, 81, 252–62 (2011).

42　Sun, G. H. et al. 'Olfactory identification testing as a predictor of the development of Alzheimer's dementia: a systematic review'. *Laryngoscope*, 122, 1455–62 (2012).

43　Wilson, D. A., Kadohisa, M. & Fletcher, M. L. 'Cortical contributions to olfaction: plasticity and perception'. *Seminars in Cell & Developmental Biology*, 17, 462–70 (2006)

44 Wysocki, C. J. & Preti, G. 'Facts, fallacies, fears and frustrations with human pheromones'. *The Anatomical Record. Part A. Discoveries in Molecular, Cellular and Evolutionary Biology*, 281, 1201–11 (2004).

45 Porter, R. H., Cernoch, J. M. & Balogh, R. D. 'Odor signatures and kin recognition'. *Physiology and Behavior*, 34, 445–8 (1985).

46 Weisfeld, G. E. et al. 'Possible olfaction-based mechanisms in human kin recognition and inbreeding avoidance'. *Journal of Experimental Child Psychology*, 85, 279–95 (2003).

47 Wedekind, C. 'Body odours and body odour preferences in humans' in *The Oxford Handbook of Evolutionary Psychology* (eds. Dunbar, R. & Barrett, L.) (Oxford University Press, 2007).

48 Lewis, P. 'Musical minds'. *Trends in Cognitive Science*, 6, 364 (2002).

49 *Mousterian 'Bone Flute' and Other Finds from Divje Babe I Cave Site in Slovenia*. (Znanstvenoraziskovalni Centre Sazu, 2007).

50 Huron, D. 'Is music an evolutionary adaptation?' *Annals of the New York Academy of Sciences*, 930, 43–61 (2001).

51 Barrow, J. D. *The Artful Universe. The Biological Foundations of Music* (Clarendon Press, 1995)

52 Pinker, S. *How the Mind Works*. (W. W. Norton, 1997).

53 同上。

54 Molino, J. 'Toward an evolutionary theory of music and language' in *The Origins of Music* (eds. Wallin, N., Merker, B. & Brown, S.), 165–76 (MIT Press, 2000).

55 Huron, 2001. 在伊斯兰教传统中，一种普遍的观点是音乐可能会让人分心，干扰生活中重要的事情，更糟糕的情况是会导致放荡的行为。然而，自由欧洲电台的记者约翰·贝利（John Baily）指出，"其实说塔利班禁止音乐是不对的。他们禁止了乐器以及所有需要用乐器制作的音乐，而很可能只有一个例外，就是架子鼓——因为圣训说，先知穆罕默德赞成或允许在婚礼等庆祝仪式上用架子鼓演奏。" Baily, J., *British Journal of Ethnomusicology*: 'It isn't actually correct to say Taliban have banned music'. *Radio Liberty*, 22 June 2009.

56 Merriam, A. P. *The Anthropology of Music*. (Northwestern University Press, 1964).

57 Cross, I. 'Music, cognition, culture and evolution'. *Annals of the New York Academy of Sciences*, 930, 28–42 (2001); 另请参阅 Storr, A. *Music and the Mind*. (Random House, 1992).

58 Dunbar, R. *Human Evolution. Music, Cognition, Culture and Evolution* (Pelican, 2014).

59 McNeill, W. H. *Keeping Together in Time*. (Harvard University Press, 1995).

60 Cross, 2001.

61 Trevarthen, C. 'Musicality and the intrinsic motive pulse: evidence from human psychobiology and infant communication'. *Musicae Scientiae*, 155–215 (2000).

62 Cross, 2001.

63 杏仁核得名于拉丁语中的"像杏仁一样的形状",位于颞叶深处,是边缘系统的一部分,与多个脑区相连。因此,它与一系列情绪与记忆功能相关。请参阅两篇近期的综述研究:LaLumiere, R. T. 'Optogenetic dissection of amygdala functioning'. *Frontiers in Behavioral Neuroscience*, 8, 107 (2014) 以及 Fernando, A. B. P., Murray, J. E. & Milton, A. L. 'The amygdala: securing pleasure and avoiding pain'. *Frontiers in Behavioral Neuroscience*, 7, 190 (2013).

64 Gosselin, N. et al. 'Impaired recognition of scary music following unilateral temporal lobe excision'. *Brain*, 128, 628–40 (2005). 另外,如需了解音乐相关的部分,请参阅 Griffths, T. D. et al. ' "When the feeling's gone": a selective loss of musical emotion'. *Journal of Neurology, Neurosurgery & Psychiatry*, 75, 344–5 (2004).

65 Panksepp, J. 'The emotional sources of "chills" induced by music'. *Music Perception*, 13, 171–207 (1995)

66 Salimpoor, V. N. et al. 'Anatomically distinct dopamine release during anticipation and experience of peak emotion to music'. *Nature Neuroscience*, 14, 257–62 (2011).

67 Wise, R. A. 'Forebrain substrates of reward and motivation'. *Journal of Comparative Neurology*, 493, 115–21 (2005).

68 Small, D. M. et al. 'Changes in brain activity related to eating chocolate: from

pleasure to aversion'. *Brain*, 124, 1720–33 (2001).

69 Breiter, H. C. et al. 'Acute effects of cocaine on human brain activity and emotion'. *Neuron*, 19, 591–611 (1997).

70 Burton, A. C., Nakamura, K. & Roesch, M. R. 'From ventral-medial to dorsal-lateral striatum: neural correlates of reward-guided decisionmaking'. *Neurobiology of Learning and Memory*, 117, 51–9 (2014).

71 Zald, D. H. & Zatorre, Robert J., C. 19, 'Music', pp. 405–28 in *Neurobiology of Sensation and Reward* (ed. Gottfried, J. A.) (CRC Press, 2011).

72 Benoit, C.-É. et al. 'Musically cued gait-training improves both perceptual and motor timing in Parkinson's disease'. *Frontiers in Human Neuroscience*, 8, 494 (2014); 另请参阅 Nombela, C. et al. 'Into the groove: can rhythm influence Parkinson's disease?' *Neuroscience and Biobehavioral Reviews*, 37, 2564–70 (2013); 以及 Pacchetti, C. et al. 'Active music therapy in Parkinson's disease: an integrative method for motor and emotional rehabilitation'. *Psychosomatic Medicine*, 62, 386–93 (2000).

73 Azulay, J. P. et al. 'Visual control of locomotion in Parkinson's disease. *Brain*, 122 (Pt 1, 111–20 (1999).

74 Lim, I. et al. 'Effects of external rhythmical cueing on gait in patients with Parkinson's disease: a systematic review'. *Clinical Rehabilitation*, 19, 695–713 (2005). 然而，尽管有证据表明，相比外部线索，疾病确实尤其会影响内部线索。在实验条件下成功的干预措施，通常在实验室外（即病人家里）没有带来改善。

75 在任何情况下，一旦发现在音乐体验中多巴胺释放激增，萨利姆普尔（Salimpoor）及其团队便运用正电子发射断层扫描（PET）这一更快但非化学特定的扫描技术，来监测关键区域的多巴胺释放过程。他们发现了一种功能性的分离：一个脑区（尾状核）更多地参与了预期音乐力量的过程，而另一个脑区（伏隔核）则与音乐带来的情绪峰值体验更相关，这两个事件相隔约 10 至 15 秒。

76 Meyer, L. *Emotion and Meaning in Music*. (University of Chicago Press, 1956).

77 Blood, A. J. & Zatorre, R. J. 'Intensely pleasurable responses to music correlate with activity in brain regions implicated in reward and emotion'. *Proceedings of*

the National Academy of Sciences of the United States of America, 98, 11818–23 (2001).

78 Sacks, O. *Musicophilia: Tales of Music and the Brain.* (Random House, 2007).

第五章 在办公室

1 http://www.bls.gov/tus/charts/

2 一项大规模调查研究针对的是特定的医院设计可能产生的治疗效果，其中包括了 102 项研究和 38 项元分析。然而，朴茨茅斯大学的第一作者艾米·德拉霍塔（Amy Drahota）博士总结说："虽然很显然，病人康复期间所在的病区会影响他们的康复过程，但仍需要研究证据来帮助我们在医院设计中做决定。然而，我们的研究中有 85 项与在医院中使用音乐有关。我们对医院环境设计的各个方面都有兴趣，但许多领域都没有高质量的研究。例如，我们各发现了一项符合我们标准的照明和装修方面的研究，在运用艺术和寻找辅助工具方面没有找到任何质量足够高的研究。同时，我们甚至对找到的一些研究也有许多保留意见，因为研究质量还是不尽如人意。因此，虽然这篇综述研究中包含了大量信息，我们依旧呼吁更多高质量的研究，针对医院设计的不同部分，帮助我们在设计和翻新未来医院等方面做出更明智的决策。" http:// www.news-medical.net/news/20120315/ Hospital-environments-could- influence-patient-recovery.aspx. Drahota, A. et al. 'Sensory environment on health-related outcomes of hospital patients'. *Cochrane Database of Systematic Reviews*, 3, CD005315 (2012). 另请参阅 Kaler, S. R. & Free- man, B. J. 'Analysis of environmental deprivation: cognitive and social development in Romanian orphans'. *Journal of Child Psychology and Psychiatry*, 35, 769–81 (1994). Eluvathingal, T. J. et al. 'Abnormal brain connectivity in children after early severe socioemotional deprivation: a diffusion tensor imaging study'. *Pediatrics*, 117(6), 2093–100 (June 2006). Prut, L. & Belzung, C. 'The open field as a paradigm to measure the effects of drugs on anxiety-like behaviors: a review'. European Journal of Pharmacology, 463(1–3), 3–33 (28 Feb. 2003); 另请参阅 Eberhard, J. P. 'Applying neuroscience to architecture'. *Neuron*, 62, 753–6 (2009). 文章中引用了关于人类对建筑的反应的现有定

义和特定假设，认为人类对建筑的反应仅仅在于等待学生和研究人员去研究，Eberhard 对此提出了一个有趣的观点。在这篇文章中，他声称有 70 至 80 个这样的假设，并在自己所著的《大脑风景》(*Brain Landscapes*, Oxford University, 2009) 一书中详述了这些假设，例如，大脑天生就能够对基于黄金分割为比例而做出反应，同时大脑中有一个网络负责敬畏感。为了解决以往研究的不足，也为了提出如医院、学校、教堂及实验室等建筑的功能性要求，建筑神经科学学会 (ANFA) 于 2003 年创立，该学会的创立意味着虽然尚未完全实现，但神经科学应用于建筑有着巨大的潜力。

3　Johnson, D. E. et al. 'Growth and associations between auxology, caregiving environment and cognition in socially deprived Romanian children randomized to foster vs ongoing institutional care'. *Archives of Pediatrics and Adolescent Medicine*, 164, 507–16 (2010).

4　Albers, L. H. et al. 'Health of children adopted from the former Soviet Union and Eastern Europe. Comparison with preadoptive medical records'. *JAMA*, 278, 922–4 (1997).

5　Kaler & Freeman, 1994.

6　Eluvathingal, 2006.

7　Sheridan, M. A. et al. 'Variation in neural development as a result of exposure to institutionalization early in childhood'. *Proceedings of the National Academy of Sciences of the United States of America*, 109, 12927–32 (2012); 另请参阅 Nelson, C. A. et al. 'Cognitive recovery in socially deprived young children: the Bucharest Early Intervention Project'. *Science*, 318, 1937–40 (2007).

8　Frasca, D. et al. 'Traumatic brain injury and post-acute decline: what role does environmental enrichment play? A scoping review'. *Frontiers of Human Neuroscience*, 7, 31 (2013).

9　Linhares, J. M. M., Pinto, P. D. & Nascimento, S. M. C. 'The number of discernible colors in natural scenes'. *Journal of the Optical Society of America A. Optics, Image Science and Vision*, 25, 2918–24 (2008).

10　Gegenfurtner, K. R. & Kiper, D. C. 'Color vision'. *Annual Review of Neuroscience*, 26, 181–206 (2003).

11　Chalmers, D. 'Absent qualia, fading qualia, dancing qualia' in *Conscious Experi-*

ence (ed. Metzinger, T.) (Imprint Academic, 1995).

12　Purves, D. et al. *Neuroscience*. (Sinauer Press, 2012).

13　这种现象称为"色彩实体视觉"（chromostereopsis）。例如，红色的色块看起来比蓝色的要近。可以说，如果一个红色物体更靠近，需要更多注意力，因此拥有产生直接生理效应的机会，即刺激和提高心率。与此相反，蓝色物体看起来不会像相邻的红色物体那样靠近我们，因此会相对缓和，从而有助于集中注意力。Cauquil, A. S. et al. 'Neural correlates of chromostereopsis: an evoked potential study'. *Neuropsychologia*, 47, 2677–81 (2009). Dreiskaemper, D. et al. 'Infuence of red jersey color on physical parameters in combat sports'. *Journal of Sport and Exercise Psychology*, 35, 44–9 (2013). Farrelly, D. et al. 'Competitors who choose to be red have higher testosterone levels'. *Psychological Science*, 24, 2122–4 (2013).

14　Vandewalle, G. et al. 'Spectral quality of light modulates emotional brain responses in humans'. *Proceedings of the National Academy of Sciences of the United States of America*, 107, 19549–54 (2010).

15　Sable, P. & Akcay, O. 'Response to colour: literature review with cross-cultural marketing perspective. *International Bulletin of Business Administration*, 11, 34–41 (2011).

16　Labrecque, L. I. & Milne, G. R. 'Exciting red and competent blue: the importance of color in marketing'. *Journal of the Academy of Marketing Science*, 40, 711–27 (2012); 另请参阅 Labrecque, L. I. & Milne, G. R. 'To be or not to be different: exploration of norms and benefts of color differentiation in the marketplace'. *Marketing Letters*, 24, 165–76 (2013).

17　Bottomley, P. A. 'The interactive effects of colors and products on perceptions of brand logo appropriateness'. *Marketing Theory*, 6, 63–83 (2006); 另请参阅 Hanss, D., Böhm, G. & Pfster, H. R. 'Active red sports car and relaxed purple-blue van: affective qualities predict color appropriateness for car types'. *Journal of Consumer Behaviour*, 11, 368–80 (2012); 以及 Ngo, M. K., Piqueras-Fiszman, B. & Spence, C. 'On the colour and shape of still and sparkling water: insights from online and laboratory-based testing'. *Food Quality and Preference*, 24, 260–8 (2012).

18　对于"红色效应"的延伸回顾和讨论见 Elliot, A. J. & Maier, M. A. 'Color psychology: effects of perceiving color on psychological functioning in humans'. *Annual Review of Psychology*, 65, 95–120 (2014).

19　Mehta, R. & Zhu, R. J. 'Blue or red? Exploring the effect of color on cognitive task performances'. *Science*, 323, 1226–9 (2009); 另请参阅 Elliot & Maier, 2014.

20　Mehta & Zhu, 2009.

21　同上。

22　Lichtenfeld, S. et al. 'Fertile green: green facilitates creative performance'. *Personality and Social Psychology Bulletin*, 38, 784–97 (2012).

23　Wallach, M. A. & Kogan, N. 'A new look at the creativity–intelligence distinction'. *Journal of Personality*, 33, 348–69 (1965).

24　http://www.morganlovell.co.uk/articles/the-evolution-of-offce-design

25　Meyerson, J., & Ross, P., *The Twenty-first Century Office* (Laurence King, 2003).

26　Thanem, T., Varlander, S. & Cummings, S. 'Open space = open minds? The ambiguities of pro-creative offce design'. *International Journal of Work Organisation and Emotion*, 4, 78 (2011).

27　同上。

28　http://www.economist.com/blogs/schumpeter/2014/05/hot-desking-and-offce-hire

29　Prut, L. & Belzung, C. 'The open field as a paradigm to measure the effects of drugs on anxiety-like behaviors: a review'. *European Journal of Pharmacology*, 463, 3–33 (2003).

30　Mayo, E. *Hawthorne and the Western Electric Company: The Social Problems of an Industrial Civilization*. (Routledge, 1949).

31　Toker, U. & Gray, D. O. 'Innovation spaces: workspace planning and innovation in US university research centers'. *Research Policy*, 37, 309–29 (2008).

32　Backhouse, A. & Drew, P. 'The design implications of social interaction in a workplace setting'. *Environment and Planning B*, 19, 573–84 (1992).

33　Toker & Gray, 2008.

34　Greenfield, S. A. *You and Me: The Neuroscience of Identity*. (Notting Hill Editions, 2011).

35　拥有一个特定的身份（知道自己是谁），不应该与仅仅具有自我意识（意识到自己是有意识的，从元表征上看是指更高阶的表征）相混淆。出于同样的原因，元表征的缺失有时会与自闭症（autism）相混淆。然而，仅仅因为自闭症儿童不能理解其他人可能会有和自己不一样的信念，并不意味着他们意识不到他们是有意识的，即他们是有自我意识的，也就是有元表征的。Von Eckardt, B. in *MIT Encyclopedia of Cognitive Science* (eds. Wilson, R. & Keil, F.) (MIT Press, 1999). Leslie, A. M. 'The theory of mind impairment in autism. Evidence for a modular mechanism of development?' in *Natural Theories of Mind: Evolution, Development and Simulation of Everyday Mindreading* (ed. Whiten, A.) (Blackwell, 1991).

36　Cleeremans, A. 'Consciousness: the radical plasticity thesis'. *Progress in Brain Research*, 168, 19–33 (2008)

37　Persaud, N. & McLeod, P. 'Wagering demonstrates subconscious processing in a binary exclusion task'. *Consciousness and Cognition*, 17, 565–75 (2008).

38　Greenfield, S. A. The Private Life of the Brain: Emotions, Consciousness and the Secret of the Self. (Wiley, 2000)

39　Dennett, D. C., 'Are we explaining consciousness yet?' *Cognition*, 79, 221–37 (2001).

40　Rosenthal, D. 'A theory of consciousness' in *The Nature of Consciousness: Philosophical Debates* (eds. Block, N., Flanagan, O. & Guzeldere, G.) (MIT Press, 1997).

41　Suh, E. M. 'Culture, identity consistency and subjective well-being'. *Journal of Personality and Social Psychology*, 83, 1378–91 (2002).

42　Martinsen, Ø. L. 'The creative personality: a synthesis and development of the creative person profile'. *Creativity Research Journal*, 23, 185–202 (2011).

43　Maddux, W. W., Adam, H. & Galinsky, A. D. 'When in Rome . . . Learn why the Romans do what they do: how multicultural learning experiences facilitate creativity'. *Personality and Social Psychology Bulletin*, 36, 731–41 (2010).

44　Maddox 等人（2010）的研究不能控制各种混杂因素。例如，现有的对旅行的热情可以突出内在的好奇心和特定的智力，或许也可以预测创造性任务中的表现。这项研究的重点似乎是把在国外学习与学习一项运动形成对比，以此表明在国外学习（回忆经验）可以提高创造力。

45 Thanem, Varlander & Cummings, 2011.

46 Brown, S. Play: *How It Shapes the Brain, Opens the Imagination and Invigorates the Soul*. (Avery, 2009).

47 Fleming, P. 'Workers' playtime? Boundaries and cynicism in a "culture of fun" program'. *Journal of Applied Behavioral Science*, 41, 285–303 (2005).

48 Leung, A. K. et al. 'Embodied metaphors and creative "acts" '. *Psychological Science*, 23, 502–9 (2012).

49 Mann, S. & Cadman, R. 'Does being bored make us more creative?' *Creativity Research Journal*, 26, 165–73 (2014).

50 Dijksterhuis, A. & Meurs, T. 'Where creativity resides: the generative power of unconscious thought'. *Consciousness and Cognition*, 15, 135–46 (2006).

51 Marshall, B. & Azad, M. 'Q&A: Barry Marshall. A bold experiment'. *Nature*, 514, S6–7 (2014).

52 Sass, L. A. 'Schizophrenia, modernism and the "creative imagination": on creativity and psychopathology'. *Creativity Research Journal*, 13, 55–74 (2001).

第六章 家里的问题

1 Sturman, D. A. & Moghaddam, B. 'The neurobiology of adolescence: changes in brain architecture, functional dynamics and behavioral tendencies'. *Neuroscience and Biobehavioral Reviews*, 35, 1704–12 (2011).

2 Rivers, S. E., Reyna, V. F. & Mills, B. 'Risk-taking under the influence: a fuzzy-trace theory of emotion in adolescence'. *Developmental Review*, 28, 107–44 (2008).

3 Sturman & Moghaddam, 2011.

4 Fuster, J. *The Prefrontal Cortex*. (Academic Press, 2008).

5 众所周知，前额叶皮层约占人类大脑的 30%，而在我们最接近的近亲黑猩猩中却只有 17%。然而，最近的研究表明，大量的分布式网络对人类所具有的独立能力来说是至关重要的，这也支持先前的一项研究，该研究发现人类大脑前额叶皮层中含有更多的白质：Barton, R. A. & Venditti, C. 'Human frontal lobes are not relatively large'. *Proceedings of the National Academy of Sciences of the United States of America*, 110(22), 9001–6 (2013). Schoenemann, P. T., Sheehan, M. J. & Glotzer, L. D. 'Prefrontal white matter volume is disproportionately larger in humans than in other primates'. *Nature Neuroscience*, 8(2), 242–52 (2005). McBride, T., Arnold, S. E. & Gur, R. C. 'A comparative volumetric analysis of the prefrontal cortex in human and baboon MRI'. *Brain, Behavior and Evolution*, 54(3), 159–66 (1999).

6 Tsujimoto, S. 'The prefrontal cortex: functional neural development during early childhood'. *Neuroscientist*, 14, 345–58 (2008).

7 Alvarez, J. A. & Emory, E. 'Executive function and the frontal lobes: a meta-analytic review'. *Neuropsychological Review*, 16, 17–42 (2006).

8 Sturman & Moghaddam, 2011.

9 Casey, B. J., Getz, S. & Galvan, A. 'The adolescent brain'. *Developmental Review*, 28, 62–77 (2008).

10 Chambers, R. A., Taylor, J. R. & Potenza, M. N. 'Developmental neurocircuitry of motivation in adolescence: a critical period of addiction vulnerability'. *American Journal of Psychiatry*, 160, 1041–52 (2003).

11 Ferron, A. et al. 'Inhibitory influence of the mesocortical dopaminergic system on spontaneous activity or excitatory response induced from the thalamic mediodorsal nucleus in the rat medial prefrontal cortex'. *Brain Research*, 302, 257–65 (1984); 另请参阅 Gao, W.-J., Wang, Y. & Goldman-Rakic, P. S. 'Dopamine modulation of perisomatic and peridendritic inhibition in prefrontal cortex'. *Journal of Neuroscience*, 23, 1622–30 (2003).

12 Knobloch, H. S. & Grinevich, V. 'Evolution of oxytocin pathways in the brain of vertebrates'. *Frontiers in Behavioral Neuroscience*, 8, 31 (2014).

13 Steinberg, L. 'A social neuroscience perspective on adolescent risk-taking'. *Developmental Review*, 28, 78–106 (2008).

14 Barch, D. M. 'The cognitive neuroscience of schizophrenia'. *Annual Review of Clinical Psychology*, 1, 321–53 (2005); 另请参阅 Thoma, P. et al. 'Proverb comprehension impairments in schizophrenia are related to executive dysfunction'.

Psychiatry Research, 170, 132–9 (2009).

15 Cortiñas, M. et al. 'Reduced novelty-P3 associated with increased behavioral distractibility in schizophrenia'. *Biological Psychology*, 78, 253–60 (2008).

16 Oltmanns, T. F. 'Selective attention in schizophrenic and manic psychoses: the effect of distraction on information processing'. *Journal of Abnormal Psychology*, 87, 212–25 (1978); 另请参阅 Parsons, B. D. et al. 'Lengthened temporal integration in schizophrenia'. *Neuropsychologia*, 51, 372–6 (2013).

17 Strange, P. G. *Brain Biochemistry and Brain Disorders*. (Oxford University Press, 1992); Sturman & Moghaddam, 2011.

18 支持这一长久以来的想法的证据非常明确：神经兴奋性药物，如苯丙胺，能增强大脑中多巴胺的释放，模拟出精神分裂症患者的精神病性症状。相反，抗精神病性药物会阻断多巴胺的活动，起到安神的作用，长期以来一直作为治疗精神分裂症的不二选择。然而，需要注意的是：就精神分裂症本身而言，多巴胺的过度影响并不像字面意义上所讲的，是因为产生了大量的神经递质分子，而是由于数量正常的多巴胺通过异常地作用于目标受体或通过其他一些大脑的异常处理而导致了多巴胺效应的放大。无论如何，诸如典型的精神分裂症患者所表现出的症状，这样一系列复杂的感觉和认知障碍，绝非用一个信号系统就可以简单地解释。然而，关键的一点是，大脑化学物质、这些化学物质的靶点以及神经元回路重组之间有着微妙的相互影响，而多巴胺在其中扮演着重要的角色（尽管不是唯一的角色），这最终构成了一个人的"心智"。如果确实如此的话，如果正如我们前面所说的，"理解"是从另一个角度看待某个事物的话，那么缺乏联系将会缺乏理解，特别是当涉及谚语中所体现的那些抽象概念时更是如此。此外，从更广泛的角度看，儿童和精神分裂症患者似乎都缺乏逻辑性，而他们的思维过程通常以破碎且怪异的理由为特点。这些看似不合理且令人感到诧异的联系，在广泛的自我表达载体中会表现得非常明显，这种奇怪表现在儿童绘画中便是不切实际的色彩组合，如将羊涂成紫色，或是胡乱堆砌出"单词沙拉"这种抽象的视觉模式，难以理解的词或短语的混合，这些在儿童的艺术作品或精神分裂症患者的诗歌中十分常见。Brisch, R. et al. 'The role of dopamine in schizophrenia from a neurobiological and evolutionary perspective: old-fashioned, but still in vogue'. *Frontiers in Psychiatry*,

5, 47 (2014). Kasanin, J. S. *Language and Thought in Schizophrenia*. (University of California Press, 1944). Mujica-Parodi, L. R., Malaspina, D. & Sackeim, H. A. 'Logical processing, affect and delusional thought in schizophrenia'. *Harvard Review of Psychiatry*, 8, 73–83. Caplan, R. et al. 'Formal thought disorder in childhood onset schizophrenia and schizotypal personality disorder'. *Journal of Child Psychology and Psychiatry*, 31, 1103–14 (1990).

19 Gao, Wang & Goldman-Rakic, 2003.

20 Tsujimoto, 2008; 另请参阅 Welsh, M. C. & Pennington, B. F. 'Assessing frontal lobe functioning in children: views from developmental psychology. *Developmental Neuropsychology*, 4, 199–230 (1988).

21 Parsons et al., 2013.

22 Callicott, J. H. et al. 'Physiological dysfunction of the dorsolateral prefrontal cortex in schizophrenia revisited'. *Cerebral Cortex*, 10, 1078–92 (2000).

23 Ferron et al., 1984.

24 Davis, C. et al. 'Decision-making deficits and overeating: a risk model for obesity'. *Obesity Research & Clinical Practice*, 12, 929–35 (2004); 另请参阅 Pignatti, R. et al. 'Decision-making in obesity: a study using the Gambling Task'. *Eating and Weight Disorders*, 11, 126–32 (2006).

25 Tataranni, P. A. & DelParigi, A. 'Functional neuroimaging: a new generation of human brain studies in obesity research'. *Obesity Reviews*, 4, 229–38 (2003).

26 Tanabe, J. et al. 'Prefrontal cortex activity is reduced in gambling and non-gambling substance users during decision-making'. *Human Brain Mapping*, 28, 1276–86 (2007).

27 Shimamura, A. P. 'Memory and the prefrontal cortex'. *Annals of the New York Academy of Sciences*, 769, 151–9 (1995).

28 Cole, M. W. et al. 'Global connectivity of prefrontal cortex predicts cognitive control and intelligence'. *Journal of Neuroscience*, 32, 8988–99 (2012).

29 The table is adapted from one in Greenfield, S. A. *Mind Change: How Digital Technologies are Leaving Their Mark on Our Brains.* (Random House, 2014).

30 Rosen, L. D. et al. 'Media and technology use predicts ill-being among children, preteens and teenagers independent of the negative health impacts of exercise

and eating habits'. *Computers in Human Behavior*, 35, 364–75 (2014).

31 来自旧金山加利福尼亚大学的迈克尔·梅泽尼希（Michael Merzenich）教授是一位经验诱发大脑可塑性方面的专家，他给出了相对应的典型的神经科学视角。他警告说："生于数字时代的 [数字原住民]，他们在生活中的大脑可塑性与早年出生的普通人群相比存在着巨大的、前所未有的差异，而且毫无疑问，现代人大脑的运作特征存在本质上的差异。"诸如此类的变化以及影响下一代可能的思考和感受方式的证据不断积累，现在已经被证实：可以说，这种向网络环境的彻底转变通常会从整体上产生更敏捷的心理加工过程，而同样也会产生不恰当的鲁莽，缺乏共情能力和人际交往能力，自恋的倾向，进取心不足以及脆弱的认同感，与上述损失并存的益处是，这种转变可能提升感觉运动协调能力，改善智商测验中的表现和反应时间以及工作记忆。Bavelier, D. et al. 'Brains on video games'. *National Review of Neuroscience*, 12, 763–8 (2011). Greenfield, S. A., 2014.

32 Koepp, M. J. et al. 'Evidence for striatal dopamine release during a video game'. *Nature*, 393, 266–8 (1998); 另请参阅 Weinstein, A. M. 'Computer and video game addiction – a comparison between game users and non-game users'. *American Journal of Drug and Alcohol Abuse*, 36, 268–76 (2010).

33 Greenfield, S. A., 2014.

34 Yuan, K. et al. 'Microstructure abnormalities in adolescents with internet addiction disorder'. *PLoS One*, 6, e20708 (2011).

35 这是一个充满争议的复杂话题，更充分的讨论参见：Greenfield, S. A., 2014.

36 Freis, E. D. & Ari, R. 'Clinical and experimental effects of reserpine in patients with essential hypertension'. *Annals of the New York Academy of Sciences*, 59, 45–53 (1954).

37 Nutt, D. J. 'The role of dopamine and norepinephrine in depression and antidepressant treatment'. *Journal of Clinical Psychiatry*, 67 (suppl. 6), 3–8 (2006).

38 Pletscher, A. 'The discovery of antidepressants: a winding path'. *Experientia*, 47, 4–8 (1991).

39 Healy, D. *The Antidepressant Era*. (Harvard University Press, 1997).

40 不用说，从那时起人们已经开发出了药理学上更复杂同时具有选择性的药物。例如，单胺氧化酶抑制剂（MAOIs）的原型被证明有不良的副作用，例如"奶酪反应"，即任何服用药物的患者都不能食用诸如奶酪、酵母、巧克力或红葡萄酒等富含酪胺的食物：在药物的保护下，无法分解的酪胺（去甲肾上腺素的类似物）便会不断积累，达到某种水平后，便会导致血压的升高和心率的加快，并会增加发生高血压危象的危险性。因此，人们开发出一类新型三环类药物（之所以被称为三环类药物是因为其具有三个环状的化学结构），该类药物仅仅通过更具有选择性地靶向胺类递质就解决了这一问题。这些新型药物通过阻止神经元对去甲肾上腺素和多巴胺的再摄取而发挥作用，这使它们可以在不同的靶点上有较长的作用：食品中的酪胺现在不会再有影响，而服用三环类药物的患者可以再次品尝奶酪和葡萄酒了。最近，抗抑郁药物变得更加精炼，第三代抗抑郁药如百忧解变得更具有选择性，其主要作用于 5- 羟色胺。

41　Fitzgerald, P. J. 'Forbearance for fluoxetine: do monoaminergic antidepressants require a number of years to reach maximum therapeutic effect in humans?' *International Journal of Neuroscience*, 124, 467–73 (2014).

42　Scott, J. 'Cognitive therapy'. *British Journal of Psychiatry*, 165, 126–30 (1994); 另请参阅 Cuijpers, P. et al. 'A meta-analysis of cognitive behavioural therapy for adult depression, alone and in comparison with other treatments'. *Canadian Journal of Psychiatry*, 58, 376–85 (2013).

43　Anacker, C. 'Adult hippocampal neurogenesis in depression: behavioral implications and regulation by the stress system'. *Current Topics in Behavioral Neurosciences* (2014).

44　Sheline, Y. I. et al. 'Resting-state functional MRI in depression unmasks increased connectivity between networks via the dorsal nexus'. *Proceedings of the National Academy of Sciences of the United States of America*, 107, 11020–5 (2010).

45　Ren, J. et al. 'Repetitive transcranial magnetic stimulation versus electroconvulsive therapy for major depression: a systematic review and meta-analysis'. *Progress in Neuropsychopharmacology & Biological Psychiatry*, 51, 181–9 (2014).

46　锂的治疗作用由澳大利亚医生约翰·凯德（John Cade）于 1948 年首次报道。再一次，意外的发现起到了关键性的作用：凯德将精神病患者的尿液注射到豚鼠的腹腔中，试图通过这种方法探索精神疾病可能的生物化学基础。这些豚鼠比注射了健康人尿液的豚鼠死的更快：因此凯德将这一现象归结为精神病患者的尿液中含有更多的尿酸。就在那时，命运发挥了作用：正当凯德试图通过在溶液中加入尿酸锂来提高尿酸的水溶性时，他意外地发现在注射了含有尿酸锂溶液的豚鼠身上，精神病人尿液的毒性大大降低。然而，更有趣的发现是，锂本身对动物具有镇静作用。这是为什么呢？锂强大的治疗作用，尤其是对于躁郁症（与稳态单向抑郁相反）的疗效，已经被证明是个谜。不用说，有各种各样的理论试图对此加以解释，其中就包括了谷氨酰胺的作用，其本身是一种"兴奋性"神经递质和／或一种对血清素有增强作用的调节物质。另一个对象是气体一氧化氮，它在所有的神经递质中体积最小，它的作用涉及神经可塑性。其他的想法还包括，锂可以通过某种方式重置生物钟，以此来调节代谢、体温和睡眠（在双向障碍中发生紊乱），或是抑制肌醇单磷酸酶，否则这种酶会分解肌醇发生畸变，导致出现记忆问题和抑郁。然而，所有这些可能的复杂机制存在的一个共同问题是：在通常情况下，正常人体内所含有的锂并没有影响精神状态的作用，此外，我们在这里讨论的仅仅是一种简单的无机盐。如此基本的物质为何会对那么复杂的精神疾病产生这样选择性的复杂影响呢？Yoshimura, R. et al. 'Comparison of lithium, aripiprazole and olanzapine as augmentation to paroxetine for inpatients with major depressive disorder'. *Therapeutic Advances in Psychopharmacology*, 4, 123–9 (2014). De Sousa, R. T. et al. 'Lithium increases nitric oxide levels in subjects with bipolar disorder during depressive episodes'. *Journal of Psychiatric Research*, 55, 96–100 (2014). Welsh, D. K. & Moore-Ede, M. C. 'Lithium lengthens circadian period in a diurnal primate, Saimiri sciureus'. *Biological Psychiatry*, 28, 117–26 (1990). Brown, K. M. & Tracy, D. K. 'Lithium: the pharmacodynamic actions of the amazing ion'. *Therapeutic Advances in Psychopharmacology*, 3, 163–76 (2013). Buigues, C. et al. 'The relationship between depression and frailty syndrome: a systematic review'. *Aging & Mental Health*, 1–11 (16 Oct. 2014).

47　Yanagita, T. et al. 'Lithium inhibits function of voltage-dependent sodium channels and catecholamine secretion independent of glycogen synthase kinase-3 in adrenal chromaffin cells'. *Neuropharmacology*, 53, 881–9 (2007).

48　Mason, L. et al. 'Decision-making and trait impulsivity in bipolar disorder are associated with reduced prefrontal regulation of striatal reward valuation'. *Brain*, 137, 2346–55 (2014).

49　Hercher, C., Chopra, V. & Beasley, C. L. 'Evidence for morphological alterations in prefrontal white matter glia in schizophrenia and bipolar disorder'. *Journal of Psychiatry and Neuroscience*, 39, 130277 (2014).

50　Muzina, D. J. & Calabrese, J. R. 'Maintenance therapies in bipolar disorder: focus on randomized controlled trials'. *Australian and New Zealand Journal of Psychiatry*, 39, 652–61 (2005).

51　Lautenbacher, S. & Krieg, J. C. 'Pain perception in psychiatric disorders: a review of the literature'. *Journal of Psychiatric Research*, 28, 109–22 (1994); 另请参阅 Guieu, R., Samuélian, J. C. & Coulouvrat, H. 'Objective evaluation of pain perception in patients with schizophrenia'. *British Journal of Psychiatry*, 164, 253–5 (1994); 以及 Dworkin, R. H. 'Pain insensitivity in schizophrenia: a neglected phenomenon and some implications'. *Schizophrenia Bulletin*, 20, 235–48 (1994).

52　Giles, L. L., Singh, M. K. & Nasrallah, H. A. 'Too much or too little pain: the dichotomy of pain sensitivity in psychotic versus other psychiatric disorders'. *Current Psychosis and Therapeutics Reports*, 4, 134–8 (2006).

53　Adler, G. & Gattaz, W. F. 'Pain perception threshold in major depression'. *Biological Psychiatry*, 34, 687–9 (1993); 另请参阅 Diener, H. C., van Schayck, R. & Kastrup, O. 'Pain and depression' in *Pain and the Brain from Nociception to Cognition* (eds. Bromm, B. & Desmedt, J. E.) 345–55 (Raven Press, 1995).

54　不过话又说回来，Jasper 和 Penfield 发现，从切除各种癫痫患者相当大一部分大脑皮层（包括不同的区域）并不能使他们不再感受到疼痛。Penfield, W. & Jasper, H. 'Epilepsy and the functional anatomy of the human brain'. (Little, Brown & Co., 1954).

55　Hall, K. R. & Stride, E. 'The varying response to pain in psychiatric disorders: a study in abnormal psychology'. *British Journal of Medical Psychology*, 27, 48–60 (1954); 另请参阅 Pöllmann, L. & Harris, P. H. 'Rhythmic changes in pain sensitivity in teeth'. *International Journal of Chronobiology*, 5, 459–64 (1978).

56 Koyama, T. et al. 'The subjective experience of pain: where expectations become reality. *Proceedings of the National Academy of Sciences of the United States of America*, 102, 12950–5 (2005).

57 Ramachandran, V. S. & Blakeslee, S. *Phantoms in the Brain: Probing the Mysteries of the Human Mind*. (Harper Perennial, 1998).

58 Melzack, R. & Wall, P. D. *The Challenge of Pain*. (Penguin, 1996).

59 Kupers, R. C., Konings, H., Adriaensen, H. & Gybels, J. M. 'Morphine differentially affects the sensory and affective pain ratings in neurogenic and idiopathic forms of pain'. *Pain*, 47, 5–12 (1991).

60 Ponterio, G. et al. 'Powerful inhibitory action of mu opioid receptors (MOR) on cholinergic interneuron excitability in the dorsal striatum'. *Neuropharmacology*, 75, 78–85 (2013).

61 Lautenbacher & Krieg, 1994; 另请参阅 Guieu, Samuélian & Coulouvrat, 1994; and Dworkin, 1994.

62 Rang, H. P. et al. *Rang and Dale's Pharmacology*. (Churchill Livingstone, 2012).

63 Bergman, N. A. 'Michael Faraday and his contribution to anesthesia'. *Anesthesiology*, 77, 812–16 (1992).

64 http://www.dailymail.co.uk/news/article-2377857/Nitrous-oxide-Laughing-gas-known-hippy-crack-2nd-popular-legal-high-drug-young-people.html

65 最近的新闻报道 : http://www.theguardian.com/world/2015/feb/27/raver-drug-ketamine-control-plan-at-un-condemned-as-potential-disaster

66 Buigues, C. et al. 'The relationship between depression and frailty syndrome: a systematic review'. *Aging & Mental Health*, 1–11 (2014).

67 Winocur, G. & Moscovitch, M. 'A comparison of cognitive function in community-dwelling and institutionalized old people of normal intelligence'. *Canadian Journal of Psychology*, 44, 435–44 (1990).

68 Scarmeas, N. & Stern, Y. 'Cognitive reserve and lifestyle'. *Journal of Clinical and Experimental Neuropsychology*, 25, 625–33 (2003).

69 Engvig, A. et al. 'Effects of memory training on cortical thickness in the elderly'. *NeuroImage*, 52, 1667–76 (2010).

70 Small, G. W. & Greenfield, S. 'Current and future treatments for Alzheimer dis-

ease'. *American Journal of Geriatric Psychiatry*, 23, 1101–5 (2015).

71 一种流行的观点是，真正导致阿尔茨海默病神经元破坏的化学元凶是一种
异常形成的物质，在希腊语中被称为"淀粉"（starch）：淀粉样物质，这
是目前进行更有效的新型药物研究的中心。然而，迄今为止，对抗淀粉样
物质的药物在过去几十年的临床研究中始终令人感到失望。似乎这些大脑
中的异常沉淀可能只是一种附属因素，但再一次，这并不是问题的核心：
对之前健康的大脑进行实体解剖时也可以发现淀粉样物质，因此，这类物
质的出现是阿尔茨海默病的必要而非充分元素。目前，另一个正在进行研
究的目标是在阿尔茨海默病患者大脑中发现的另一种组织学异常："缠结
（tangles）"，一种细胞内微管错误的排列，我们曾在第一章中提到过。目
前还没有原因可以解释为什么在阿尔茨海默病中淀粉样物质斑块或蛋白缠
结是导致细胞死亡的始动因素，以及因此出现的神经元聚合萎缩。此外，
斑块和缠结对所有细胞都有非特异性的杀伤作用：参阅 Small & Green-
field，同上。与此相反，阿尔茨海默病的罪魁祸首肯定与此不同，并且更
具有选择性，因为在该病患者的大脑中，只有特定的神经元群更容易发生
退行性病变。Greenfield, S. A. & Vaux, D. J. 'Parkinson's disease, Alzheimer's
disease and motor neurone disease. Identifying a common mechanism'. *Neuro-science*, 113, 485–92 (2002).

72 Aarsland, D. et al. 'Frequency of dementia in Parkinson disease'. *Archives of
Neurology*, 53, 538–42 (1996); 另请参阅 Calne, D. B. et al. 'Alzheimer's disease,
Parkinson's disease and motorneurone disease: abiotrophic interaction between
ageing and environment?' *Lancet*, 2, 1067–70 (1986); 以及 Horvath, J. et al.
'Neuropathology of Parkinsonism in patients with pure Alzheimer's disease'.
Journal of Alzheimer's Disease, 39, 115–20 (2014).

73 当大脑的大部分细胞因为中风或头部撞击等因素而受损时，通常脑功能的
恢复会在某种程度上开始。然而，如果损伤发生在"中枢"细胞上，便会
触发依然存在的发育机制：释放特定的化学物质，这种化学物质通常只在
发育中的大脑发挥作用。然而，在成熟的大脑中情况则有所不同：这种发
育性的物质现在却变成了有毒物质。因此，最初作为补救受损细胞而释
放的化学物质现在则会产生更多的损害，从而导致更多有毒化学物质的释
放。这就是我们在神经退行性疾病中所看到的细胞死亡循环。Greenfield,

S. 'Discovering and targeting the basic mechanism of neurodegeneration: the role of peptides from the C-terminus of acetylcholinesterase: non-hydrolytic effects of ache: the actions of peptides derived from the C-terminal and their relevance to neurodegeneration'. *Chemico-biological Interactions*, 203, 543–6 (2013).

74　Woods, B. et al. 'Reminiscence therapy for dementia'. *Cochrane Database of Systematic Reviews* CD001120 (2005).

75　Atkins, S. *First Steps: Living with Dementia*. (Lion, 2013).

76　Sacks, O. *Musicophilia: Tales of Music and the Brain*. (Random House, 2007).

77　另一种抵消相互制衡下降，从而沉浸在"隆隆声、嗡嗡声的混乱中"的方法是为患者做现实定向疗法（reality orientation therapy）。这种疗法目的是减少痴呆症患者的混乱。其原理是让患者了解并适应他们目前所处的时间和地点，以及周围每个人的名字、身份和照料职责。简言之，这种方法试图让患者们知道他们和周围的人分别都是谁，以及他们在哪里，以此减少患者的不确定感和焦虑感。举几个这种方法的例子：准备一块木板，在上面写上星期几、日期、下一顿饭吃什么以及天气；在墙上挂一个大的日历钟；在每个房间的房门上贴上房间名，并在每个患者的卧室门上用标签贴上他们自己的名字。从某种意义上说，原本通常由内部神经连接提供的日常生活中时间和空间的正常背景，现在要由外部环境来提供。这种方法的一个问题是，对于现实情况加以纠正实际上会使阿尔茨海默病患者感觉更糟。例如，当我们告诉某人她不能回家找她的丈夫了，因为她丈夫已经在十年前去世了，这对于已经忘记丈夫死亡的她来说是非常痛苦的，因为他们对此做出的反应会和他们第一次知道这件事情时的反应一样。然而，关键的问题在于让专人对患者进行人际互动的指导，从某种意义上以此来决定"现实"。没有哪个不够正直的成年人会告诉一个小孩子，圣诞老人其实不存在；相反，他们会进入儿童的叙事中，尊重孩子对现实有限的理解，而面对成年人则会采取完全不同的观点。这是心理学家奥利弗·詹姆斯（Oliver James）于2008年在《卫报》中所描述的一种方法，这种方法是一位名叫彭妮·加纳（Penny Garner）的女儿为了治疗她妈妈多萝西·约翰逊（Dorothy Johnson）的痴呆症而开发出来的：加纳的主意是在照顾她那患有阿尔茨海默病的妈妈时发展出来的。一天，她们正坐在医生的等候室中，突然妈妈多萝西说道："我们的航班被叫过了吗？"女儿加纳感到非常困惑。她妈妈焦虑地环顾四周说道："我们可别错过了航班，我们的行李箱在哪？"加纳突然意识到是怎么回事了。她母亲一直很喜欢乘飞机旅行，因此多萝西把现在这种拥挤的等待状况理解为她们正在候机大厅中。当加纳回答说："我们所有的行李都去托运了，我们刚刚拿到我们的手提包。"她妈妈明显地放松了下来。这里我们看到，既不是试图增加额外连接的石头，也不是给予能帮助改善水潭粘度的化学物质，而是操纵外部环境、谈话和互动，从而使现有的内部神经元连接能够与之融洽。Atkins, 2013. Spector, A. et al. 'Reality orientation for dementia'. *Cochrane Database of Systematic Reviews* CD001119 (2000).

第七章　做梦

1　Capellini, I. et al. 'Phylogenetic analysis of the ecology and evolution of mammalian sleep'. *Evolution*, 62, 1764–6 (2008).

2　Foulkes, D. 'Dreaming and REM sleep'. *Journal of Sleep Research*, 2, 199–202 (1993).

3　Nir, Y. & Tononi, G. 'Dreaming and the brain: from phenomenology to neurophysiology'. *Trends in Cognitive Science*, 14, 88–100 (2010).

4　Morris, G. O., Williams, H. L. & Lubin, A. 'Misperception and disorientation during sleep deprivation'. *Archives of General Psychiatry*, 2, 247–54 (1960).

5　Harrison, Y. & Horne, J. A. 'Sleep loss and temporal memory'. *Quarterly Journal of Experimental Psychology*. A., 53, 271–9 (2000).

6　Zohar, D. et al. 'The effects of sleep loss on medical residents' emotional reactions to work events: a cognitive-energy model'. *Sleep*, 28, 47–54 (2005).

7　Yoo, S.-S. et al. 'The human emotional brain without sleep – a prefrontal amygdala disconnect'. *Current Biology*, 17, R877–8 (2007).

8　van der Helm, E. et al. 'REM sleep depotentiates amygdala activity to previous emotional experiences'. *Current Biology*, 21, 2029–32 (2011).

9　Walker, M. P. 'Why we sleep?' in *Brain.org Gulbenkian Health Forum* (2012).

10　Hobson, J. A. & Friston, K. J. 'Waking and dreaming consciousness: neurobiological and functional considerations'. *Progress in Neurobiology*, 98, 82–98 (2012).

11　目前还不清楚从感官输入的概念是否包括味觉和嗅觉，后二者在梦中似乎并没有起到多少作用。

12　Hobson & Friston, 2012.

13　Mignot, E. 'Why we sleep: the temporal organization of recovery'.*PLoS Biology*, 6, e106 (2008).

14　Hobson & Friston, 2012.

15　Marchant, J. 'Why brainy animals need more REM sleep after all'. *New Scientist* (19 June 2008).

16　Siegel, J. M. 'The evolution of REM sleep' in *Handbook of Behavioral State Control* (eds. Lydic, R. & Baghdoyan, H. A.) (CRC Press, 1999).

17　Hobson, J. A. 'REM sleep and dreaming: towards a theory of protoconsciousness'. *National Review of Neuroscience*, 10, 803–13 (2009).

18　Davis, K. F., Parker, K. P. & Montgomery, G. L. 'Sleep in infants and young children: part one: normal sleep'. *Journal of Pediatric Health Care*, 18, 65–71 (2004).

19　http://www.babble.com/baby/baby-sleep-tips/baby-sleep-tips-1/www.babble. com/baby/baby-sleep/

20　Hobson & Friston, 2012.

21　虽然 NREM（非快速眼动）睡眠在记忆的巩固中可能起到了非常重要的作用 : O'Neill J. et al. 'Play it again: reactivation of waking experience and memory'. *Trends in Neuroscience*, 33(5), 220–9 (2010).

22　Kumar, S. & Sagili, H. 'Etiopathogenesis and neurobiology of narcolepsy: a review'. *Journal of Clinical and Diagnostic Research*, 8, 190–5 (2014).

23　Morrison, A. R. 'A window on the sleeping brain' in T*he Workings of the Brain: Development, Memory and Perception* (ed. Llinas, R. R.), 133–148 (W. H. Freeman, 1990).

24　Nir & Tononi, 2010.

25　Llinás, R. R. & Paré, D. 'Of dreaming and wakefulness'. *Neuroscience*, 44, 521–35 (1991).

26 理奈斯和帕尔的实验设计中依旧存在许多谜团，例如如何解释跨物种间和胎儿所表现出意识水平的巨大差异等。然而，从简单的丘脑皮层动力学上看，不同物种间普遍存在的这些广泛差异并没有那么显而易见，一些旨在改变意识状态的精神药物对个人意识水平带来的影响也是微不足道的。顺带一提，最近的热门理论：在由托诺尼和科赫一起提出的丘脑皮层回路理论中，二人认为丘脑皮层网络中存在一种"双稳态"（bistability），暗示意识是一种非全即无的状态，并且因此是由某种神经元开关加以控制的——这种理论也存在着相似的问题。Tononi, G. & Koch, C. 'The neural correlates of consciousness: an update'. *Annals of the New York Academy of Sciences*, 1124, 239–61 (2008).

27 Plum, F. in 'Coma and related disturbances of the human conscious state'. *Cerebral Cortex Vol. 9: Normal and Altered States and Function* (eds. Peters, A. & Jones, E. G.) 359–426 (Plenum Press, 1991); 另请参阅 Young, G. B., Ropper, A. H. & Bolton, C. E. *Coma and Impaired Consciousness: A Clinical Perspective*. (McGraw Hill, 1998).

28 顶叶—枕叶—颞部交叉区包含了一部分顶叶，一部分颞叶和一部分枕叶，该区域作为听觉、视觉和身体感觉输入的整合区，同时将信息输出到包括边缘区和前额叶在内的其他广泛的区域中去。另请参阅：Maquet, P. et al. 'Functional neuroanatomy of human rapid-eye-movement sleep and dreaming'. *Nature*, 383, 163–6 (1996).

29 Epstein, A. W. 'Effect of certain cerebral hemispheric diseases on dreaming'. *Biological Psychiatry*, 14, 77–93 (1979); 另请参阅 Maquet, P. 'Functional neuroimaging of normal human sleep by positron emission tomography'. *Journal of Sleep Research*, 9, 207–31 (2000); 以 及 Jakobson, A. J., Fitzgerald, P. B. & Conduit, R. 'Induction of visual dream reports after transcranial direct current stimulation (tDCs) during Stage 2 sleep'. *Journal of Sleep Research*, 21, 369–79 (2012).

30 Solms, M. 'Dreaming and REM sleep are controlled by different brain mechanisms'. *Behavioral and Brain Sciences*, 23, 843–50; discussion 904–1121 (2000).

31 Büchel, C. et al. 'Different activation patterns in the visual cortex of late and congenitally blind subjects'. *Brain*, 121, Pt 3, 409–19 (1998).

32 同上。

33 Horikawa, T. et al. 'Neural decoding of visual imagery during sleep'. *Science*, 340, 639–42 (2013).

34 Nir & Tononi, 2010.

35 同上。

36 Penfield, W. & Perot, P. 'The brain's record of auditory and visual experience. A final summary and discussion'. *Brain*, 86, 595–696 (1963).

37 Hobson, J. A. *The Chemistry of Conscious States: How the Brain Changes Its Mind.* (Little, Brown & Co., 1994); 另请参阅 Scarone, S. et al. 'The dream as a model for psychosis: an experimental approach using bizarreness as a cognitive marker'. *Schizophrenia Bulletin*, 34, 515–22 (2008); 以及 Limosani, I. et al. 'The dreaming brain/mind, consciousness and psychosis'. *Consciousness and Cognition*, 20, 987–92 (2011).

38 Brisch, R. et al. 'The role of dopamine in schizophrenia from a neurobiological and evolutionary perspective: old-fashioned, but still in vogue'. *Frontiers in Psychiatry*, 5, 47 (2014).

39 Solms, M. & Turnbull, O. *The Brain and the Inner World.* (Other Press, 2002).

40 Monti, J. M. & Monti, D. 'The involvement of dopamine in the modulation of sleep and waking'. *Sleep Medicine Reviews*, 11, 113–33 (2007).

41 通常情况下，多巴胺的分泌受到一种与快速眼动睡眠密切相关的神经递质的调节，这种神经递质被称为乙酰胆碱（ACh），它在大脑和脑干深部发挥着作用；然而，当乙酰胆碱系统不能运作时，多巴胺也可以独立地在皮层上发挥作用，就像在独立于快速眼动睡眠的梦境中所表现的那样。此时，多巴胺在指令链中的位置进一步上升，超过了产生快速眼动睡眠的脑干机制，更直接地作用于前额叶皮层的最终过程，而这些过程与实际的梦其本身有关。那么是什么导致多巴胺在这种情况下被释放的呢？什么也不是。事实证明不需要其他任何东西，甚至连感觉输入都不需要。在听觉和视觉等感官都缺失的情况下，以及当乙酰胆碱不发挥作用时，正如在非快速眼动睡眠的梦境中那样，脑干中的多巴胺细胞表现出一种"自动节律性"：一个兴奋性不断变化的持续周期，在这个周期中，兴奋性的不断变化导致周期性的动作电位爆发，进而导致多巴胺在"高级"目标脑区释放。Grace, A. A. & Bunney, B. S. 'The control of firing pattern in nigral dopamine neurons: burst firing'. *Journal of Neuroscience*, 4, 2877–90 (1984). Grace, A. A. & Bunney, B. S. 'The control of firing pattern in nigral dopamine neurons: single spike firing'. *Journal of Neuroscience*, 4, 2866–76 (1984).

42 Ferron, A. et al. 'Inhibitory influence of the mesocortical dopaminergic system on spontaneous activity or excitatory response induced from the thalamic mediodorsal nucleus in the rat medial prefrontal cortex'. *Brain Research*, 302, 257–65 (1984); 另请参阅 Gao, W.-J., Wang, Y. & Goldman-Rakic, P. S. 'Dopamine modulation of perisomatic and peridendritic inhibition in prefrontal cortex'. *Journal of Neuroscience*, 23, 1622–30 (2003).

43 Nir & Tononi, 2010; 另请参阅 Dang-Vu, T. T. et al. 'Functional neuroimaging insights into the physiology of human sleep'. *Sleep*, 33, 1589–603 (2010).

44 Solms, 2000.

45 首先，在神经元的不同部位上，多巴胺可能会对更细微的局部电流产生其他的影响，因此也可能对动作电位不起任何作用，因而不适用于这里所使用的记录方法。其次，在前额叶中，多巴胺的零星释放所引起的抑制作用会对局部环路中的连接细胞产生产生解除抑制的净效应：这一活动随之将以一种在完全没有活动的情况下并不会出现的方式改变前额叶皮层自身最终的输出结果。第三，前额叶的大范围实验性损伤会导致所有细胞无差别地被破坏，然而在正常完整的大脑中，多巴胺选择性的天然靶向性将不可避免地无法对所有前额叶细胞产生同样的影响。Lambert, R. C. et al. 'The many faces of T-type calcium channels'. *Pflügers Archiv. European Journal of Physiology,* 466, 415–23 (2014). Holthoff, K., Kovalchuk, Y. & Konnerth, A. 'Dendritic spikes and activity-dependent synaptic plasticity'. *Cell Tissue Research*, 326, 369–77 (2006).

46 Nielsen, T. A. et al. 'Pain in dreams'. *Sleep*, 16, 490–8 (1993).

47 Lautenbacher, S. & Krieg, J. C. 'Pain perception in psychiatric disorders: a review of the literature'. *Journal of Psychiatric Research*, 28, 109–22 (1994); 另请参阅 Guieu, R., Samuélian, J. C. & Coulouvrat, H. 'Objective evaluation of pain perception in patients with schizophrenia'. *British Journal of Psychiatry*, 164, 253–5 (1994).

48　Casey, B. J., Getz, S. & Galvan, A. 'The adolescent brain'. *Developmental Review*, 28, 62–77 (2008); 另请参阅 Sturman, D. A. & Moghaddam, B. 'The neurobiology of adolescence: changes in brain architecture, functional dynamics and behavioral tendencies'. *Neuroscience and Biobehavioral Reviews*, 35, 1704–12 (2011).

49　Toda, M. & Abi-Dargham, A. 'Dopamine hypothesis of schizophrenia: making sense of it all'. *Current Psychiatry Reports*, 9, 329–36 (2007).

50　Zadra, A. L., Nielsen, T. A. & Donderi, D. C. 'Prevalence of auditory, olfactory and gustatory experiences in home dreams'. *Perceptual and Motor Skills*, 87, 819–26 (1998).

51　脑脊液（大脑和脊髓浸泡于其中的液体）中的多巴胺（或者是其代谢产物，高香草酸 [HVA]）水平随着年龄的增长也跟着逐渐增加，然而 5- 羟色胺的代谢产物 5- 羟吲哚乙酸（5-HT）并没有任何变化（对比早产儿和足月新生儿）。

52　Klemm, W. R. 'Why does REM sleep occur? A wake-up hypothesis'. *Frontiers in Systems Neuroscience*, 5, 73 (2011).

53　Aserinsky, E. & Kleitman, N. 'Regularly occurring periods of eye motility, and concomitant phenomena, during sleep'. *Science*, 118, 273–4 (1953).

54　Mavromatis, A. Hypnogogia: *The Unique State of Consciousness between Wakefulness and Sleep*. (Routledge, Chapman and Hall, 1987).

55　LaBerge, S. & Levitan, L. 'Validity established of DreamLight cues for eliciting lucid dreaming'. *Dreaming*, 5, 159–168 (1995).

第八章　度过夜晚

1　Greenfield, S. A. *The Private Life of the Brain: Emotions, Consciousness and the Secret of the Self*. (Wiley, 2000).

2　Popper, K. *Conjectures and Refutations: The Growth of Scientific Knowledge*. (Routledge and Kegan Paul, 1963).

3　Bryan, A. et al. 'Functional Electrical Impedance Tomography by Evoked Response: a new device for the study of human brain function during anaesthesia'. *Proceedings of the Anaesthetic Research Society Meeting*, 428–9 (2010).

4   在 fEITER 中，一个小的高频电流流过安装在头部周围的一系列电极，然后通过一系列散置的参照系来测量所产生的电压。所测量出的电阻被用于构建脑内电阻抗的横断面图像，从而反映出不同区域的电活动。fEITER 的反应（小于十个毫秒）要远比常规脑成像快得多，当大脑的不同区域对外部声音、光线或触觉做出反应时，该技术可以迅速、连续地捕捉到这些被诱发出的反应，从而追踪大脑是如何以及在何处对传入的刺激加以处理。

5   de Lange, C. '3D movie reveals how brain loses consciousness'. *New Scientist*, 14 June (2011).

6   Damasio, A. *Descartes' Error: Emotion, Reason and the Human Brain*. (Penguin, 2005).

7   同上。

8   Mayer, E. A. 'Gut feelings: the emerging biology of gut–brain communication'. *Nature Reviews Neuroscience*, 12, 453–66 (2011).

9   大脑岛叶、前扣带回、眶额叶皮层以及杏仁核以及某些深部脑区，如下丘脑和中脑导水管周围灰质。

10 但是，这些来自于大脑之外，由身体不同部分释放的重要生物活性肽本身是如何能够渗透进入大脑内部腔室，进而对神经元聚合的动力性发挥作用的呢？结果发现血液循环系统中的化学物质可以通过与大脑特殊区域（例如大脑后区）的相互作用直接对大脑产生影响，这些特殊区域位于隔膜的连接处，是大脑中充满液体的腔室（脑室），它们在胚胎发育过程中自然形成。另外，许多生物活性物质可以通过穿透血脑屏障更直接的进入大脑：血脑屏障，顾名思义，是一面由特殊细胞紧密结合而成的墙壁，通常血脑屏障保证只有小分子或高脂溶性分子可以轻易地从血液进入大脑。另一种可能性是化合物可以通过大脑的免疫细胞（小胶质细胞）从外围进入大脑，因为这类细胞可以感知身体环境中的任何扰动。Critchley, H. D. & Harrison, N. A. 'Visceral influences on brain and behavior'. *Neuron*, 77, 624–38 (2013).

11 Ramirez, J. M. & Cabanac, M. 'Pleasure, the common currency of emotions'. *Annals of the New York Academy of Sciences*, 1000, 293–5 (2003).

12 Leonard, B. E. 'The immune system, depression and the action of antidepressants'. *Progress in Neuro-psychopharmacology and Biological Psychiatry*, 25, 767–80 (2001).

13 Martin, P. *The Sickening Mind: Brain, Behaviour, Immunity and Disease*. (HarperCollins, 1997).

14 Mykletun, A. et al. 'Levels of anxiety and depression as predictors of mortality: the HUNT study'. *British Journal of Psychiatry*, 195, 118–25 (2009).

15 Wulsin, L. R. & Singal, B. M. 'Do depressive symptoms increase the risk for the onset of coronary disease? A systematic quantitative review'. *Psychosomatic Medicine*, 65, 201–10 (2003).

16 Ader, R. & Cohen, N. 'Behaviorally conditioned immunosuppression and murine systemic lupus erythematosus'. *Science*, 215, 1534–6 (1982); 另请参阅 Maier, S. F., Watkins, L. R. & Fleshner, M. 'Psychoneuroimmunology. The interface between behavior, brain and immunity'. *American Psychologist*, 49, 1004–17 (1994).

17 Hökfelt, T. et al. 'Coexistence of peptides and putative transmitters in neurons'. *Advances in Biochemical Psychopharmacology*, 22, 1–23 (1980).

18 Hökfelt, T. et al. Neuropeptides – an overview. *Neuropharmacology*, 39, 1337–56 (2000); 另请参阅 Hökfelt, T. et al. 'Some aspects on the anatomy and function of central cholecystokinin systems'. *BMC Pharmacology and Toxicology*, 91, 382–6 (2002); 以及 Hökfelt, T., Bartfai, T. & Bloom, F. 'Neuropeptides: opportunities for drug discovery'. *Lancet Neurology*, 2, 463–72 (2003); 以及 Hökfelt, T., Pernow, B. & Wahren, J. 'Substance P: a pioneer amongst neuropeptides'. *Journal of Internal Medicine*, 249, 27–40 (2001).

19 大多数文章对于给出确切的数字都非常犹豫。近期比较好的综述包括 Leng, G. & Ludwig, M. 'Neurotransmitters and peptides: whispered secrets and public announcements'. *Journal of Physiology*, 586, 5625–32 (2008). Van den Pol, A. N. 'Neuropeptide transmission in brain circuits'. *Neuron*, 76, 98–115 (2012).

20 Greenfield, S. A. & Collins, T. F. T. 'A neuroscientific approach to consciousness'. *Progress in Brain Research*, 150, 11–23 (2005).

第九章　明天

1　尽管通常情况下人们在睡眠中不会有对时间的回顾性感知，但似乎在梦里也存在时间知觉（对时间持续的感知）。威廉·德门特（William Dement）用两项研究来证明睡梦中的时间与真实的时间是相似的。因为当人们做梦时，他们的眼睛会在眼皮下非常快速地运动着，德门特能够通过观察睡眠者的快速眼动来监测他们的睡眠并记录他们做梦的时长。在记录了这些数据后，德门特会叫醒睡眠者并让他们写下对最后一个梦的描述。他提出的假设是，与那些较短的梦相比，长时间的梦需要更多地词汇来描述。当对每个梦的报告中所包含的单词数与这个梦所持续的分钟数进行比较时，他发现梦越长，做梦者用来描述它的单词越多。在一个关联实验中，德门特叫醒那些正在做梦的人，询问他们感觉做的最后一个梦持续了多长时间。做梦者对于他们的梦持续了较长时间还是较短时间的感知，其正确率是83%。通过这些实验，德门特得出了睡梦中的时间与清醒状态下的时间几乎是相同的这一结论。在清醒梦中，时间感知似乎也是相同的。可是话又说回来，我们这里所测量的、时间在实际的流逝中所产生的时间感，与我们熟悉的、在入睡和觉醒之间所缺席的那种回顾性时间感是不同的。Dement, W. C. 'History of sleep medicine'. *Neurologic Clinics*, 23, 945–65, v (2005). Bolz, B. 'How time passes in dreams. (2009). http://indianapublicmedia.org/amomentofscience/time-passes-dreams/. Erlacher, D. et al. 'Time for actions in lucid dreams: effects of task modality, length and complexity'. *Frontiers in Psychology*, 4, 1013 (2013).

2　Taylor, B. N. *The International System of Units (SI)*. (NIST, 2001).

3　Hughes, D. O. & Tautman, T. R. *Time: Histories and Ethnologies*. (Michigan University Press, 1995).

4　Gell, A. *The Anthropology of Time: Cultural Constructions of Temporal Maps and Images* (Berg, 1992).

5　Trigg, G. *Encyclopedia of Applied Physics*. (Wiley, 2004).

6　Grondin, S. 'Timing and time perception: a review of recent behavioral and neuroscience findings and theoretical directions'. *Attention, Perception and Psychophysics*, 72, 561–82 (2010).

7   Tulving, E. 'Episodic memory: from mind to brain'. *Annual Review of Psychology*, 53, 1–25 (2002).

8   最初匿名出版于 *The Alternative: A Study in Psychology*. (London: Macmillan and Co., 1882).

9   Alexander, I., Cowey, A. & Walsh, V. 'The right parietal cortex and time perception: back to Critchley and the Zeitraffer phenomenon'. *Cognitive Neuropsychology*, 22, 306–15 (2005); 另请参阅 Koch, G. et al. 'Underestimation of time perception after repetitive transcranial magnetic stimulation'. *Neurology*, 60, 1844–6 (2003); 以及 Danckert, J.et al. 'Neglected time: impaired temporal perception of multisecond intervals in unilateral neglect'. *Journal of Cognitive Neuroscience*, 19, 1706–20 (2007).

10   Walsh, V. 'A theory of magnitude: common cortical metrics of time, space and quantity'. *Trends in Cognitive Science*, 7, 483–8 (2003); 另请参阅 Bueti, D., Bahrami, B. & Walsh, V. 'Sensory and association cortex in time perception'. *Journal of Cognitive Neuroscience*, 20, 1054–62 (2008).

11   Tregellas, J. R. et al. 'Effect of task difficulty on the functional anatomy of temporal processing'. *NeuroImage*, 32, 307–15 (2006); 另请参阅 Lewis, P. A. & Miall, R. C. 'A right hemispheric prefrontal system for cognitive time measurement'. *Behavioural Processes*, 71, 226–34 (2006); 以及 Penney, T. B. & Vaitlingham, L. 'Imaging time' in *Psychology of Time (ed. Grondin, S.) 261–94 (Binglet UK Emerald Group, 2008);* 以 及 *Macar, F. & Vidal, F. 'Timing processes: an outline of behavioural and neural indices not systematically considered in timing models'. Canadian Journal of Experimental Psychology, 63, 227–39 (2009).*

12   Mackintosh, N. J. *Animal Learning and Cognition*. (Academic Press, 1994); 另请参阅 Jaldow, E. J., Oakley, D. A. & Davey, G. C. L. 'Performance of decorticated rats on fixed interval and fixed time schedules'. *European Journal of Neuroscience*, 1, 461–70 (1989).

13   在墨西哥神经生物学研究所的雨果·麦钱特（Hugo Merchant），德博拉·哈灵顿（Deborah Harrington）以及沃伦·梅克（Warren Meck）已经通过猴子的单细胞记录研究识别出时间知觉所涉及的复杂的神经网络，并且强调一个关键的神经回路与皮层—丘脑—基底神经节相关联。他们认为这种带有分布式网络的"时间中枢"可以解释间隔调整（interval tuning）的抽象特征，以及时间幻觉和内部时间感，并且这种建立在大脑核心时间机制中的互相连接，目的是为了提供一种保护性的冗余，以此来对抗损伤、疾病或衰老。Merchant, H., Harrington, D. L. & Meck, W. H. 'Neural basis of the perception and estimation of time'. *Annual Review of Neuroscience*, 36, 313–36 (2013).

14　Grondin, 2010; see also Eagleman, D. M. 'Human time perception and its illusions'. *Current Opinion in Neurobiology*, 18, 131–6 (2008).

15　Eagleman, 2008.

16　Morrone, M. C., Ross, J. & Burr, D. 'Saccadic eye movements cause compression of time as well as space'. *Nature and Neuroscience*, 8, 950–4 (2005).

17　New, J. J. & Scholl, B. J. 'Subjective time dilation: spatially local, object-based, or a global visual experience?' *Journal of Vision*, 9, 4, 1–11 (2009).

18　Stetson, C., Fiesta, M. P. & Eagleman, D. M. 'Does time really slow down during a frightening event?' *PLoS One*, 2, e1295 (2007).

19　Tang, Y.-Y., Hölzel, B. K. & Posner, M. I. 'The neuroscience of mindfulness meditation'. *Nature Reviews Neuroscience*, 16, 213–25 (2015).

20　Eagleman, 2008.

21　一种答案是发生了某种低水平的适应：例如，对闪烁刺激的适应会导致个体对随后出现的刺激时长的估计发生扭曲，但这一现象只在刺激呈现于较小的局部空间中时才会发生。由于这一效应如此具有局限性，这意味着在更基础、更早期的视觉区域中存在某些定时的神经元机制。由于这种效果范围极小，因此暗示出，在更为基本、更为早期的视觉区域中，存在着某些用于计时的神经机制。而另一个完全不同的想法是，在大脑处理时间度量的另一个极端上，持续的时间是神经元所消耗的净能量数的一个指标。而这些都是需要加以鉴别的物理的、客观的事件……但我们应该从哪里开始，又通过什么方法进行呢？ Johnston, A., Arnold, D. H. & Nishida, S. 'Spatially localized distortions of event time'. *Current Biology,* 16, 472–9 (2006). Pariyadath, V. & Eagleman, D. 'The effect of predictability on subjective duration'. *PLoS One*, 2, e1264 (2007).

22 New & Scholl, 2009.

23 Stetson, Fiesta & Eagleman, 2007.

24 Matthews, W. J., Stewart, N. & Wearden, J. H. 'Stimulus intensity and the perception of duration'. *Journal of Experimental Psychology. Human Perception and Performance*, 37, 303–13 (2011).

25 Droit-Volet, S., Fayolle, S. L. & Gil, S. 'Emotion and time perception: effects of film-induced mood'. *Frontiers in Integrated Neuroscience*, 5, 33 (2011).

26 Levy, F. & Swanson, J. M. 'Timing, space and ADHD: the dopamine theory revisited'. *Australian and New Zealand Journal of Psychiatry*, 35, 504–11 (2001).

27 Parsons, B. D. et al. 'Lengthened temporal integration in schizophrenia'. *Neuropsychologia*, 51, 372–6 (2013).

28 Franck, N. et al. 'Altered subjective time of events in schizophrenia'. *Journal of Nervous and Mental Disease*, 193, 350–3 (2005).

29 Wittmann, M. et al. 'Impaired time perception and motor timing in stimulant-dependent subjects'. *Drug and Alcohol Dependence*, 90, 183–92 (2007); 另请参阅 Cheng, R.-K., MacDonald, C. J. & Meck, W. H. 'Differential effects of cocaine and ketamine on time estimation: implications for neurobiological models of interval timing'. *Pharmacology, Biochemistry and Behavior*, 85, 114–22 (2006).

30 Tinklenberg, J. R., Roth, W. T. & Kopell, B. S. 'Marijuana and ethanol: differential effects on time perception, heart rate and subjective response. *Psychopharmacology (Berl)*, 49, 275–9 (1976).

31 Arzy, S., Molnar-Szakacs, I. & Blanke, O. 'Self in time: imagined self-location influences neural activity related to mental time travel'. *Journal of Neuroscience*, 28, 6502–7 (2008).

32 Kolb, B. et al. 'Experience and the developing prefrontal cortex'. *Proceedings of the National Academy of Sciences, USA*, 109 (suppl.), 17186–93 (2012).

33 Cooper, B. B. 'The science of time perception: stop it slipping away by doing new things'. *Buffer Blog* (2013).

34 Brown, J. 'Motion expands perceived time. On time perception in visual move-

ment fields'. *Psychologische Forschung*, 14, 233–48 (1931).

35   Eagleman, 2008; see also Schiffman, H. R. & Bobko, D. J. 'Effects of stimulus complexity on the perception of brief temporal intervals'. *Journal of Experimental Psychology*, 103, 156–9 (1974).

36   Lucentini, J. 'It's neuron time'. *Science*, 17, 32–3 (Nov. 2003).

37   时空流形是一种数学模型，它可以从小到亚原子，大到超星系的尺度上将时间和空间描述为一个单一的连续统一体，其中时间作为第四个维度，被称为闵可夫斯基空间（Minkowski space），作为我们所熟知的三维空间的补充。这种流形可以是"非定位的"，因为它完全无法用空间坐标进行定义。

38   Critchley, M. *The Parietal Lobes*. (Edwin Arnold, 1953).

39   Walsh, 2003.

40   Mitchell, C. T. & Davis, R. 'The perception of time in scale model environments'. *Perception*, 16, 5–16 (1987).

41   DeLong, A. J. 'Phenomenological space-time: toward an experiential relativity'. *Science*, 213, 681–3 (1981).

42   Rudd, M., Vohs, K. D. & Aaker, J. 'Awe expands people's perception of time, alters decision making and enhances well-being'. *Psychological Science*, 23, 1130–6 (2012).

43   Stetson, Fiesta & Eagleman, 2007.

44   Sergent, C., Baillet, S. & Dehaene, S. 'Timing of the brain events underlying access to consciousness during the attentional blink'. *Nature and Neuroscience*, 8, 1391–1400 (2005); 另请参阅 Libet, B. *Mind Time: The Temporal Factor in Consciousness*. (Harvard University Press, 2004).

45   哺乳动物大脑皮层中的突触连接会在 50 微米到 200 微米之间的衰变，不会被任何单个刺激的参数差异所影响。Petreanu, L. et al. 'The subcellular organization of neocortical excitatory connections'. *Nature*, 457, 1142–5 (2009). Romand, S. et al. 'Morphological development of thick-tufted layer v pyramidal cells in the rat somatosensory cortex'. *Frontiers in Neuroanatomy*, 5, 5 (2011). Perin, R., Berger, T. K. & Markram, H. 'A synaptic organizing principle for cortical neuronal groups'. *Proceedings of the National Academy of Sciences of*

the United States of America, 108, 5419–24 (2011). Boudkkazi, S., Fronzaro-li-Molinieres, L. & Debanne, D. 'Presynaptic action potential waveform determines cortical synaptic latency'. *Journal of Physiology*, 589, 1117–31 (2011).

46 Chakraborty, S., Sandberg, A. & Greenfield, S. A. 'Differential dynamics of transient neuronal assemblies in visual compared to auditory cortex'. *Experimental Brain Research*, 182, 491–8 (2007).

47 然而，神经元聚合内活动的传播速度很缓慢，有时候需要几百毫秒，这一现象仅仅通过大量突触连接所产生的叠加效应便可以解释，借此，这种神经传递的复杂过程将极大地减低信号的速度。从神经递质被释放出来，进行扩散，直到在其受体处发挥作用大约需要 0.75 毫秒，这种潜在的冗长时间框架难道还不足以代表成百上千个连续突触连接的总和吗？答案是并不能：即使一个缓慢的兴奋性电位可以先于或源自于传统的突触活动，其时间尺度最大也只能持续 20 毫秒。这将意味着：在神经元聚合中心的原始刺激初始位点很有可能在最初的 100 毫秒左右就发生了衰减，并且在这之前，神经元聚合在其周界上有最大的活动强度：事实上，对立的空间模式始终能够观察到，即最强的活动总是出现在中心。

48 Hestrin, S., Sah, P. & Nicoll, R. A. 'Mechanisms generating the time course of dual component excitatory synaptic currents recorded in hippocampal slices'. *Neuron*, 5, 247–53 (1990). Salin, P. A. & Prince, D. A. 'Spontaneous GABA-A receptor-mediated inhibitory currents in adult rat somatosensory cortex'. *Journal of Neurophysiology*, 75, 1573–88 (1996). Katz, B. & Miledi, R. 'The measurement of synaptic delay, and the time course of acetylcholine release at the neuromuscular junction'. *Proceedings of the Royal Society of London B. Biological Sciences*, 161, 483–95 (1965). Sayer, R. J., Friedlander, M. J. & Redman, S. J. 'The time course and amplitude of EPSPs evoked at synapses between pairs of CA3/CA1 neurons in the hippocampal slice'. *Journal of Neuroscience*, 10, 826–36 (1990).

49 尽管我们不能完全排除这样一个事实，即皮层内回路的传导速度仅为正常速度的四分之一，但也有证据表明，如果有可能的话，他会提高到正常速度的十倍。Salami, M. et al. 'Change of conduction velocity by regional myelination yields constant latency irrespective of distance between thalamus and

cortex'. *Proceedings of the National Academy of Sciences of the United States of America*, 100, 6174–9 (2003).

50　Taber, K. H. & Hurley, R. A. 'Volume transmission in the brain: beyond the synapse'. *Journal of Neuropsychiatry and Clinical Neuro-science*, 26, iv, 1–4 (2014); 另请参阅 Agnati, L. F. et al. 'Information handling by the brain: proposal of a new "paradigm" involving the roamer type of volume transmission and the tunneling nanotube type of wiring transmission'. *Journal of Neural Transmission* (2014).

51　Cheramy, A., Leviel, V. & Glowinski, J. 'Dendritic release of dopamine in the substantia nigra'. *Nature*, 289, 537–42 (1981). Greenfield, S. et al. '*In vivo* release of acetylcholinesterase in cat substantia nigra and caudate nucleus'. *Nature*, 284, 355–7 (1980). Greenfield, S. A. 'The signifcance of dendritic release of transmitter and protein in the substantia nigra'. *Neurochemistry International*, 7, 887–901 (1985). Nedergaard, S., Bolam, J. P. & Greenfield, S. A. 'Facilitation of a dendritic calcium conductance by 5-hydroxytryptamine in the substantia nigra'. *Nature*, 333, 174–7 (1988). Chen, B. T. et al. 'Differential calcium dependence of axonal versus somatodendritic dopamine release, with characteristics of both in the ventral tegmental area'. *Frontiers in Systems Neuroscience*, 5, 39 (2011). Mercer, L., del Fiacco, M. & Cuello, A. C. 'The smooth endoplasmic reticulum as a possible storage site for dendritic dopamine in substantia nigra neurones'. *Experientia*, 35, 101–3 (1979).

52　在哺乳动物中，大脑皮层的传导速度在 0.1 到 0.5 米 / 秒之间；也就是说，动作电位沿着轴突（axon）传递的速度是 100 到 500 毫米 / 秒（0.1 到 0.5 毫米 / 毫秒）。与这一速度一致的是，当刺激从其来源发出后（例如，丘脑，一个突触，间距有 2.5 毫米），大脑皮层中神经元聚合形成的第一个信号出现在 5 毫秒的时候（图 10）。但随后，一旦出现了两个区域之间的突触传递，神经元聚合需要额外花费 15 至 20 毫秒来达到最大速度，这一速度慢的惊人，以至于突触无法靠其自身进行传递，当然对于被动扩散来说这一速度还是太快了。González-Burgos, G., Barrionuevo, G. & Lewis, D. A. 'Horizontal synaptic connections in monkey prefrontal cortex: an *in vitro* electrophysiological study'. *Cerebral Cortex*, 10, 82–92 (2000). Stuart, G., Schiller,

J. & Sakmann, B. 'Action potential initiation and propagation in rat neocortical pyramidal neurons'. *Journal of Physiology*, 505 (Pt 3) 617–32 (1997).

53　两个并列的细胞分别形成一个半通道共同组成了间隙连接，这两个半通道由蛋白质（连接类蛋白）构成。

54　Draguhn, A. et al. 'Electrical coupling underlies high-frequency oscillations in the hippocampus *in vitro*'. *Nature*, 394, 189–92 (1998).

55　纯粹就"高速的"神经活动而言，200Hz 震荡与神经元聚合中的信号强度有多大的可比性呢？这一速度的频率意味着动作电位通常每 5 毫秒产生一次，因此，在一个神经元聚合时间窗口中大约有 60 次动作电位：我们目前的计算能够解释这种活动水平，该活动可以通过电磁机制在荧光信号中，以周期性超极化的形式显现出来，因为自体波（self-substance wave）震荡的快慢没有限制。Huang H. et al. 'Remote control of ion channels and neurones through magnetic-feld heating of nanoparticles', *Nature Nanotechnology*, 5, 602 (2011). Anastassiou C. A. et al. 'The effect of spatially inhomogeneous extracellular electric fields on neurones'. *Journal of Neuroscience*, 30, 1925 (2010).

56　Masson, G. S. & Ilg, U. W. *Dynamics of Visual Motion Processing: Neuronal, Behavioral and Computational Approaches.* (Springer, 2010).

57　例如，视网膜中缝隙连接的表达与神经递质多巴胺的可用性成反比，此外人们认为电信号连接和化学突触通常作为一个相互协调的整体共同发挥作用。He, S., Weiler, R. & Vaney, D. I. 'Endogenous dopaminergic regulation of horizontal cell coupling in the mammalian retina'. *Journal of Comparative Neurology*, 418, 33–40 (2000). Pereda, A. E. 'Electrical synapses and their functional interactions with chemical synapses'. *Nature Reviews Neuroscience*, 15, 250–63 (2014).

58　Chakraborty, Sandberg & Greenfield, 2007.

59　Bachmann, T. *Microgenetic Approach to the Conscious Mind.* (John Benjamins, 2000).

60　Vogel, E. K., Luck, S. J. & Shapiro, K. L. 'Electrophysiological evidence for a postperceptual locus of suppression during the attentional blink'. *Journal of Experimental Psychology. Human Perception and Performance*, 24, 1656–

74 (1998); 另请参阅 Sergent, Baillet & Dehaene, 2005.

61　Collins, T. F. T. et al. 'Dynamics of neuronal assemblies are modulated by anaesthetics but not analgesics'. *European Journal of Anaesthesiology*, 24, 609–14 (2007).

62　Chakraborty, Sandberg & Greenfield, 2007.

63　Kendig, J. J., Grossman, Y. & MacIver, M. B. 'Pressure reversal of anaesthesia: a synaptic mechanism'. *British Journal of Anaesthesia*, 60, 806–16 (1988).

64　Wlodarczyk, A., McMillan, P. F. & Greenfield, S. A. 'High pressure effects in anaesthesia and narcosis'. *Chemical Society Reviews*, 35, 890–8 (2006).

65　Wu, J.-Y., Xiaoying Huang & Chuan Zhang. 'Propagating waves of activity in the neocortex: what they are, what they do'. *Neuroscientist*, 14, 487–502 (2008); 另请参阅 Muller, L. & Destexhe, A. 'Propagating waves in thalamus, cortex and the thalamocortical system: experiments and models'. *Journal of Physiology – Paris*, 106, 222–38 (2012).

66　Ferreira, P. G. *The State of the Universe*. (Phoenix, 2007).

图书在版编目（CIP）数据

大脑的一天 /（英）苏珊·格林菲尔德著；韩萌，
范穹宇译 . -- 上海：上海文艺出版社，2020（2021.9 重印）
（企鹅·鹈鹕丛书）
ISBN 978-7-5321-7713-4

Ⅰ . ①大… Ⅱ . ①苏… ②韩… ③范… Ⅲ . ①脑科学
Ⅳ . ① R338.2

中国版本图书馆 CIP 数据核字 (2020) 第 101671 号

A DAY IN THE LIFE OF THE BRAIN
Copyright © Susan Greenfield 2016
First published by Allen Lane 2016
Published in Penguin Books 2017
Simplified Chinese edition copyright © 2020 by Shanghai Literature & Art
Publishing House in association with Penguin Random House North Asia.
Penguin（企鹅），Pelican（鹈鹕），the Pelican and Penguin logos are
trademarks of Penguin Books Ltd.

著作权合同登记图字：09-2018-467

出 品 人：毕　胜
责任编辑：肖海鸥

书　　名：大脑的一天
作　　者：（英）苏珊·格林菲尔德
译　　者：韩萌　范穹宇
出　　版：上海世纪出版集团　　上海文艺出版社
地　　址：上海市绍兴路 7 号　200020
发　　行：上海文艺出版社发行中心
　　　　　上海市绍兴路 50 号　200001　www.ewen.co
印　　刷：苏州市越洋印刷有限公司
开　　本：787×1092　1/32
印　　张：11.5
插　　页：5
字　　数：237,000
印　　次：2021 年 1 月第 1 版　2021 年 9 月第 5 次印刷
I S B N：978-7-5321-7713-4/C.0078
定　　价：68.00 元

告 读 者：如发现本书有质量问题请与印刷厂质量科联系 T：0512-68180628

图片版权